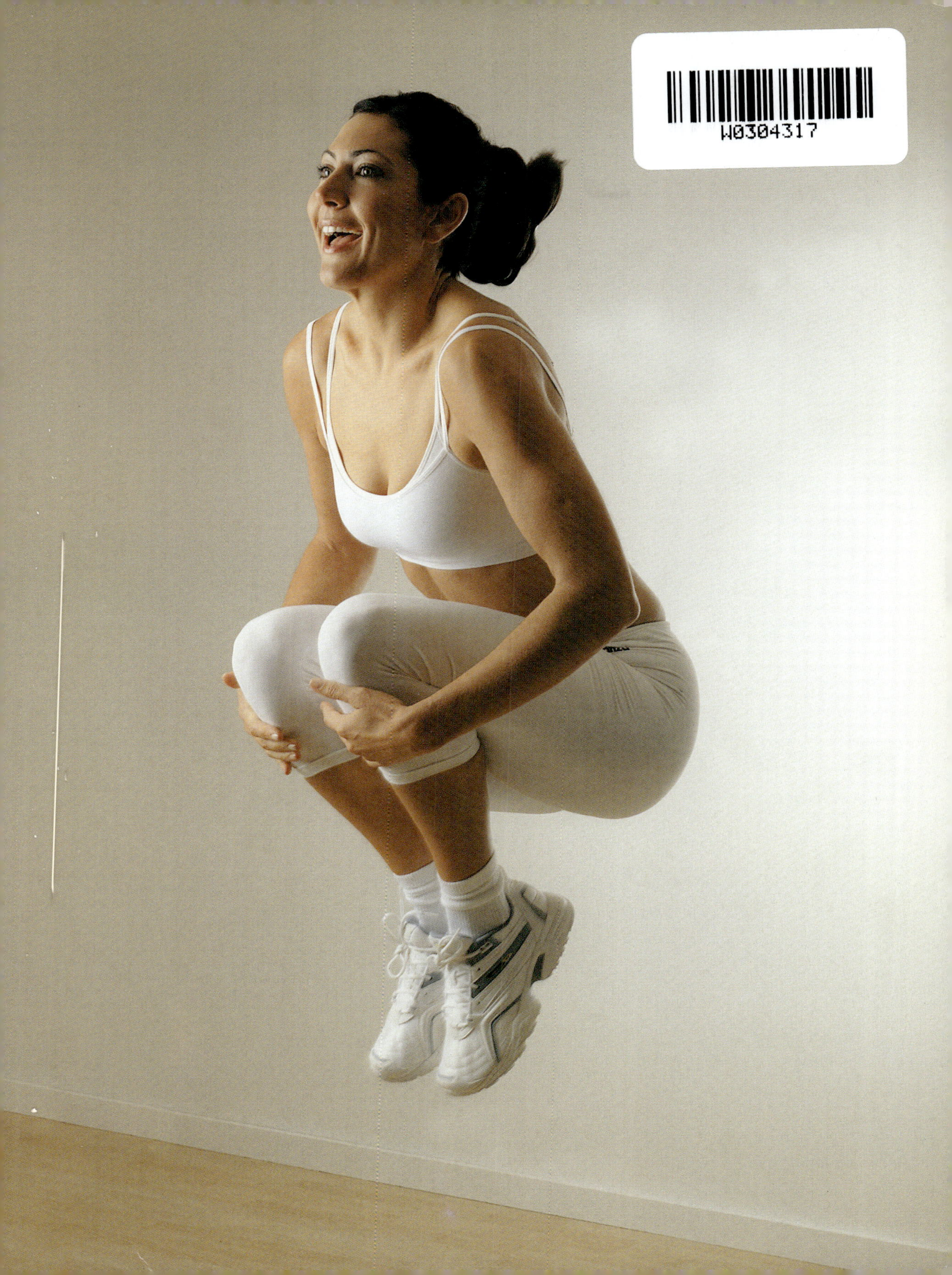

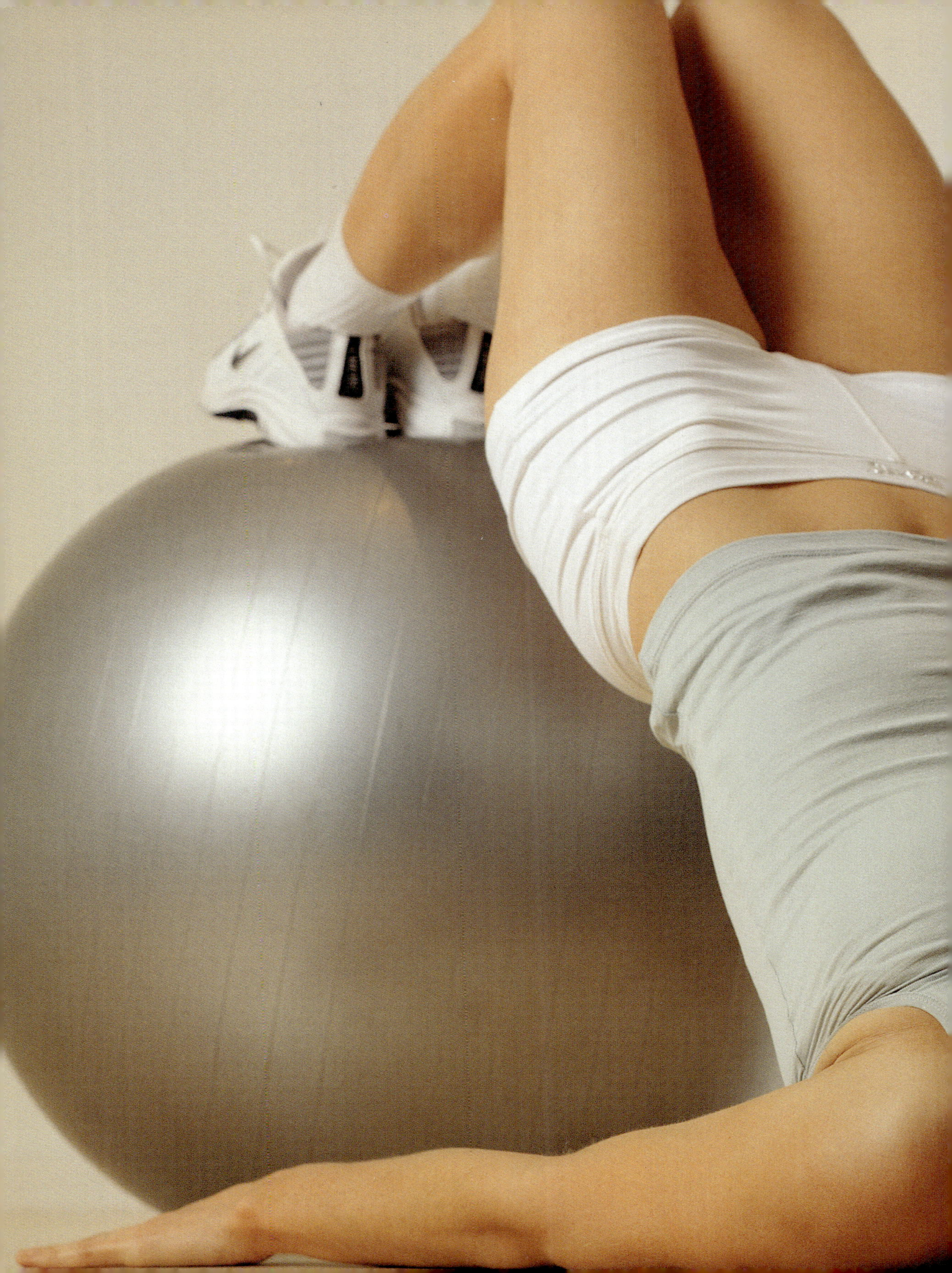

Matt Roberts

FAST FITNESS

Der schnelle Weg zum Trainingserfolg

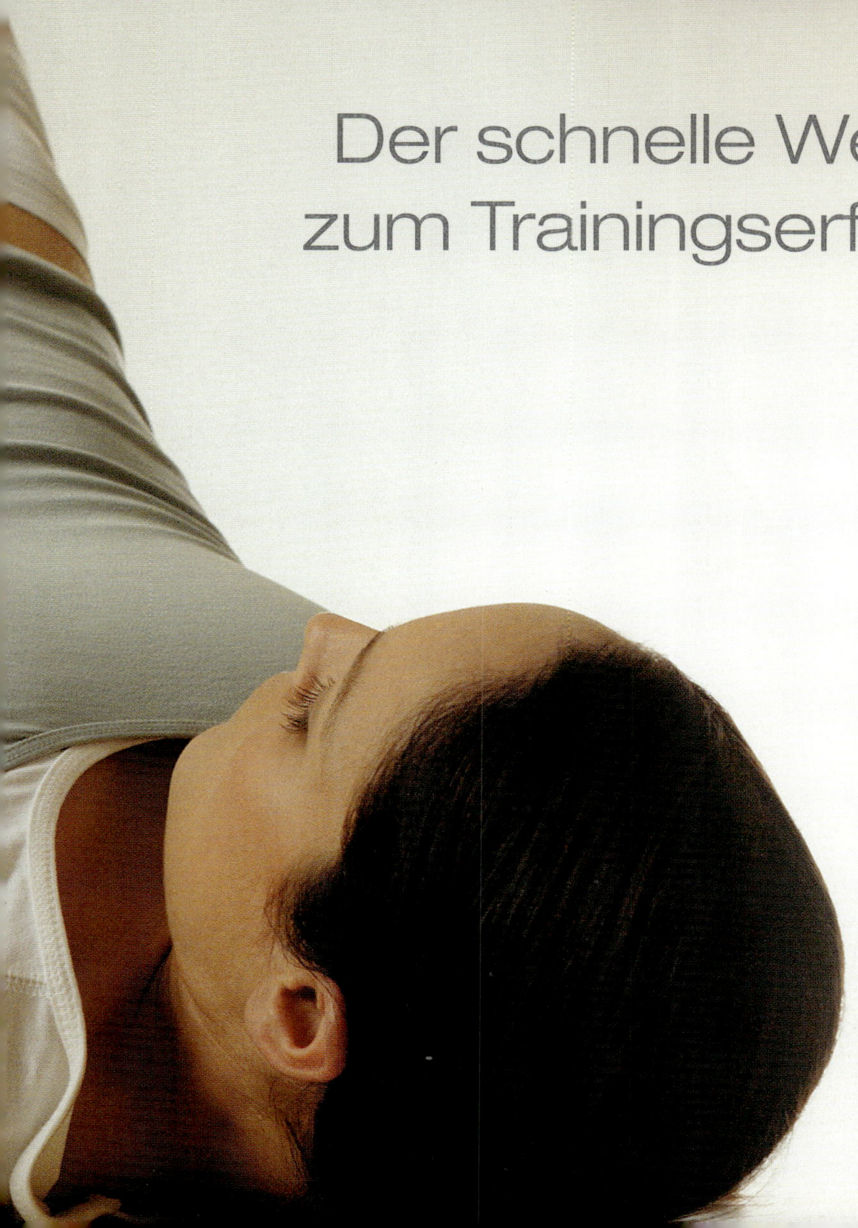

DK
DORLING KINDERSLEY

LONDON, NEW YORK, MELBOURNE,
MÜNCHEN und DELHI

Projektbetreuung Susannah Steel
Bildbetreuung Ruth Hope
Cheflektorat Stephanie Farrow
Chefbildlektorat Marianne Markham
Art Director Carole Ash
Lektoratsleitung Gillian Roberts
Programmleitung Mary-Clare Jerram
DTP-Design Sonia Charbonnier
Herstellung Shane Higgins
Fotos John Davis

Für die deutsche Ausgabe:
Programmleitung Monika Schlitzer
Projektbetreuung Kerstin Uhl
Herstellungsleitung Dorothee Whittaker
Covergestaltung Verena Salm

Bibliografische Information der Deutschen Bibliothek
Die Deutsche Bibliothek verzeichnet diese Publikation in der Deutschen Nationalbibliografie; detaillierte bibliografische Daten sind im Internet über http://dnb.ddb.de abrufbar

Titel der englischen Originalausgabe:
The PHA-Workout

Übersetzung Christiane Burkhardt
Redaktion Henriette Zeltner
Satz Christiane Burkhardt, textkontor

ISBN 3-8310-0719-5

Colour reproduction by GRB, Italy
Printed and bound in Portugal by Printer Portuguesa

Besuchen Sie uns im Internet
www.dk.com

Hinweis
Die Informationen und Ratschläge in diesem Buch sind vom Autor und vom Verlag sorgfältig erwogen und geprüft, dennoch kann eine Garantie nicht übernommen werden. Eine Haftung des Autors bzw. des Verlags und seiner Beauftragten für Personen-, Sach- und Vermögensschäden ist ausgeschlossen.

Inhalt

Vorwort des Autors

Zu meinem Job als Personal Trainer gehört es, Träume wahr werden zu lassen. Und damit das funktioniert, muss ich meinen Kunden alles beibringen, was sie benötigen, um ihren individuellen Traum zu verwirklichen. Für viele meiner Kunden besteht der Traum einfach darin, ein funktionierendes Fitnessprogramm in einen hektischen Alltag zu integrieren.

Ich habe mich bemüht, einen Weg zu finden, wie sich dieser Traum mit möglichst geringem Aufwand erfüllen lässt. Trotzdem kann ich nicht guten Gewissens behaupten, dass es ausreicht, acht Minuten am Tag, eine Stunde pro Woche oder am besten noch direkt am Schreibtisch zu trainieren. Jedes Fitnessprogramm, das verspricht, man könne mit so wenig Aufwand die Figur straffen, abnehmen oder irgendein anderes Fitnessziel erreichen, ist schlichtweg unseriös.

Aber ich kann Ihnen dennoch etwas versprechen – etwas, das ich auch halten kann. Ich kann Ihnen zeigen, wie Sie Ihren Trainingsaufwand halbieren können. Und zwar mithilfe einer Technik, die mit sämtlichen Nachteilen herkömmlicher Fitnessprogramme ein für alle Mal aufräumt. Das Brandneue daran sind nicht die Übungen, sondern die Art, wie sie bei der PHA-Methode absolviert werden.

PHA steht für Peripheral Heart Action (PHA). Die PHA-Methode wird die Art, wie Sie trainieren, nachhaltig verändern und Sie ganz neue Fitnesslevels erklimmen lassen. Mit ihr können Sie Ihre Ziele erreichen, ohne noch kostbare Zeit in andere Workouts investieren zu müssen.

Das ist mein Versprechen, für das ich jederzeit einstehe. Ich bin mir sicher, die Lösung gefunden zu haben, von der viele bislang nur träumen. Eine Methode, mit der jeder seine persönlichen Fitnessziele erreichen kann.

Soweit ich weiß, ist die PHA-Methode noch nie so sorgfältig beschrieben und an so vielen Menschen erprobt worden, wie ich das mit dem vorliegenden Buch tue. Seit meiner Firmengründung haben mein Trainerteam und ich unseren Kunden mehr als 10000 Stunden gewidmet. Aufgrund dieser Erfahrungen weiß ich ganz genau, welche Übungstechniken bei wem effektiv sind. Deshalb kann ich Ihnen versprechen, dass sich die PHA-Methode hervorragend dazu eignet, eine ganze Reihe von Fitnesszielen zu erreichen. Meiner Meinung nach handelt es sich dabei um die am meisten vernachlässigte Technik in der gesamten Fitnessbranche. Mit diesem Buch möchte ich Ihnen eine Methode vorstellen, die Ihr Training von Grund auf revolutionieren wird.

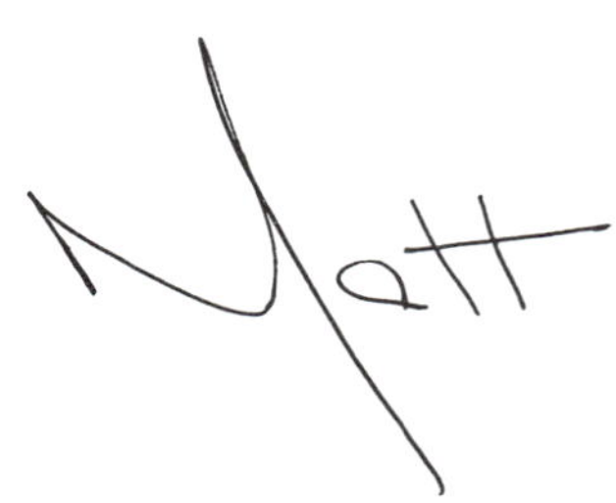

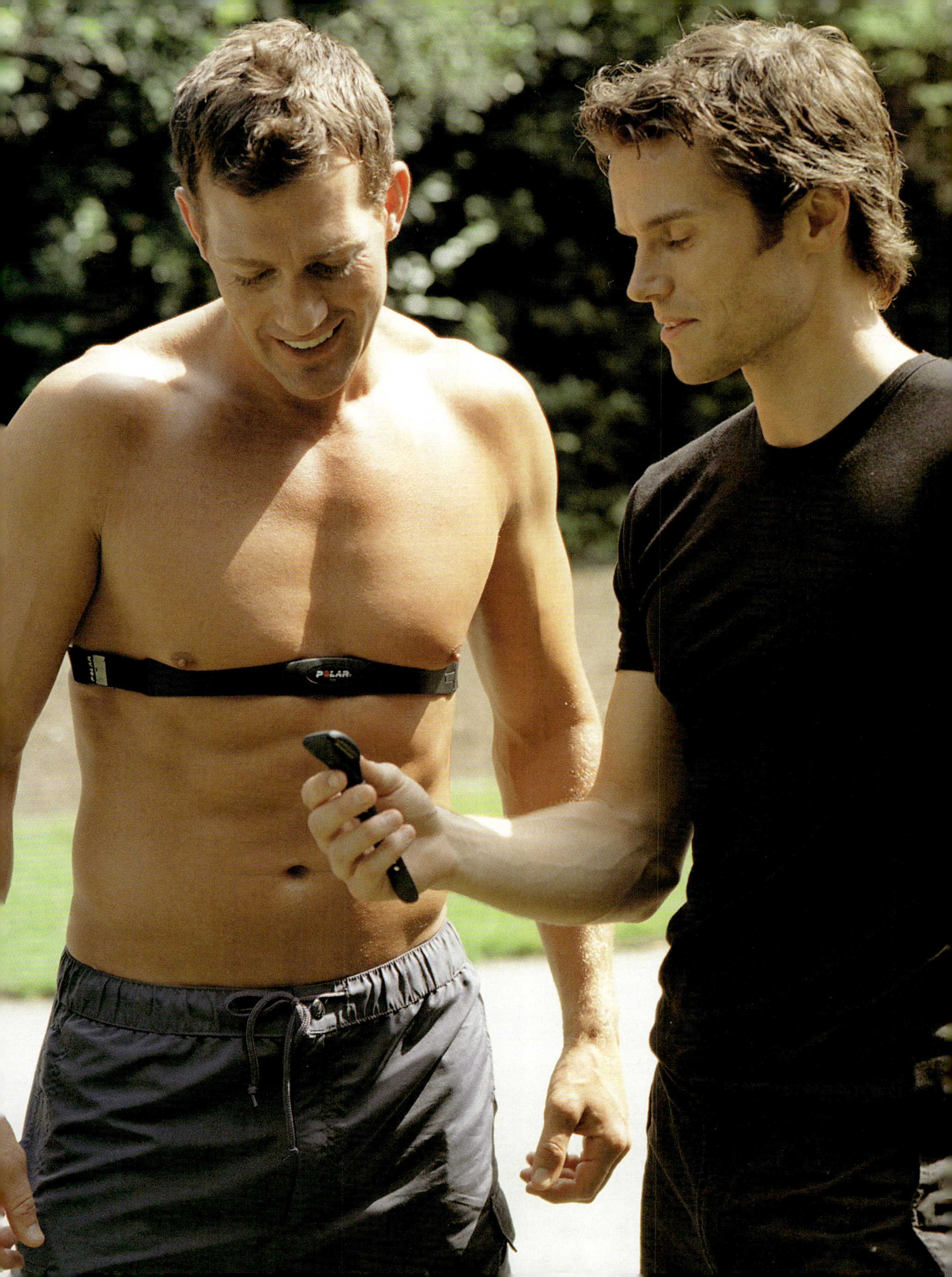
POLAR

Die PHA-Methode

Das PHA-(Peripheral Heart Action-)Training ist ein dynamisches Zirkeltraining mit Gewichten. Es strafft und kräftigt die Muskeln und beschleunigt gleichzeitig den Puls wie beim aerobischen Training. Auf diese Weise fasst die PHA-Methode die Vorteile beider Trainingsformen in einem einzigen Workout zusammen. Das Ergebnis kann sich sehen lassen.

Warum PHA-Training?

Der schnellste Weg, fit zu werden, besteht für die meisten darin, Herz und Lungen maximal zu fordern. Genau das leistet das PHA-Training mit Übungsabfolgen, die abwechselnd die Muskeln des Ober- und des Unterkörpers beanspruchen (*s. Muskelgruppen auf S. 11*). Insofern unterscheidet es sich vom normalen Widerstandstraining, bei dem man in mehreren Sätzen nur eine ganz bestimmte Muskelgruppe beansprucht und dazwischen kurze Pausen einlegt.

Ich habe die PHA-Methode an Kunden ausprobiert, die Fett verbrennen und insgesamt abnehmen wollten. Sie machten erstaunlich schnelle Fortschritte. Gleichzeitig gelang es mir, meinen Kunden ein Programm anzubieten, bei dem sie kürzer, aber dafür intensiver trainieren mussten als bei herkömmlichen Fitnessprogrammen.

Bei Leichtathleten, Fußballspielern und Triathleten ist die PHA-Methode schon seit längerem beliebt. Vor allem Letztere profitieren unglaublich von der abwechselnden Belastung von Ober- und Unterkörper. Diese nie nachlassende Beanspruchung kommt sowohl Mannschafts- als auch Ausdauersportlern entgegen: Auf diese Weise bleibt das Training immer eine Herausforderung, ohne eine bestimmte Körperregion überzubeanspruchen, was zu Muskelverletzungen führen kann.

Aus persönlicher Erfahrung weiß ich, dass man auf diese Weise so viele Muskelfasern wie möglich stimuliert, ohne einen Muskelkater oder Schlimmeres zu riskieren: Indem man mit jeder Übung andere Muskelgruppen fordert, hat der Körper genügend Zeit, sich entsprechend zu regenerieren. So wird sichergestellt, dass das Leistungsniveau hoch bleibt und die Muskeln effizient arbeiten.

Wie funktioniert das PHA-System?

Wie schafft es die PHA-Methode, die Vorteile zweier völlig unterschiedlicher Fitnessprogramme miteinander zu verbinden? Wenn es einfach nur darum ginge, den Puls zu erhöhen, wäre ein aerobisches Training völlig ausreichend. Andererseits wissen wir, dass Menschen, die nur ein aerobisches Training absolvieren, geringere Fortschritte machen als solche, die aerobisches mit Widerstandstraining verbinden. Umgekehrt schafft man es mit Widerstandstraining allein nicht, während eines Workouts ausreichend Energie zu verbrennen. Stattdessen baut man Muskelmasse auf, was den angenehmen Nebeneffekt hat, dass der Grundumsatz und damit auch die Fettverbrennung steigt.

Das PHA-Training verbindet aerobisches und Widerstandstraining zu einem System. Es garantiert einen höheren Energieverbrauch pro Workout und einen erhöhten Grundumsatz, der den Energieverbrauch anschließend auch noch ankurbelt.

Den Grundumsatz erhöhen

Nach einem harten Training ist es ganz normal, dass man sich in den darauf folgenden Stunden immer noch wie auf 180 fühlt – ein eindeutiges Zeichen für einen erhöhten Grundumsatz. Dieses

PHA **verbrennt Fett** und **strafft die Muskeln,** indem man **im schnellen Wechsel Ober-** und **Unterkörper** trainiert.

Oberkörpertraining

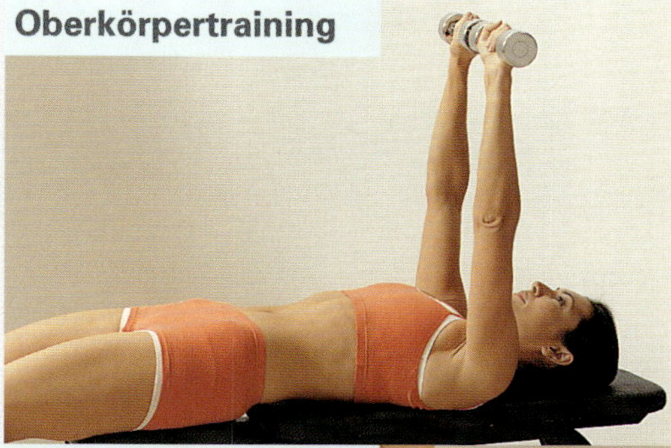

Unterkörpertraining

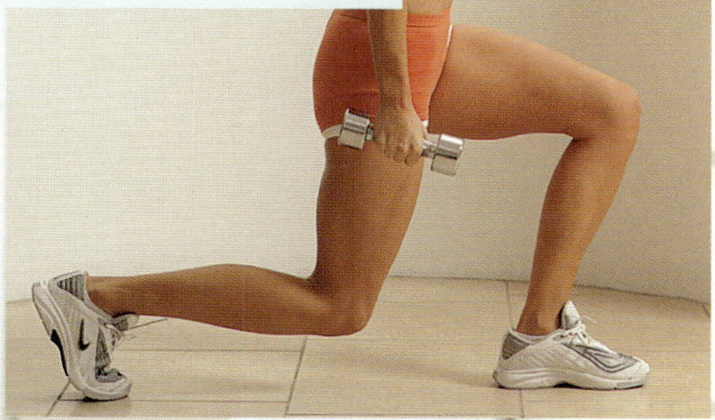

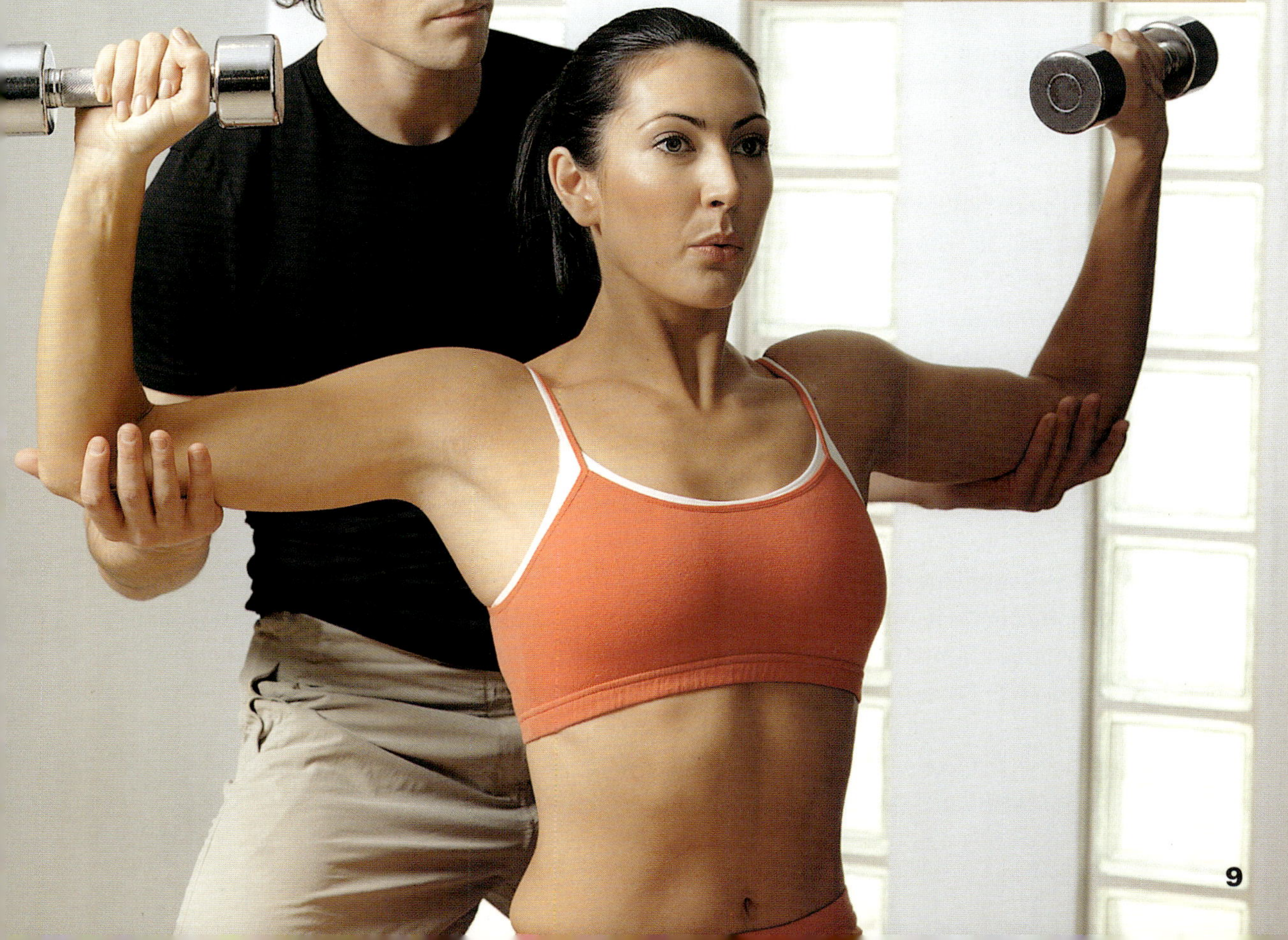

Ihr Puls während eines Workouts

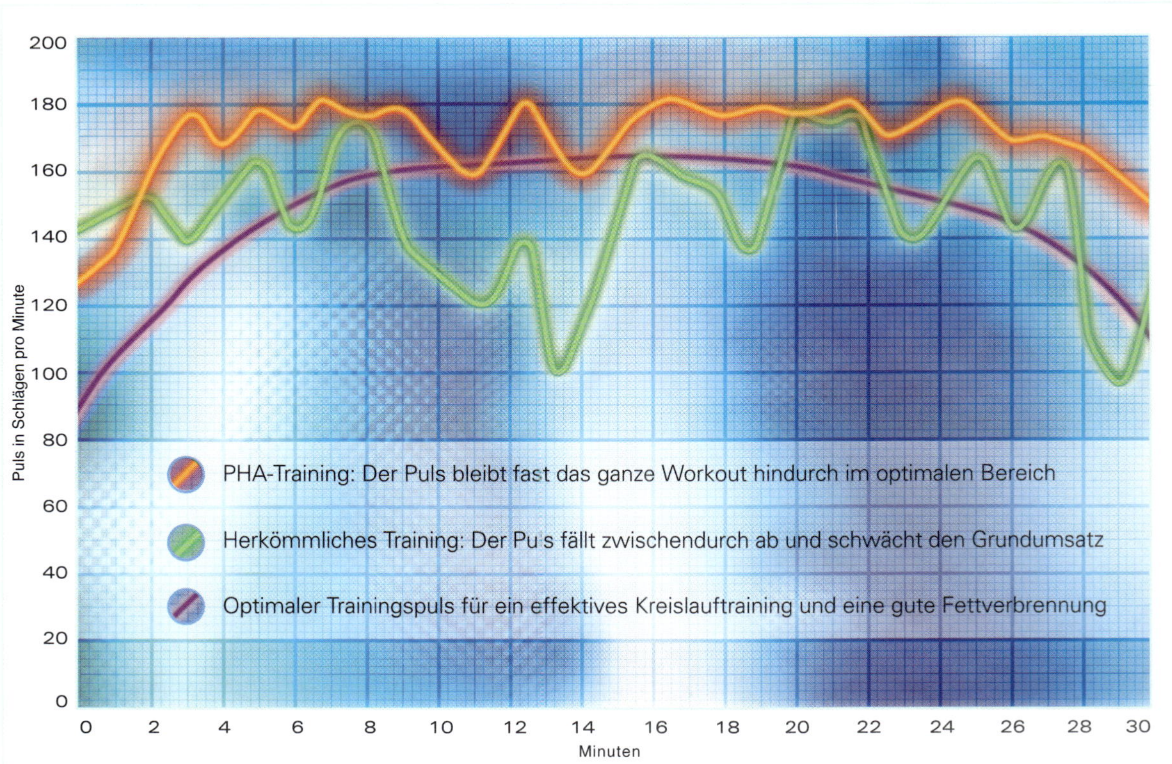

»Nachverbrennen« ist nicht zu unterschätzen, wenn man langfristig abnehmen bzw. schlank bleiben will.

Wenn man den Puls eines Menschen, der nach der herkömmlichen Methode trainiert, mit dem von jemanden, der nach der PHA-Methode trainiert, vergleicht *(s. die Abbildung oben)*, sieht man auf einen Blick, warum das PHA-Training den Grundumsatz so effektiv erhöht. Indem Sie die Muskelgruppen des Ober- und des Unterkörpers im raschen Wechsel mithilfe von Widerstandsübungen beanspruchen *(s. rechts)*, sollten Sie Ihren Puls *(s. die orangefarbene Kurve oben)* so beschleunigen, dass Sie etwa 85 Prozent Ihrer maximalen Herzfrequenz erreichen *(s. S. 19)*. So verbrennen Sie Fett und absolvieren ein Overload-Training, das Ihre Muskeln wirklich fordert und kräftigt.

Verpuffte Kraft

Wenn Sie den Puls eines Dreißigjährigen, der auf herkömmliche Weise trainiert *(in Grün, s. oben)*, mit dem sehr viel höheren bei einem PHA-Workout vergleichen, sehen Sie, dass die Kurve bei der herkömmlichen Methode häufig steil abfällt. Diese starken Schwankungen machen das Workout wesentlich ineffektiver. Die Schwankungen werden durch die Pausen zwischen den Sätzen verursacht, wie sie beim normalen Widerstandstraining üblich sind. Wer eine Minute pausiert, hat einen um 15–20 Prozent niedrigeren Puls, was sich sofort negativ auf die Fettverbrennung auswirkt. Dieser Nachteil wird beim PHA-System vermieden, sodass Sie täglich bis zu zehn Prozent mehr Kalorien verbrennen als bei einem herkömmlichen Fitnessprogramm.

Muskelgruppen

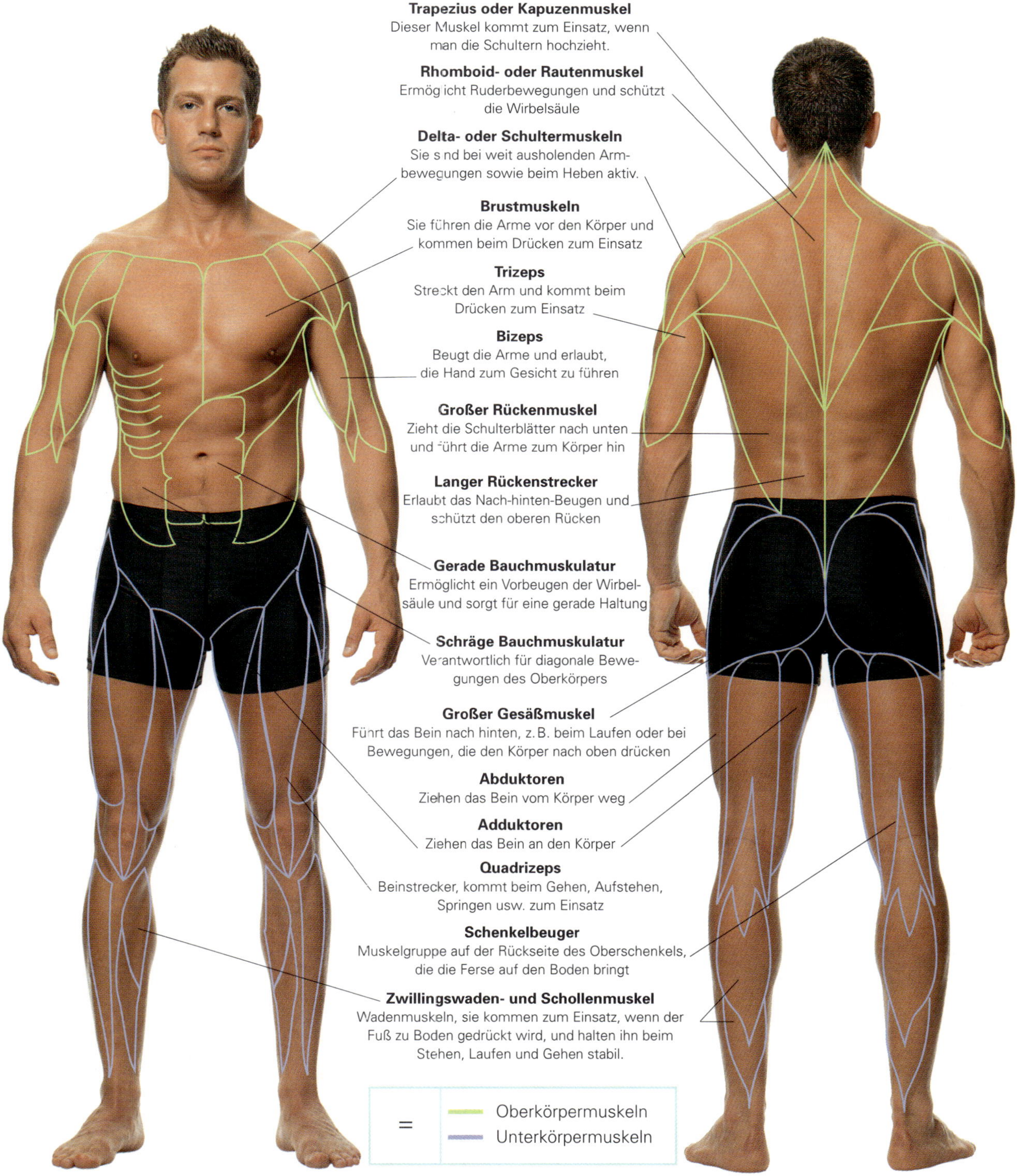

Diese Trainingsmethode hat eine solch nachhaltige Wirkung auf den Körper, dass die positiven Folgen noch bis zu 36 Stunden nach dem Workout anhalten. Wenn Sie also die Kalorien, die Sie durch die vier Workouts pro Woche verbrennen, mit denen, die durch den anschließenden Trainingseffekt verbraucht werden, zusammenzählen, werden Sie feststellen, dass da reichlich Pfunde purzeln können.

Viel Erfolg bei wenig Aufwand

Wenn Sie Ihren Zeitaufwand für das Fitnesstraining mit der PHA-Methode halbieren wollen, geht das nur, indem Sie jede Minute des Workouts voll ausnutzen und ohne Unterbrechung trainieren: Während Sie die Muskeln des Oberkörpers beanspruchen, erholen sich die des Unterkörpers und umgekehrt, ohne dass Sie eine Pause einlegen müssen. Die PHA-Methode konzentriert sich überwiegend auf die großen Muskelgruppen. Da diese gut durchblutet werden müssen, verbrennt der Körper hier einen Großteil der Kalorien. Während das Blut nach oben und nach unten durch den Körper gepumpt wird, um diese Muskeln zu versorgen, erhöht sich Ihr Grundumsatz, das Herz-Kreislauf-System bekommt ein optimales Overload-Training und die Muskeln werden gekräftigt.

Die vier PHA-Programme

Normalerweise dauert das Workout eines Fitnessprogramms, mit dem man abnehmen will, 40–45 Minuten. Doch mit dem PHA-Abnehmprogramm brauchen Sie nur 20 intensive Minuten am Stück zu trainieren und werden trotzdem Riesenfortschritte machen. Wer seine Muskeln formen und straffen möchte, muss normalerweise 45–60 Minuten pro Trainingssession veranschlagen. Unser Workout dagegen dauert nur 30 Minuten. Und für das PHA-Muskeldefinitionsprogramm benötigt man ganze 40 Minuten. Die verwendeten Gewichte können Sie Ihrem Fitnesslevel problemlos anpassen. Sobald Ihnen die Wiederholungen leicht fallen, erhöhen Sie sie beim nächsten Workout einfach um zehn Prozent. Den Abschluss bildet das 45-minütige Ausdauerprogramm, bei dem Sie mit leichteren Gewichten, aber in einem schnelleren Tempo trainieren.

Die Workouts

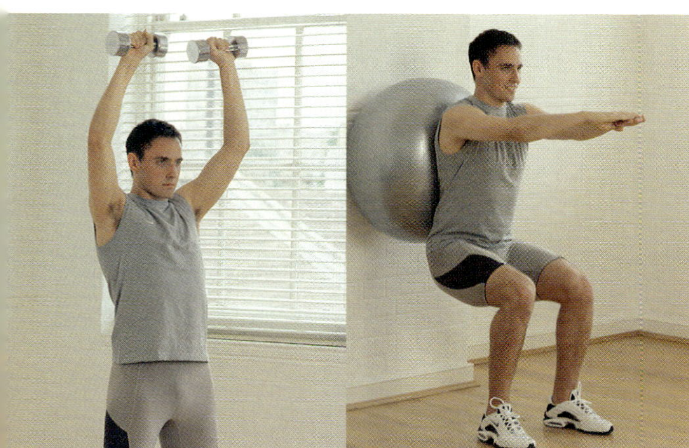

Workout 1 Abnehmen

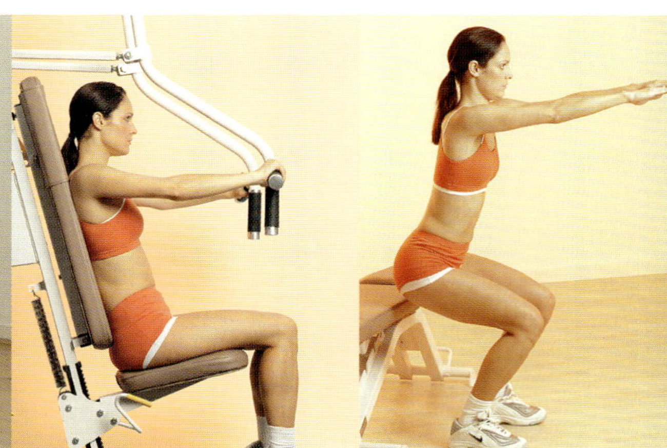

Workout 2 Muskeln definieren

Absolvieren Sie das jeweilige Workout viermal die Woche. Schon nach sechs Wochen werden Sie deutliche Ergebnisse sehen. Wer möchte, kann auch mehr als nur ein Workout absolvieren: Die Programme ergänzen sich gegenseitig (s. Fragen & Antworten *auf den Seiten 44–45, 76–77, 122–123 und 152–153*) und sind für Frauen und Männer geeignet. Das Abnehmprogramm lässt sich problemlos zu Hause durchführen. Für die anderen müssen Sie ins Fitnessstudio gehen. Allerdings habe ich jedes Programm um Übungen für unterwegs ergänzt, sodass Sie auch mit dem Training fortfahren können, wenn Sie es einmal nicht ins Studio schaffen.

Ein optimales Training

Für viele ist so ein Trainingsprogramm, das derart unterschiedliche Fitnessziele erreichbar macht, das Nonplusultra. Unser Alltag ist auch so schon hektisch genug – oft wissen wir gar nicht, wie wir alle unsere Aktivitäten unter einen Hut bringen sollen. Doch Hand aufs Herz: Angenommen, wir hätten mehr Zeit – würde sich daran wirklich etwas ändern? Obwohl es Fitnessziele gibt, in die man schon etwas Zeit investieren muss, wie in den Muskelaufbau zum Beispiel, lassen sich die anderen Wünsche mit dem PHA-System gut erreichen. Mittlerweile wende ich diese Methode bei den meisten meiner Kunden an, die sich, bevor sie zu mir kamen, ganz schön abstrampeln mussten. Wenn ich einen Star vor einer Filmrolle oder vor Dreharbeiten für ein Musikvideo fit machen will, nutze ich die PHA-Technik, um gegen Wassereinlagerungen vorzugehen und die gesamte Muskulatur zu formen. Und wenn ein Profifußballer kommt, der einen höheren Fitnesslevel anstrebt, baut mein Trainingsprogramm auch auf dieser Technik auf. Korrekt ausgeführt, ist sie wirklich für jeden geeignet.

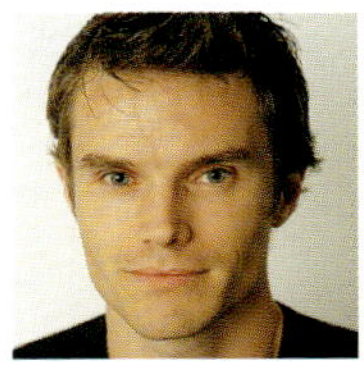

Korrekt ausgeführt, ist die **PHA-Methode** für **jeden** geeignet.

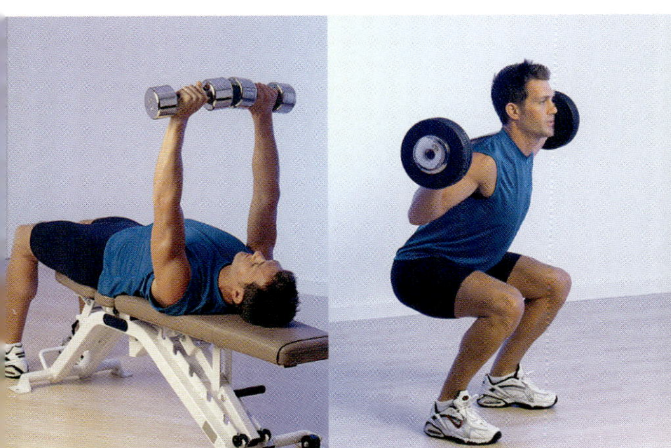

Workout 3 Muskeln aufbauen

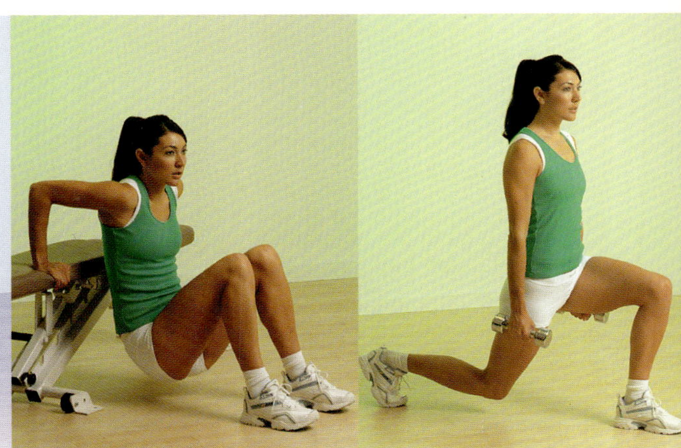

Workout 4 Ausdauer

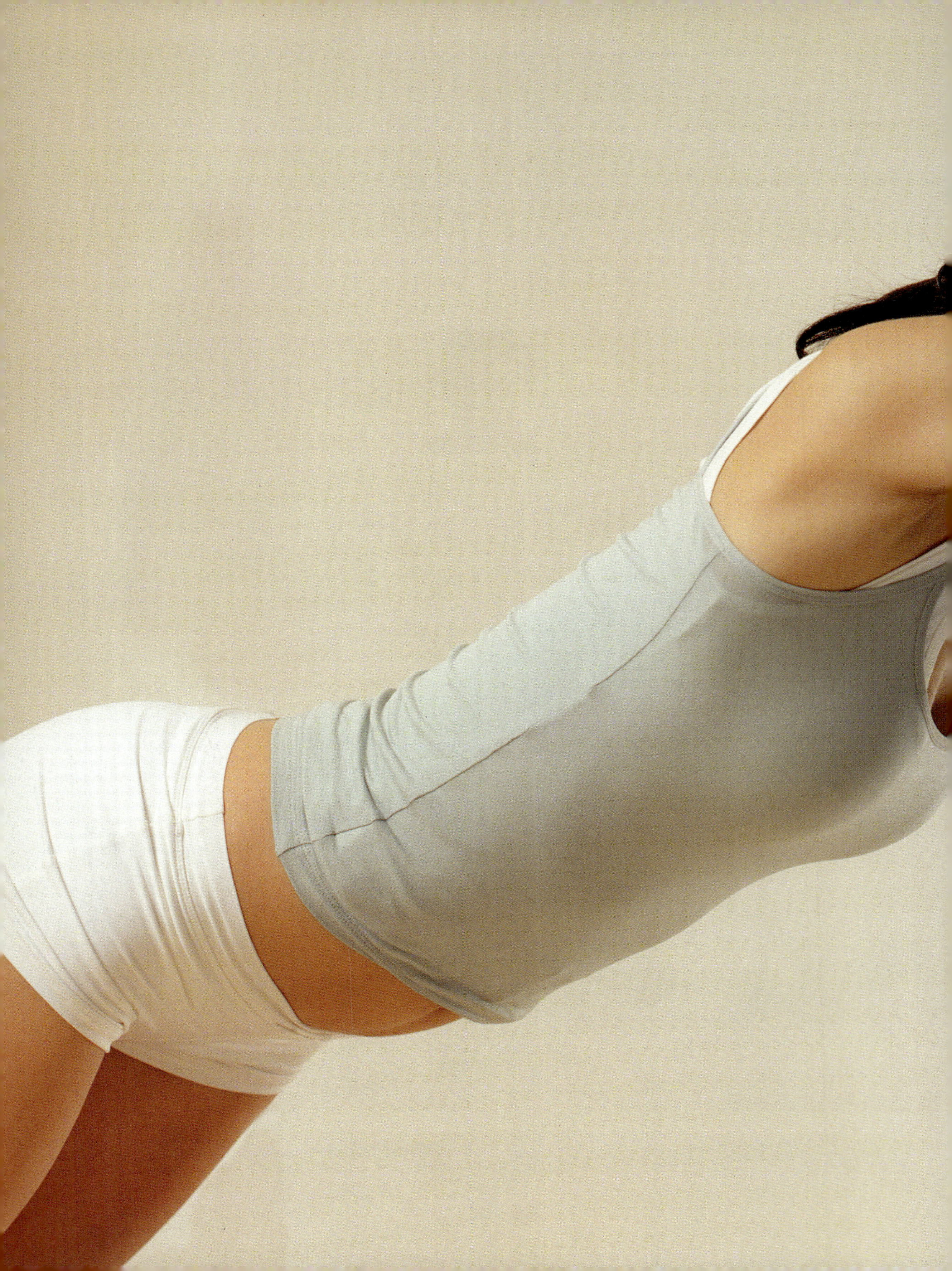

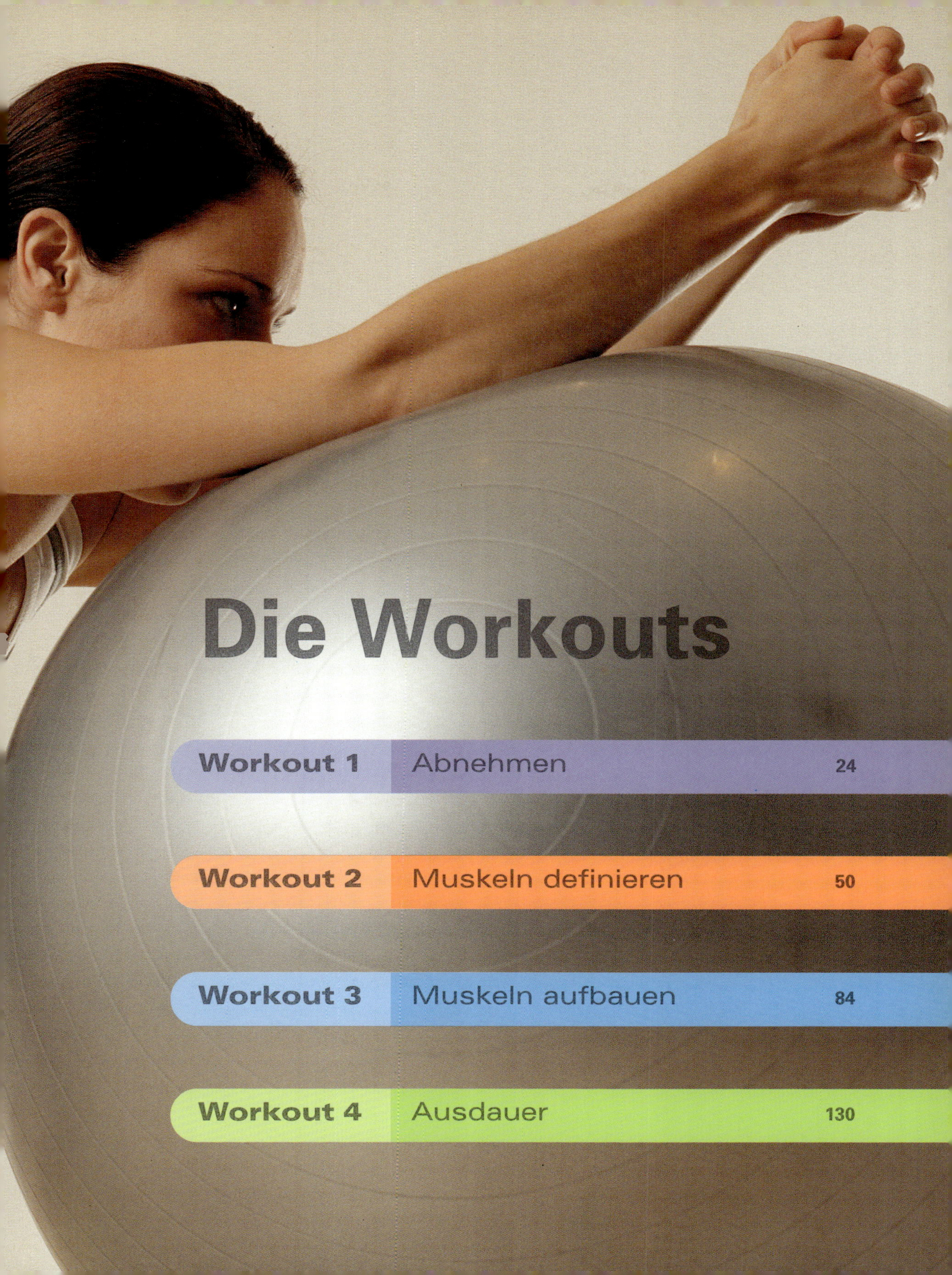

Die Workouts

Warm-up

Diese Aufwärmphase muss jedem Workout vorausgehen. Der Körper braucht die vorbereitenden Übungen, damit es während des intensiven PHA-Trainings nicht zu Überlastungen oder gar Verletzungen kommt.

Bevor Sie mit dem Training beginnen, strengt sich Ihr Körper gerade so viel an, dass er Muskeln, Bänder, Sehnen, Organe und Knochen steuern kann. Sobald Sie jedoch mit den Übungen beginnen, sind die verschiedenen Körperpartien we-

1 Suchen Sie sich eine aerobische Aufwärmübung aus

Wärmen Sie die großen Muskelgruppen Ihres Körpers mindestens sechs Minuten lang auf – entweder an der Rudermaschine, auf dem Laufband, am Crosstrainer oder indem Sie schnell gehen, joggen oder Treppen steigen. Langsam anfangen und das Tempo behutsam steigern.

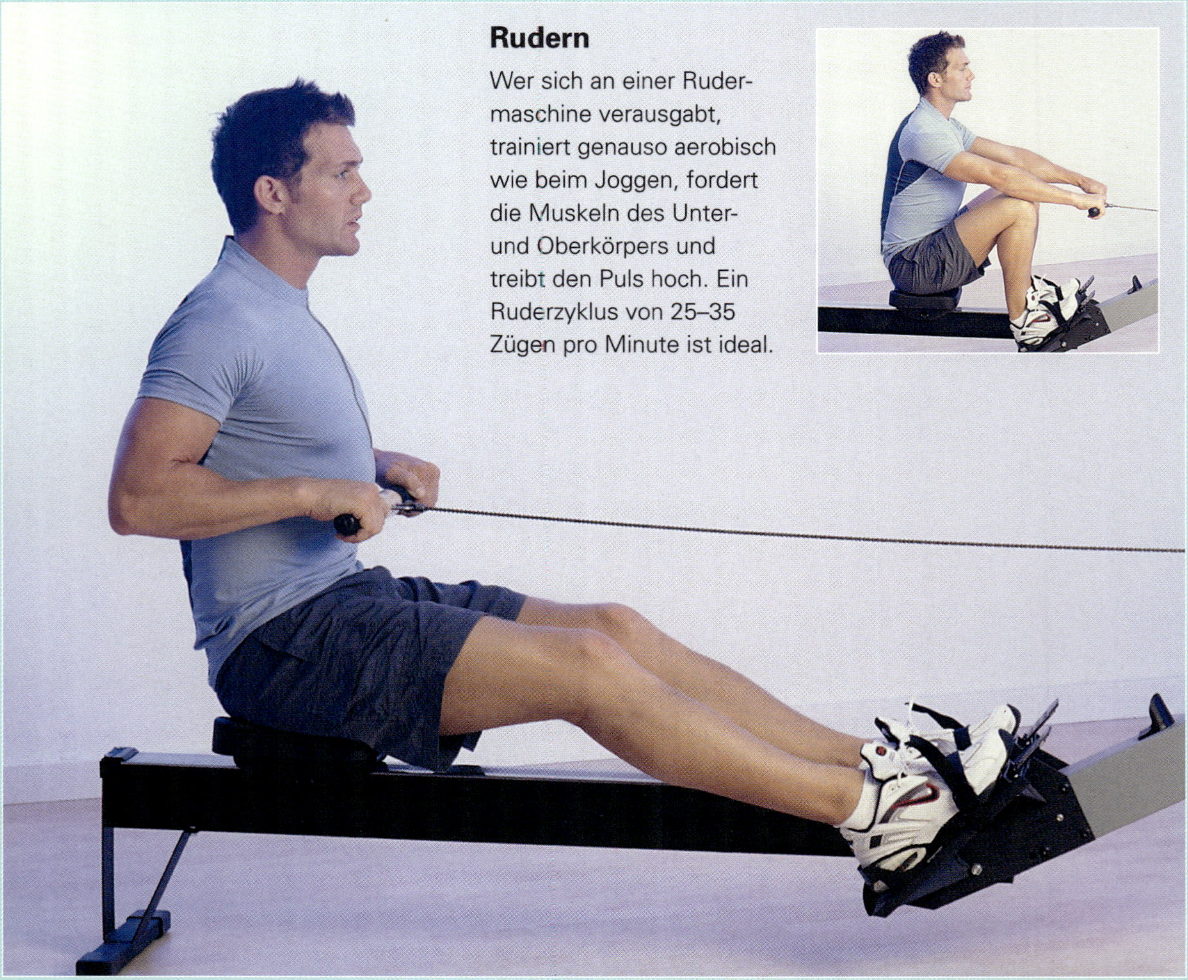

Rudern

Wer sich an einer Rudermaschine verausgabt, trainiert genauso aerobisch wie beim Joggen, fordert die Muskeln des Unter- und Oberkörpers und treibt den Puls hoch. Ein Ruderzyklus von 25–35 Zügen pro Minute ist ideal.

sentlich größeren Belastungen ausgesetzt. Schon ein Aufwärmtraining von gerade einmal sechs bis neun Minuten bereitet den Körper effektiv auf die dann folgende Herausforderung vor. In die Muskeln wird mehr Blut gepumpt, um sie mit Sauerstoff zu versorgen. Gleichzeitig werden empfindliche Bereiche wie etwa die Gelenke mit körpereigenen Schmierstoffen »geölt«.

Wie aufwärmen?

Wie Sie sich aufwärmen, bleibt Ihnen überlassen. Im Fitnessstudio stehen Geräte wie Crosstrainer oder Rudermaschine bereit. Beides wärmt sowohl die Muskeln des Ober- als auch des Unterkörpers auf. Zu Hause können Sie fünf bis sechs Minuten lang Treppen steigen oder acht Minuten schnell gehen, um den Puls hochzutreiben. Wer möchte,

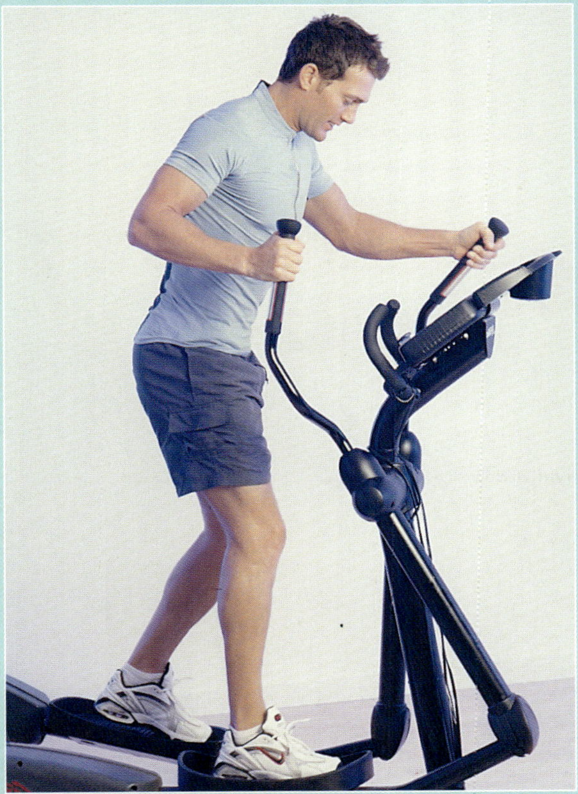

Crosstrainer

Dieses Gerät ist eine gute Alternative zum Laufband, da es noch mehr Muskeln des Unterkörpers trainiert, und zwar alle schön gleichmäßig. Außerdem werden die Gelenke dabei nicht so belastet wie beim Laufen, was Knieverletzungen vorbeugt. Vergessen Sie nicht, auch intensiv mit den Armen zu arbeiten. Das passiert schnell, wenn man sich in erster Linie auf den Beinrhythmus konzentriert.

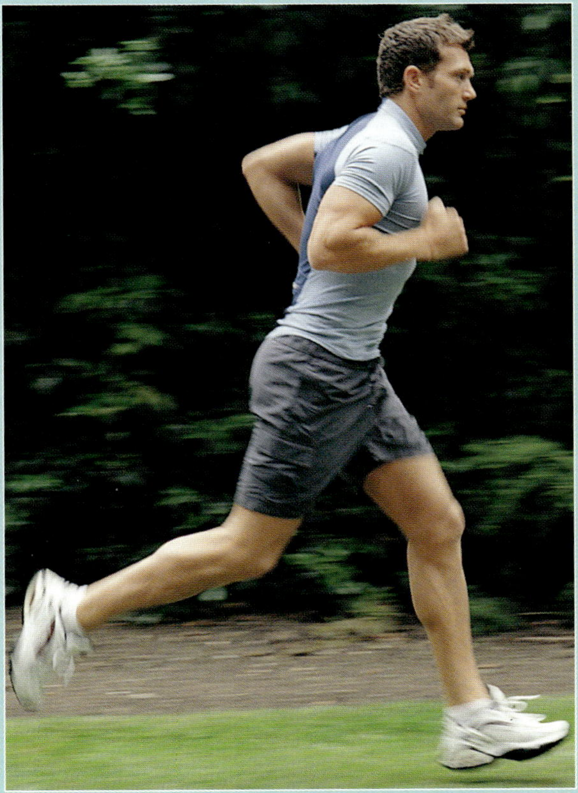

Joggen

Ein aerobisches Training wie das Joggen ist unverzichtbarer Bestandteil jedes Fitnessprogramms. Joggen Sie sechs bis neun Minuten lang, um Ihre Muskeln aufzuwärmen und den Kreislauf auf Trab zu bringen. Wer 30 bis 40 Minuten lang läuft, erreicht eine optimale Herzfrequenz, die den Stoffwechsel ankurbelt und das anschließende PHA-Workout noch effektiver macht.

kann draußen auch bis zu eine halbe Stunde lang joggen, um einen guten Trainingspuls zu bekommen (*s. unten rechts*). Die Kombination einer 30-minütigen aerobischen Aktivität mit PHA-Training ist eine ausgezeichnete Sache: Wenn Sie die Effektivität des PHA-Programms noch zusätzlich steigern wollen, sollten Sie drei- bis viermal die Woche joggen gehen.

Lassen Sie es langsam angehen!
Wärmen Sie sich Schritt für Schritt auf. Lassen Sie sich ein paar Minuten Zeit, Ihr Tempo zu beschleunigen und weiter ausholende Bewegungen zu machen. Große Muskelgruppen wie Quadrizeps, Schenkelbeuger, Brust- und Rückenmuskeln sind die »Hauptmotoren« Ihres Workouts. Sie benötigen eine erhöhte Blutzufuhr, weshalb Sie

2 Dehnübungen für den Oberkörper

Nach dem sechs- bis neunminütigen aerobischen Training sollten Sie die großen Muskelgruppen Ihres Körpers gut aufgewärmt haben. Danach absolvieren Sie diese kurzen Dehnübungen, damit auch der Oberkörper nicht zu kurz kommt und die Wirbelsäule beweglich wird.

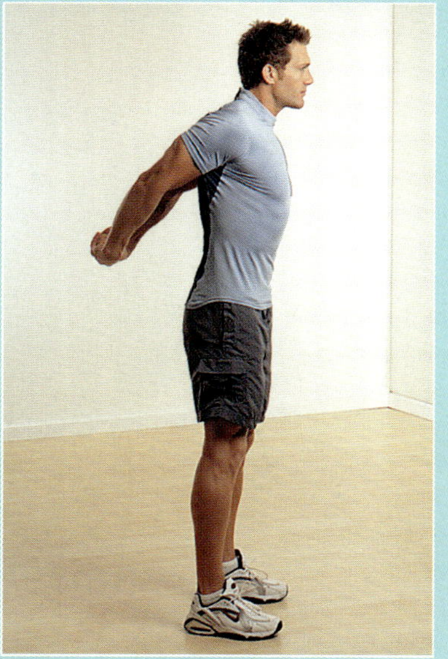

1 Brustdehnung

Eine sanfte Dehnung für die Brust- und Schultermuskeln. Oberkörper beim Händeheben nicht vorbeugen.

- Aufrecht stehen, die Füße sind hüftbreit auseinander
- Hände hinten verschränken
- Arme strecken
- Hände heben
- Die Position 15–20 Sek. halten

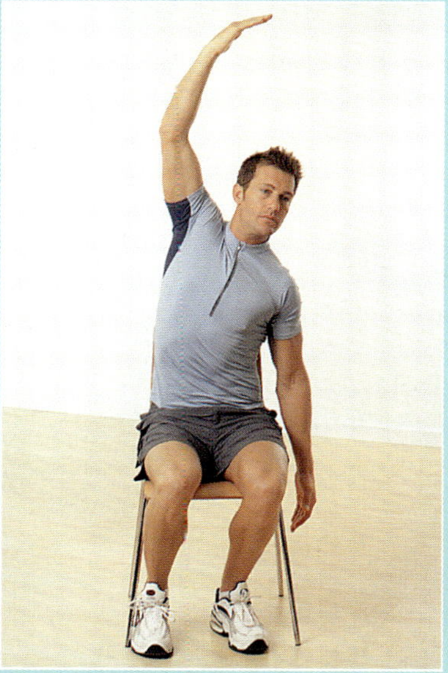

2 Seitendehnung

Sie dehnt den großen Rückenmuskel und macht die Wirbelsäule beweglicher. Die Hüften nicht verdrehen, nicht in der Seite einknicken. Übung beidseitig absolvieren.

- Aufrecht sitzen und den Arm über den Kopf strecken
- Schulter und Oberkörper von den Hüften wegziehen
- Position 15–20 Sek. halten

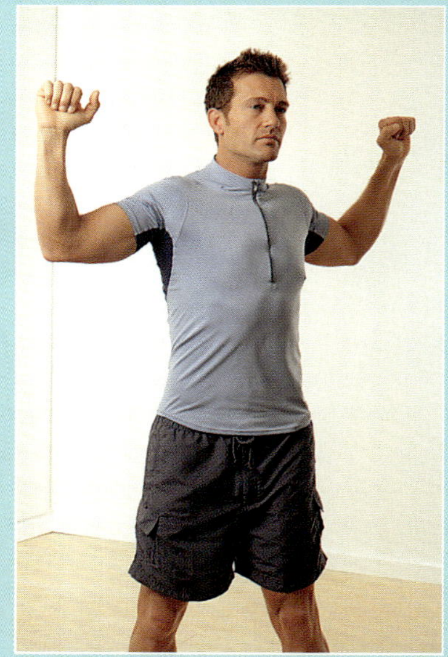

3 Wirbelsäulenrotation

Diese Dehnübung dehnt die Wirbelsäule und die schrägen Bauchmuskeln. Der Rumpf bleibt ruhig.

- Aufrecht stehen, die Füße sind hüftbreit auseinander
- Hüften, Knie und Zehen zeigen nach vorn
- Ellbogen auf Schulterhöhe bringen, Wirbelsäule 20 Sek. nach links und rechts drehen.

sie sorgfältig aufwärmen müssen. Anschließend absolvieren Sie die drei Dehnübungen für den Oberkörper (*s. unten links*).

Den Puls hochtreiben

Mit das Wichtigste am PHA-Workout ist Ihr Puls. Den gilt es hochzutreiben, damit Sie gleichzeitig auch in den Genuss eines aerobischen Trainings kommen. Bitte messen Sie Ihren Puls direkt nach dem Aufwärmen, entweder manuell oder mithilfe einer Pulsuhr (*s. S. 158*), und überprüfen Sie, ob er in der »optimalen Trainingszone« (*s. Tabelle unten*) liegt. Versuchen Sie Ihren Puls bzw. Ihre Herzfrequenz während des Workouts im Bereich von etwa 75–85 % Ihrer maximalen Herzfrequenz (MHF) zu halten.

3 So berechnen Sie Ihre maximale Herzfrequenz (MHF)

Um sicherzustellen, dass Sie mit der richtigen Herzfrequenz trainieren, müssen Sie Ihren Puls messen und mit dem für Ihre Altersgruppe angegebenen Wert vergleichen *(s. Tabelle unten)*. So können Sie genau überprüfen, ob Sie mit einer optimalen Trainingsherzfrequenz von 75–85% Ihrer MHF trainieren.

Sie können Ihre optimale Trainingsherzfrequenz auch berechnen, indem Sie von einer MHF von 220 bei Ihrer Geburt ausgehen und Ihr Alter davon abziehen. Angenommen, Sie sind dreißig Jahre alt, dann beträgt Ihre MHF 190 BPM (engl. »beats per minute« = Schläge pro Minute), womit Ihre optimale Trainingsherzfrequenz bei 144–163 BPM liegt.

Die Workouts in diesem Buch sind so intensiv, dass sie den Puls schnell hochtreiben. Wer über 65 Jahre alt ist oder gesundheitliche Probleme hat, sollte vorab einen Arzt konsultieren.

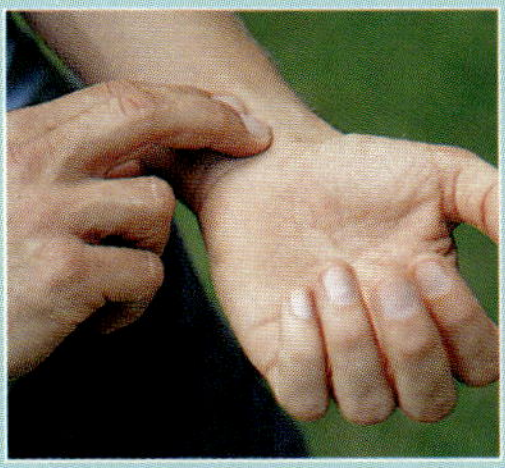

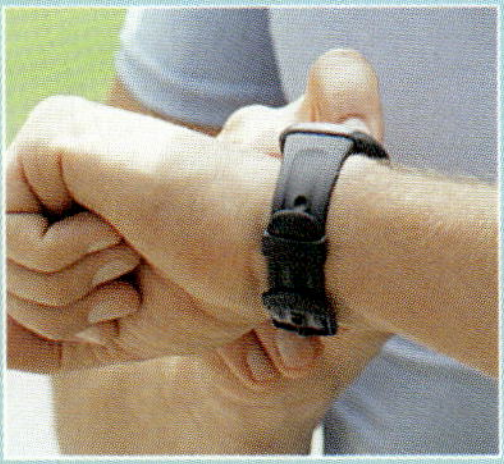

So wird der Puls gemessen

Messen Sie Ihren Puls manuell (*s. oben links*), oder verwenden Sie eine speziell für diesen Zweck erhältliche Pulsuhr (*s. oben rechts*). Bei der manuellen Messung legen Sie zwei Finger knapp unter das Handgelenk, zählen die Schläge 15 Sekunden lang und multiplizieren den Wert mit vier, um die Schläge pro Minute (BPM) zu erhalten.

Selbsteinschätzung

Als Faustregel gilt: Bei einem Puls von 65–75 % Ihrer MHF geht die Atmung schneller, Sie können sich aber noch unterhalten. Bei 80 % Ihrer MHF geht die Atmung schon schwerer und die Unterhaltung macht Mühe, bei 85 % Ihrer MHF schwitzen Sie und können kaum noch reden.

Die optimale Trainingsherzfrequenz

Alter	65 % MHF	70 % MHF	75 % MHF	80 % MHF	85 % MHF
18–25	130	139	149	159	169
26–30	127	134	144	153	163
31–36	124	130	140	149	158
37–42	120	126	135	144	153
43–50	116	121	129	138	147
51–58	112	116	124	133	141
59–65	108	110	118	126	134
66+	104	106	114	121	129

Cool-down

Nach dem Workout sollten Sie auf keinen Fall das Dehnen vergessen, denn das würde zu Lasten der Beweglichkeit gehen. Im schlimmsten Fall riskieren Sie sogar Muskelzerrungen oder noch schlimmere Verletzungen.

Die Muskeln pflegen

Mit dem Warm-up haben Sie schon einmal Verletzungen vorgebeugt, die durch die ständige Belastung beim PHA-Training entstehen können. Vergessen Sie nicht, dass Sie bei der PHA-Metho-

Dehnübung

Mit dieser zehnminütigen Dehnübung können Sie Muskelkater vorbeugen. Führen Sie die Bewegungen langsam aus und verharren Sie mindestens 15 Sekunden lang in jeder Dehnung. Indem Sie die Position noch länger halten, können Sie die Dehnung noch weiter vertiefen.

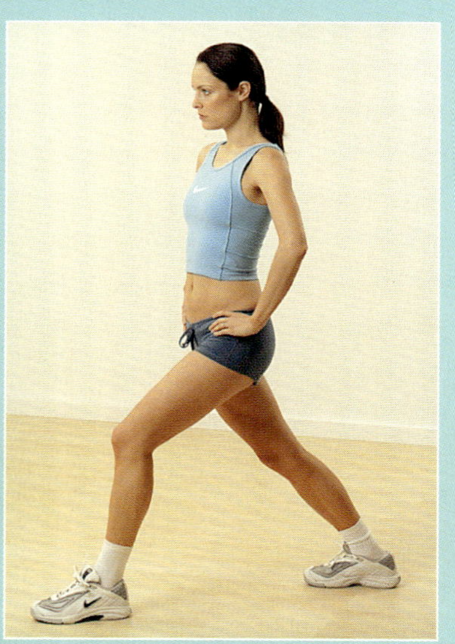

1 Wadendehnung

Eine einfache Dehnübung für die Wadenmuskeln. Auf beiden Seiten absolvieren.

- Hände in die Hüften stemmen
- Einen Schritt zurück machen
- Das hintere Bein strecken
- Beide Füße zeigen nach vorn
- Vorderes Bein leicht beugen
- Ferse in den Boden drücken
- Position halten

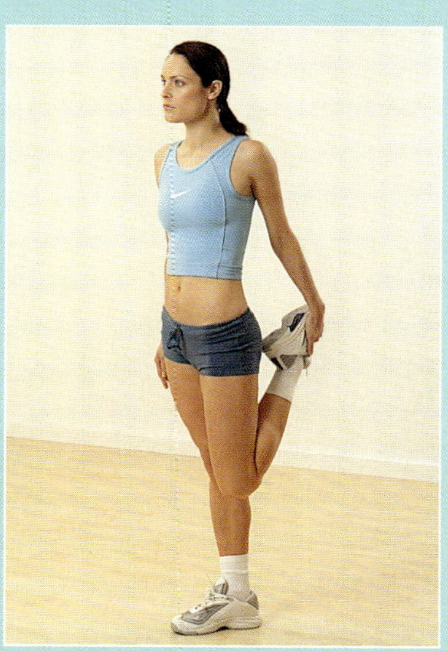

2 Quadrizepsdehnung

Der Oberkörper bleibt ruhig und gerade. Übung auf beiden Seiten absolvieren.

- Auf einem Bein stehen
- Das andere Bein anwinkeln
- Den Fuß an den Po ziehen
- Das Knie zur Körpermitte und nach unten ziehen
- Die Hüften zeigen nach vorn
- Hüften noch weiter vorpressen

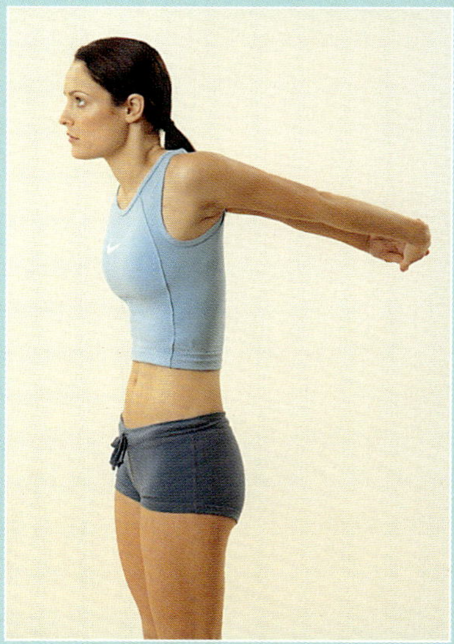

3 Brustdehnung

In dem Bereich kommt es häufig zu Verspannungen, was wiederum zu Haltungsschäden führt. Diese Dehnübung beugt dem vor.

- Aufrecht stehen, die Füße sind hüftbreit auseinander
- Hände hinten verschränken, Oberkörper nicht vorbeugen
- Arme strecken
- Hände heben

de sehr intensiv trainieren müssen, um Erfolge zu sehen. Und das bedeutet, dass Herz, Lunge und Muskeln einiges abverlangt wird. Ebenso sorgsam müssen Sie den Körper wieder in den Ruhezustand zurückbringen, und genau das geschieht beim Cool-down. Während des Workouts werden die Muskeln durch das ständige Sich-Zusammenziehen härter und kürzer. Ohne Dehnübungen kommt es möglicherweise zu einer dauerhaften Verhärtung und Verkürzung. Das kann Muskel-, aber auch Haltungsschäden verursachen, wenn ein Muskelungleichgewicht entsteht. Um dem vorzubeugen, sollten Sie beim Workout darauf achten, alle Körperregionen gleichmäßig zu trainieren und die einzelnen Muskelgruppen anschließend gewissenhaft zu dehnen.

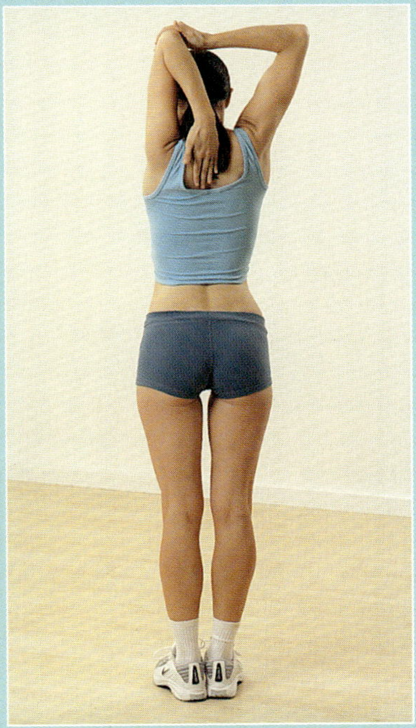

4 Trizepsdehnung

Die Dehnung auf der Rückseite des Oberarms spüren und auf der anderen Seite wiederholen.

- Aufrecht stehen, die Füße sind hüftbreit auseinander
- Den linken Arm heben
- Den Ellbogen anwinkeln
- Die linke Hand die Wirbelsäule hinabgleiten lassen
- Ellbogen nach unten drücken

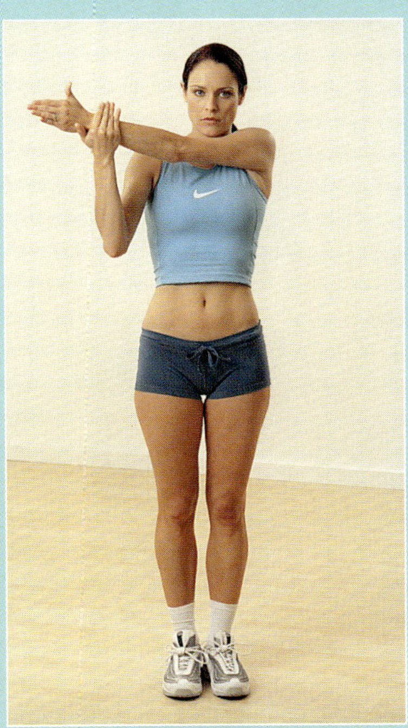

5 Schulterdehnung

Eine gezielte Übung für mehr Beweglichkeit im Schultergelenk. Die Dehnung auf der anderen Seite wiederholen.

- Aufrecht stehen, die Füße sind hüftbreit auseinander
- Den linken Arm auf Brusthöhe nach rechts strecken
- Die rechte Hand gegen den linken Arm drücken, um die Dehnung zu vertiefen

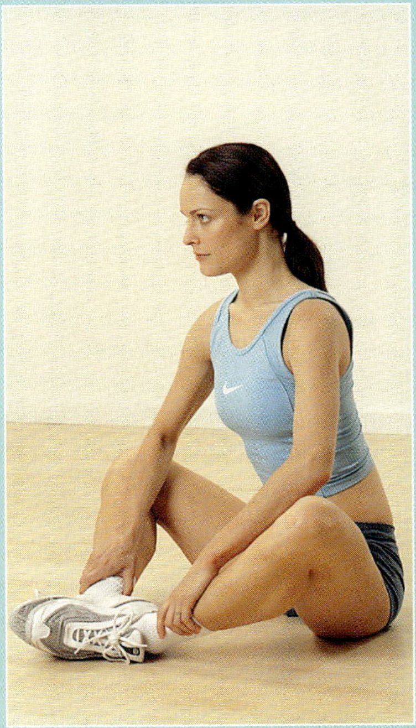

6 Adduktorendehnung

Eine effektive Dehnung für die Oberschenkelinnenseiten. Der Rücken bleibt gerade.

- Setzen Sie sich auf den Boden
- Die Fußsohlen berühren sich
- Die Knöchel umfassen
- Die Füße zum Körper ziehen
- Die Knie fallen lassen
- Aus der Hüfte vorbeugen
- Position halten

Während des intensiven Trainings produziert der Körper das Stoffwechselprodukt Milchsäure, das sich in den Muskeln ablagern kann. Wer die großen Muskelgruppen direkt im Anschluss an das anstrengende Workout sorgfältig dehnt, sorgt dafür, dass die Milchsäure besser abtransportiert werden kann. Das verhindert Muskelkater und senkt das Verletzungsrisiko.

Effektiv dehnen

Die hier gezeigten Cool-down-Übungen enthalten alle notwendigen Dehnungen, die Sie nach einem PHA-Workout brauchen. Bitte absolvieren Sie die Dehnübungen, wenn Ihre Muskeln noch warm sind und besser reagieren können. Jede Dehnung mindestens 15 Sekunden lang halten und dabei spüren, wie sich die Muskeln verlängern

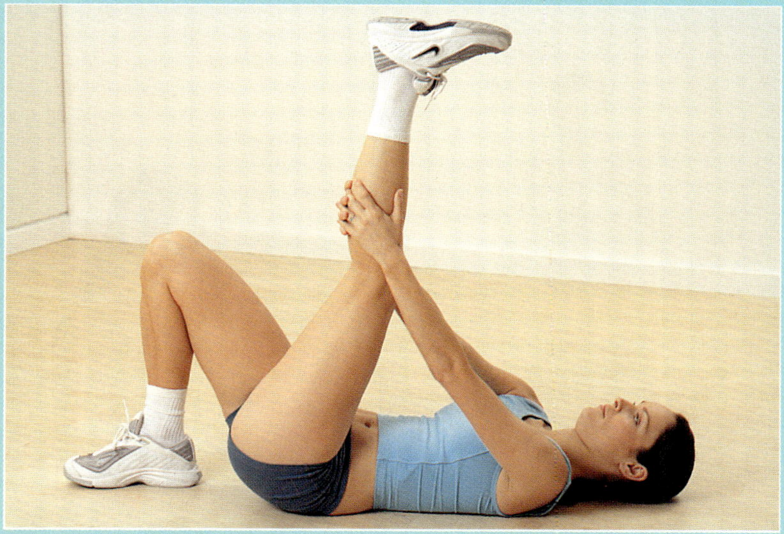

7 Schenkelbeugerdehnung

Je mehr Sie das Bein strecken, desto effektiver die Dehnung.

- Legen Sie sich auf den Rücken
- Das linke Bein in die Luft strecken
- Die Wade umfassen
- Das Bein sanft in Richtung Körper ziehen
- Die Position halten, um die Dehnung zu vertiefen, die Übung mit dem anderen Bein wiederholen

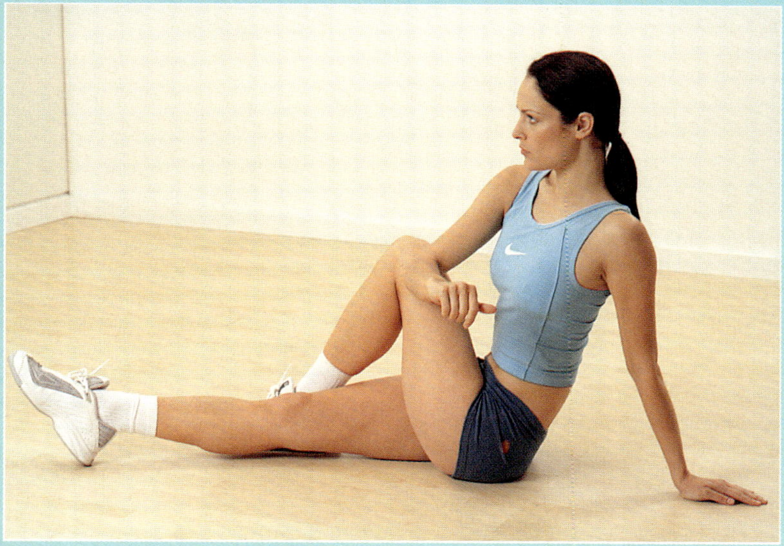

9 Abduktorendehnung

Spüren Sie die Dehnung an den Oberschenkelaußenseiten.

- Aufrecht sitzen, die Beine sind gestreckt
- Den linken Fuß außen neben dem rechten Bein aufstellen
- Das linke Bein bleibt gebeugt
- Den linken Oberschenkel mit dem rechten Ellbogen nach hinten drücken
- Position halten, Übung mit anderem Bein wiederholen

und entspannen. Wenn Sie Zeit haben, sollten Sie sich besonders ausgiebig um Muskeln wie den Schenkelbeuger, die Wadenmuskulatur und die Adduktoren kümmern. Diese Muskeln verhärten nämlich besonders schnell, was sich äußerst negativ auf die Haltung auswirkt. Am besten, Sie vertiefen die vorgeschriebene Dehnung, um sie noch effektiver zu machen. Dazu bleiben Sie noch weitere 15 Sekunden in der Dehnhaltung, intensivieren sie noch ein kleines bisschen mehr und entspannen sich anschließend.

Die gezeigten Dehnübungen können unglaublich erholsam sein. Wer möchte, kann selbstverständlich weitere Dehnungen dazunehmen oder die Positionen vertiefen und länger halten. Genießen Sie es!

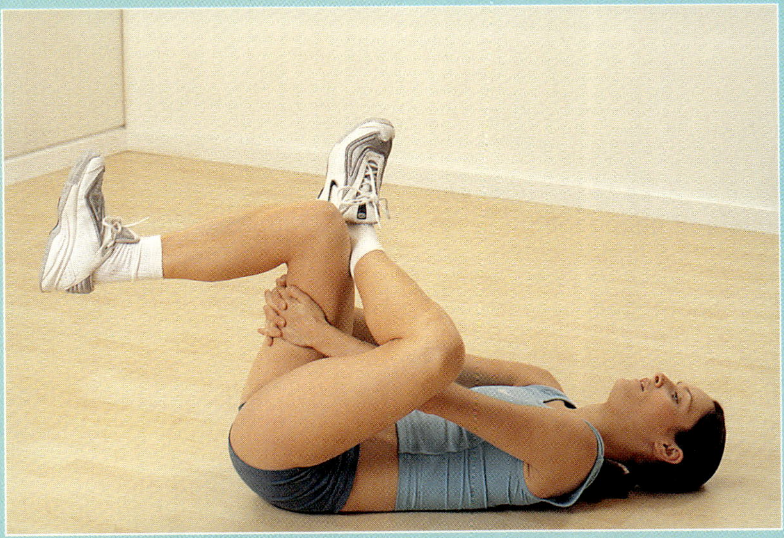

8 Podehnung

Eine unverzichtbare Dehnung für einen großen Muskel.

- Auf den Rücken legen
- Die Knie anwinkeln
- Den linken Fuß vor das rechte Knie legen
- Rechten Oberschenkel von hinten umfassen
- Das rechte Bein sanft an den Körper ziehen
- Position halten, Übung mit anderem Bein wiederholen

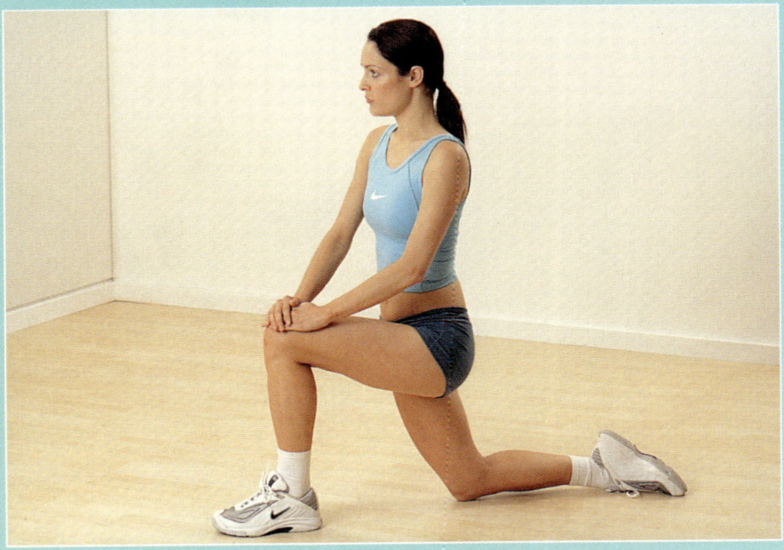

10 Hüftbeugerdehnung

Dieser Ausfallschritt im Knien beugt steifen Hüftgelenken vor.

- Knien Sie sich auf den Boden
- Mit dem linken Fuß einen Schritt nach vorn machen
- Der Rücken bleibt gerade
- Hände aufs Knie legen
- Hüften nach vorn drücken
- Position halten, Übung mit anderem Bein wiederholen

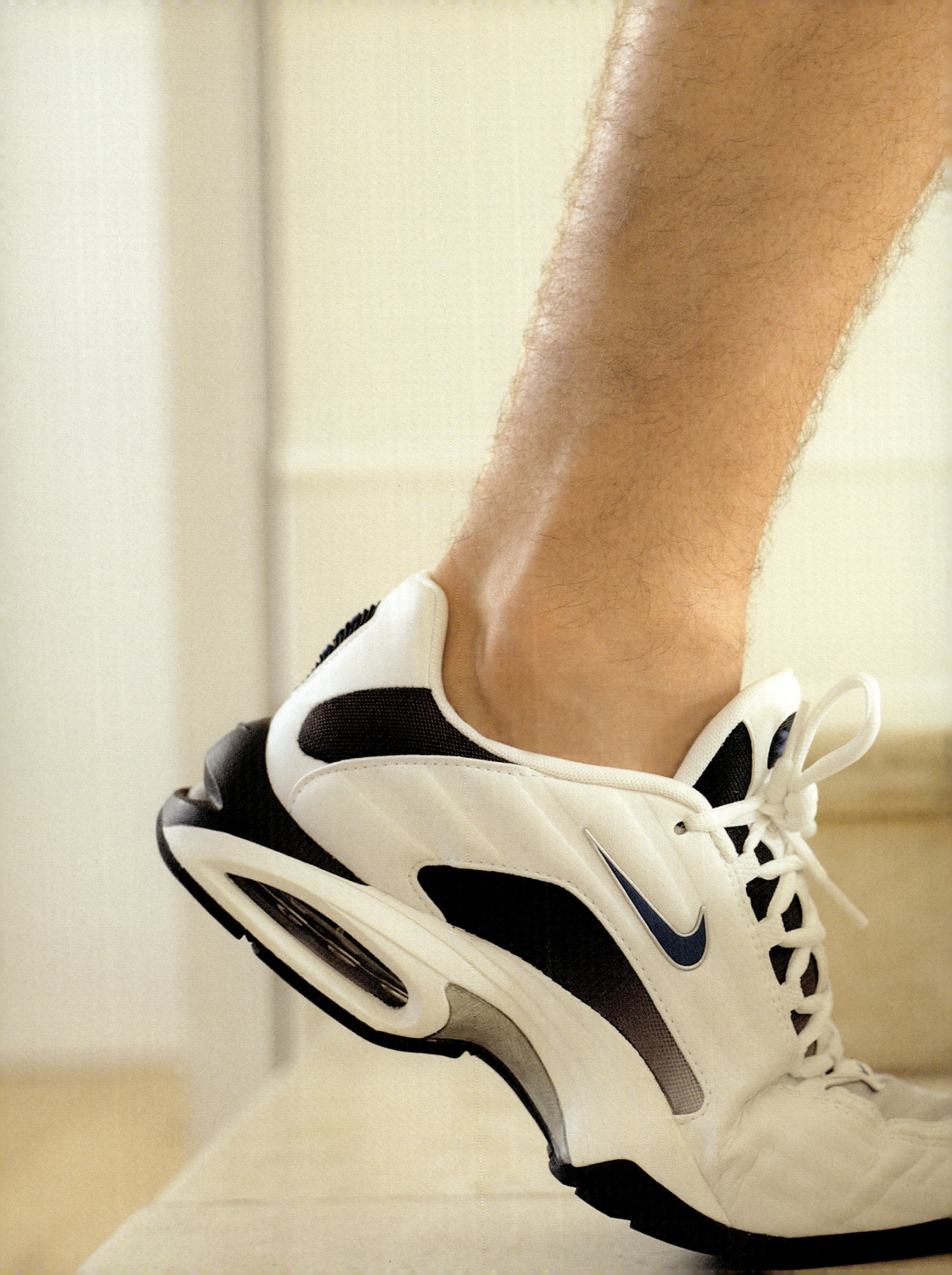

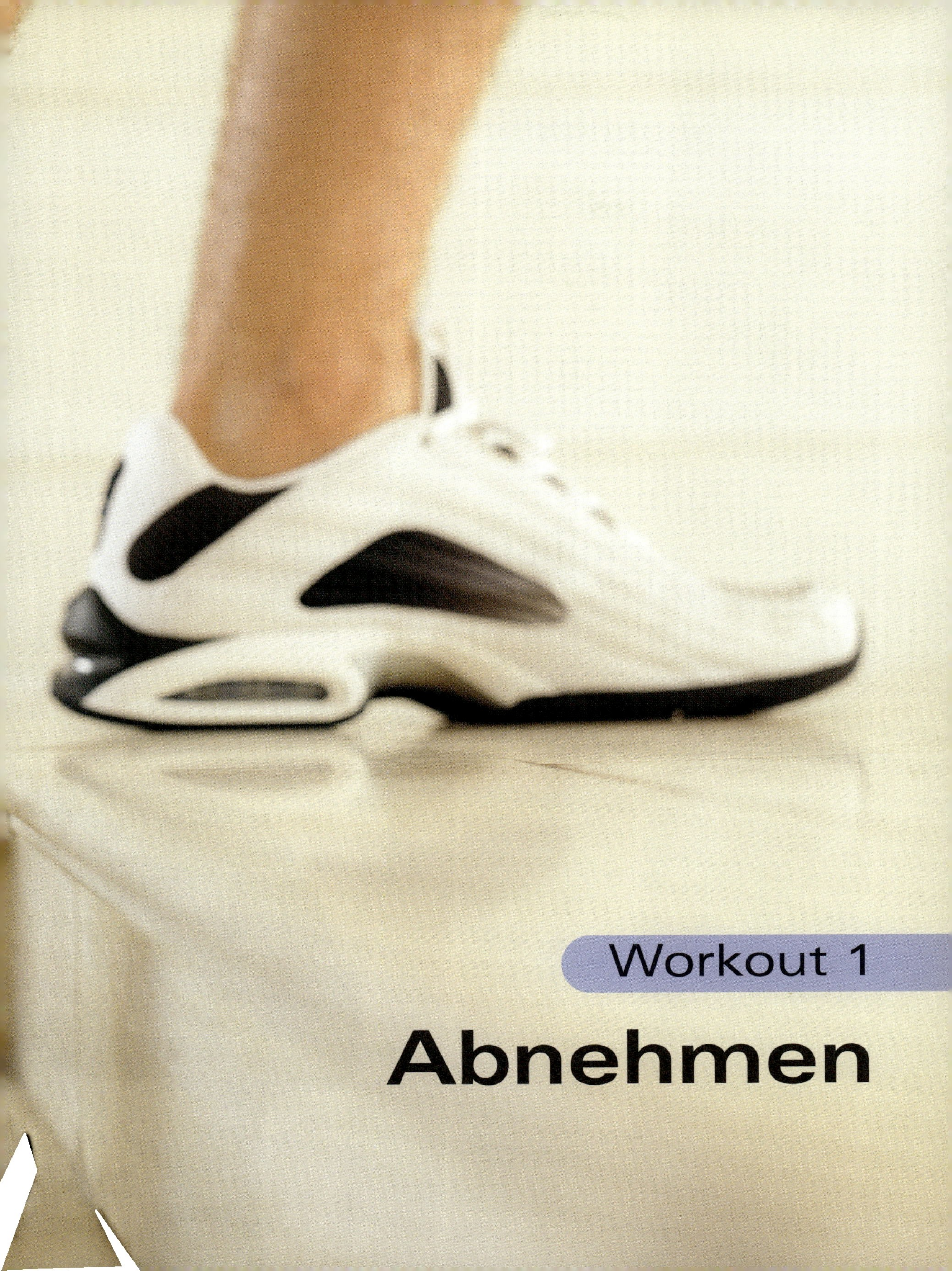

Workout 1

Abnehmen

Das Programm

Das Hauptziel des PHA-Programms zum Abnehmen besteht darin, den Puls hochzutreiben, damit mehr Kalorien verbrannt werden, und gleichzeitig die »Aktivität« der Muskelfasern zu erhöhen, damit jede Muskelgruppe geformt und gestrafft wird.

Das sind Ziele, die mit dem PHA-Training wunderbar erreicht werden können: Da Ihr Herz stark belastet wird, weil es Blut in die Extremitäten pumpen muss, steigt Ihr Grundumsatz (*s. S. 10*). So verbrennen Sie auch nach dem Training noch viele Kalorien und werden fit.

Und so funktioniert das Programm

Das von mir entwickelte Workout trainiert eine enorme Anzahl Muskeln in kürzester Zeit. Die verschiedenen Wiederholungen sorgen dafür, dass Sie alle darin enthaltenen Muskelfasern stimulieren. Anders gesagt: Jede Muskelfaser, die Sie besitzen, verbrennt Kalorien für Sie.

Wenn Sie sich den Aufbau des Programms einmal ansehen (*s. rechts*), werden Sie feststellen, dass nicht nur die Unter- und Oberkörpermuskulatur trainiert wird, sondern dass es auch hochdynamische aerobische Übungen gibt. Sie sorgen dafür, dass der Puls während des gesamten Workouts hoch bleibt. Diese dynamischen Übungen sind Super-Ausfallschritt, Step-ups, Beinheben und Step-jogs. Auch wenn Ober- und Unterkörper nicht bei jeder Übung in raschem Wechsel trainiert werden, bleibt die Anstrengung gleich, da es zwischendurch fast keine Ruhepausen gibt.

Außerdem trainieren Sie während jedes »Minizirkels«, der aus sich wiederholenden Übungen besteht, je eine Muskelgruppe des Ober- und des Unterkörpers zweimal. In Kombination mit den dynamischen Übungen bekommen Sie das Gefühl, aerobisch zu trainieren. Wenn Sie das Programm genau befolgen, werden Sie innerhalb der optimalen Trainingsherzfrequenz von 75–80 % Ihrer MHF trainieren und effektiv Fett verbrennen.

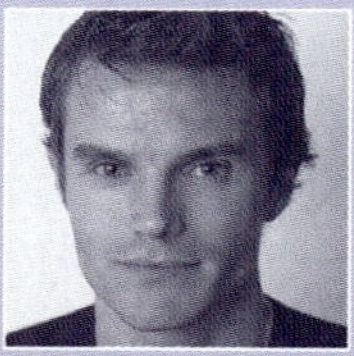

Dabeibleiben heißt die Devise. Dann sehen Sie **Erfolge.**

Muskeln gezielt trainieren

Die Übungen dieses Workouts wurden so zusammengestellt, dass Sie während des Programms erst die vorderen, dann die seitlichen und schließlich die hinteren Muskelpartien trainieren. Auf diese Weise ist sichergestellt, dass wirklich alle Muskelgruppen aktiv sind. Was um jeden Preis vermieden werden soll, ist eine Überlastung der Muskeln, denn das würde es Ihnen unmöglich machen, das Workout durchzuhalten und wirklich nonstop in Bewegung zu bleiben. Die Anzahl der geforderten Wiederholungen und die abwechslungsreiche Übungsabfolge sorgen dafür, dass keine Körperpartie schlapp macht. Dieses Programm ist so aufgebaut, dass Sie es wirklich schaffen können, die ganze Zeit über am Ball zu bleiben.

Beim Abnehmprogramm lautet die Devise »Hauptsache, dabeibleiben!« Wenn es Ihnen gelingt, das Tempo 20 Minuten lang durchzuhalten, haben Sie wirklich etwas geleistet. Der Erfolg wird nicht lange auf sich warten lassen!

Workout 1 – Viermal die Woche, sechs Wochen lang			
Warm-up (*s. S.16–19*)			
Übung	**Level 1 Wh./Zeit**	**Level 2 Wh./Zeit**	**Level 3 Wh./Zeit**
»Liegestütze«	20	25	30
Squat	20	25	30
Step-up	1 Min. pro Bein	1 Min. pro Bein	1 Min. pro Bein
»Liegestütze«	20	25	30
Squat	20	25	30
Super-Ausfallschritt	30 Sek. pro Bein	30 Sek. pro Bein	30 Sek. pro Bein
Seitheben	15 mW	18 mW	20 mW
Beinheben	20 Sek. pro Bein	25 Sek. pro Bein	30 Sek. pro Bein
Beinheben zur Seite	30 Sek. pro Bein	30 Sek. pro Bein	30 Sek. pro Bein
Seitheben	15 mW	18 mW	20 mW
Beinheben	20 Sek. pro Bein	25 Sek. pro Bein	30 Sek. pro Bein
Step-Jog	30 Sek. pro Bein	45 Sek. pro Bein	1 Min. pro Bein
Flying nach hinten	15 mW	15 mW	15 mW
Ballsquat	20 Wh.	25 Wh.	30 Wh.
Step-up	1 Min. pro Bein	1 Min. pro Bein	1 Min. pro Bein
Flying nach hinten	15 mW	15 mW	15 mW
Ballsquat	20 Wh.	25 Wh.	30 Wh.
Super-Ausfallschritt	30 Sek. pro Bein	30 Sek. pro Bein	30 Sek. pro Bein
Nackendrücken	20 mW	20 mW	20 mW
Beinbeugen mit Ball	20 Wh.	25 Wh.	30 Wh.
Beinheben zur Seite	30 Sek. pro Bein	30 Sek. pro Bein	30 Sek. pro Bein
Nackendrücken	20 mW	20 mW	20 mW
Beinbeugen mit Ball	20 Wh.	25 Wh.	30 Wh.
Step-jog	30 Sek. pro Bein	45 Sek. pro Bein	1 Min. pro Bein
Bauchpressen	30 Wh.	40 Wh.	50 Wh.
Beckenheben	20 Wh.	25 Wh.	30 Wh.
Cool-down (*s. S. 20–23*)			

Welche Gewichte Sie nehmen müssen, können Sie leicht selbst feststellen: Sobald Ihnen eine Übung leicht fällt, das Gewicht um 10% erhöhen. Die angegebenen Wiederholungen jedoch auf keinen Fall überschreiten.

Für unterwegs s. S. 46–47.
Wiederholung (Wh.): Eine komplette Übung von Anfang bis Ende. **Maximale Wiederholungen (mW):** Die Anzahl Wiederholungen, die Sie gerade noch schaffen.

Das Programm im Überblick

Das Programm für unterwegs finden Sie auf den Seiten 46–47.

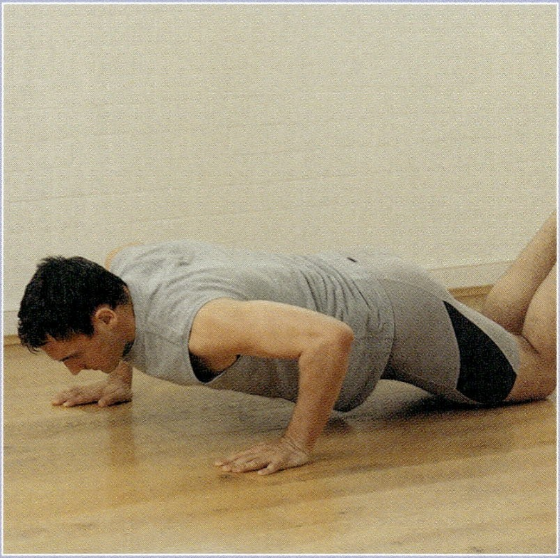

1 **»Liegestütze«** *s. S. 30*

20 Wh.	25 Wh.	30 Wh.

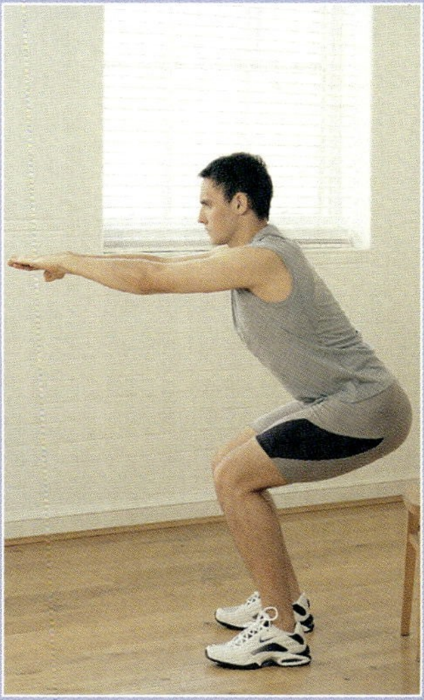

2 **Squat** *s. S. 31*

20 Wh.	25 Wh.	30 Wh.

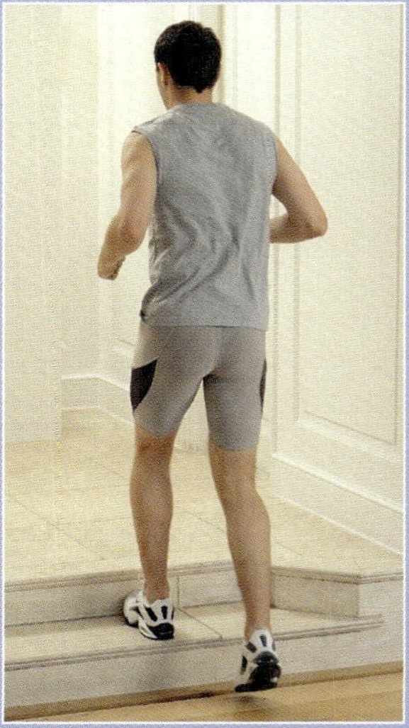

3 **Step-up** *s. S. 32* (pro Bein)

1 Min.	1 Min.	1 Min.

1 & 2 WIEDERHOLEN, DANN WEITER MIT 4

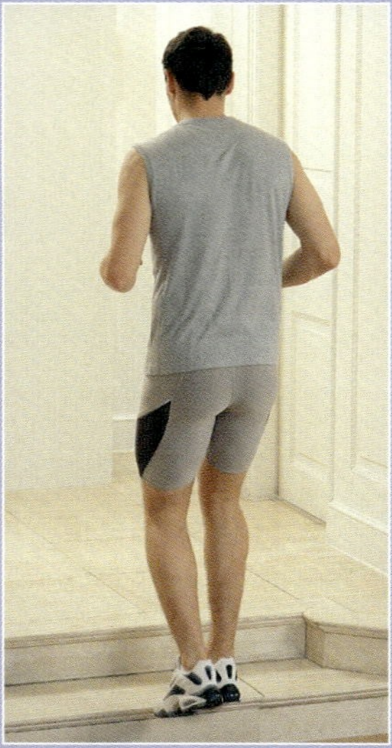

8 **Step-jog** *s. S. 37* (pro Bein)

30 Sek.	45 Sek.	1 Min.

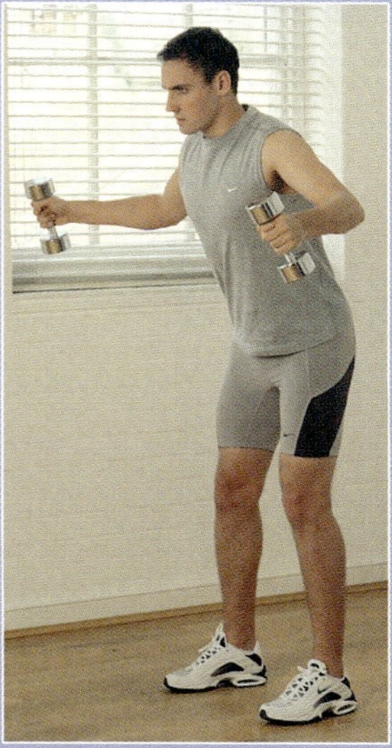

9 **Flying nach hinten** *s. S. 38*

15 mW	15 mW	15 mW

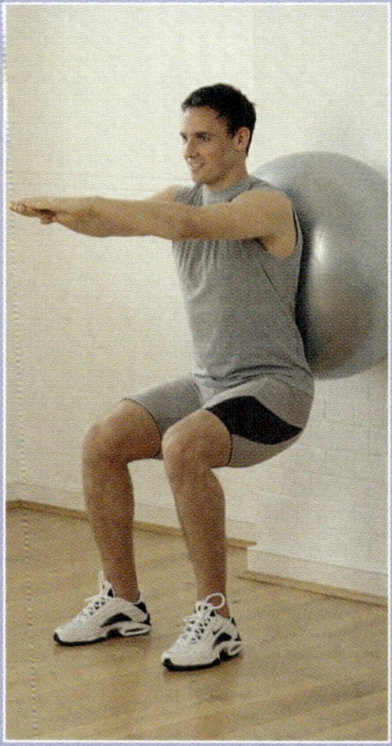

10 **Ballsquat** *s. S. 39*

20 Wh.	25 Wh.	30 Wh.

3, 9, 10 & 4 WIEDERHOLEN, DANN WEITER MIT 11

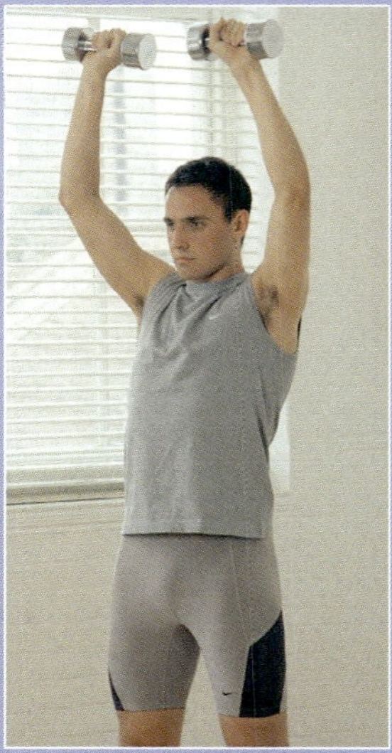

11 **Nackendrücken** *s. S. 40*

20 mW	20 mW	20 mW

=	Level 1	Level 2	Level 3

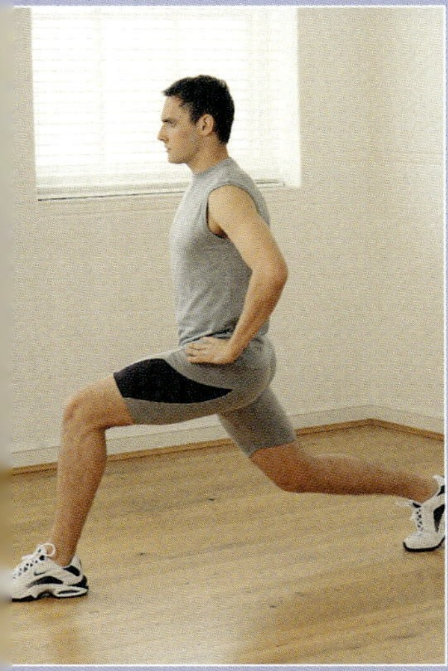

4 Super-Ausfallschritt *s. S. 33* (pro Bein)

Level 1	Level 2	Level 3
30 Sek.	*30 Sek.*	*30 Sek.*

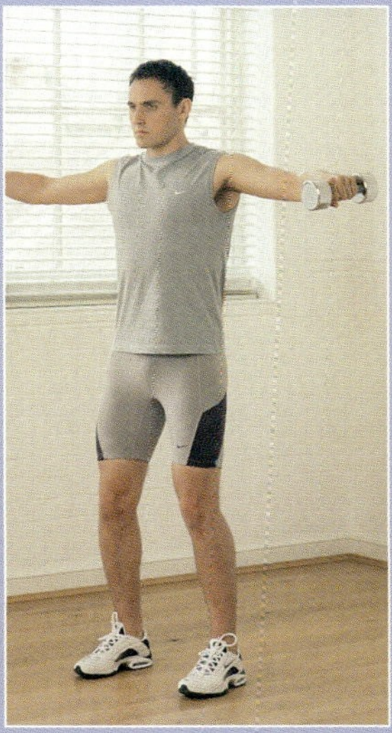

5 Seitheben *s. S. 34*

Level 1	Level 2	Level 3
15 mW	*18 mW*	*20 mW*

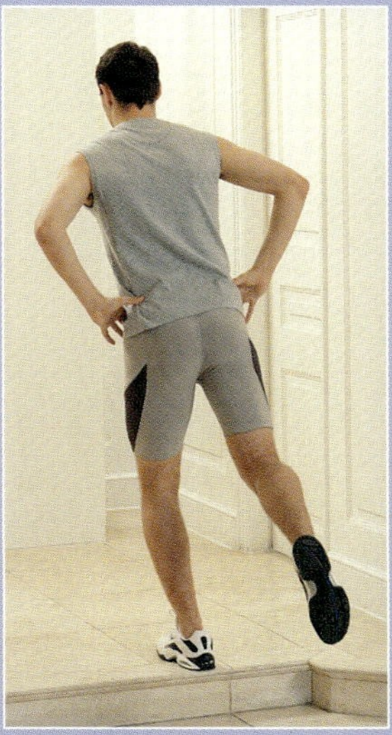

6 Beinheben *s. S. 35* (pro Bein)

Level 1	Level 2	Level 3
20 Sek.	*25 Sek.*	*30 Sek.*

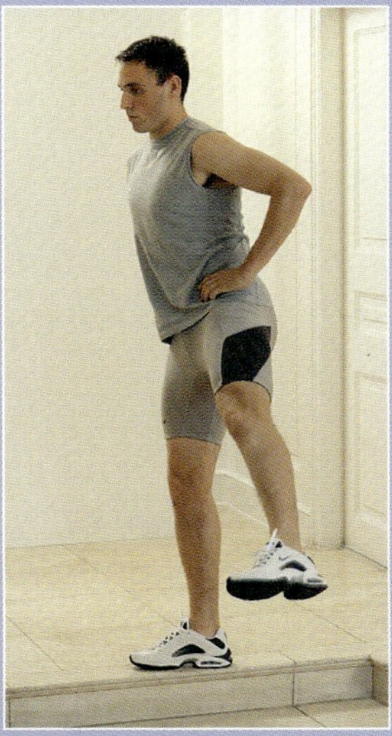

7 Beinheben zur Seite *s. S. 36* (pro Bein)

Level 1	Level 2	Level 3
30 Sek.	*30 Sek.*	*30 Sek.*

5 & 6 WIEDERHOLEN, DANN WEITER MIT 8

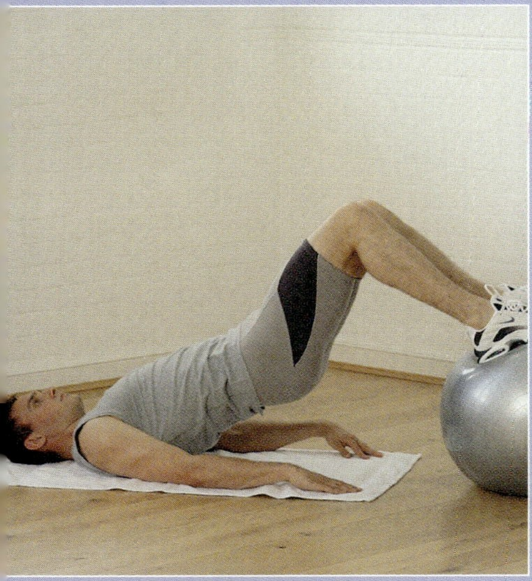

12 Beinbeugen mit Ball . *s. S. 41*

Level 1	Level 2	Level 3
20 Wh.	*25 Wh.*	*30 Wh.*

7, 11, 12 & 8 WIEDERHOLEN, DANN WEITER MIT 13

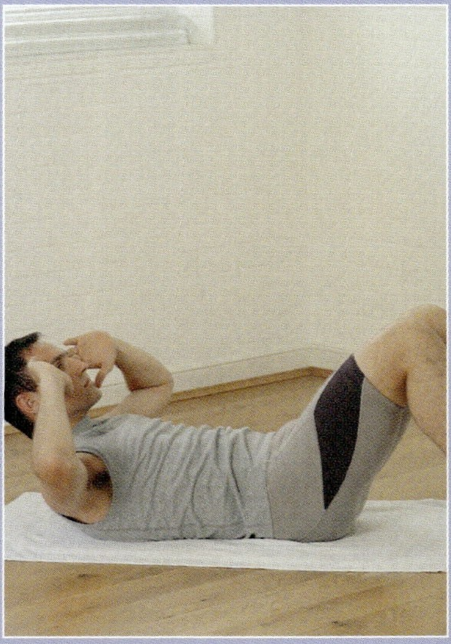

13 Bauchpressen *s. S. 42*

Level 1	Level 2	Level 3
30 Wh.	*40 Wh.*	*50 Wh.*

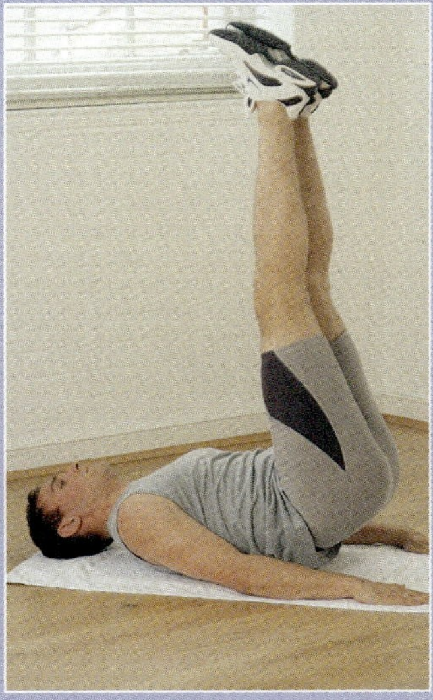

14 Beckenheben *s. S. 43*

Level 1	Level 2	Level 3
20 Wh.	*25 Wh.*	*30 Wh.*

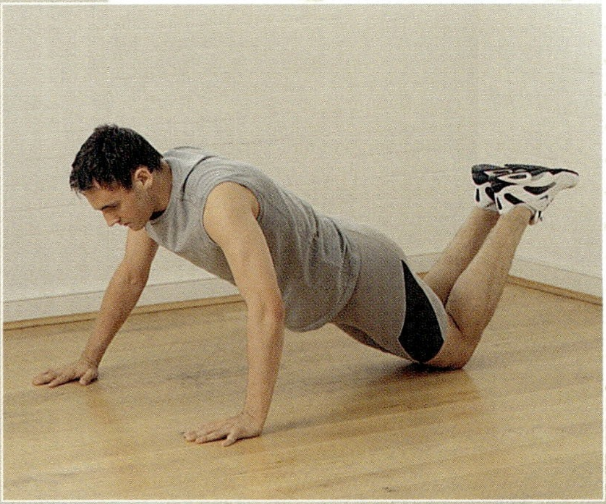

▲ Schritt 1

- Gehen Sie in den Vierfüßlerstand
- Die Hände sind weiter als schulterbreit auseinander
- Die Knie berühren sich und bleiben auf dem Boden, die Füße heben

▼ Schritt 2

- Einatmen und Oberkörper absenken, die Ellbogen bilden einen rechten Winkel
- Ausatmen und in die Ausgangsposition zurückkehren

1 »Liegestütze«

Diese abgemilderte Variante einer echten Liegestütze *(s. S. 97)* knöpft sich Ihre Bauchmuskeln vor. Achten Sie darauf, dass die Finger nach vorn zeigen, der Schwerpunkt genau über Ihren Händen liegt, der Rücken gerade ist und die Bauchmuskeln angespannt sind. Tempo!

Level 1	20 Wh.
Level 2	25 Wh.
Level 3	30 Wh.

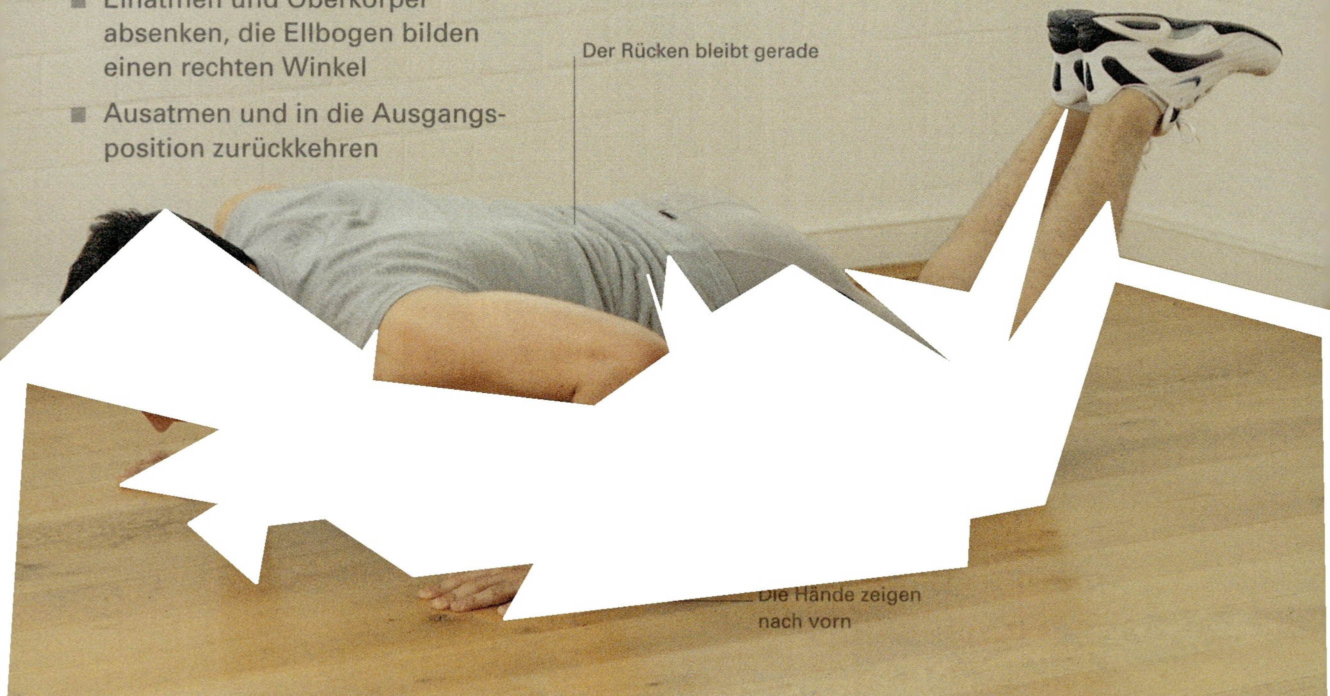

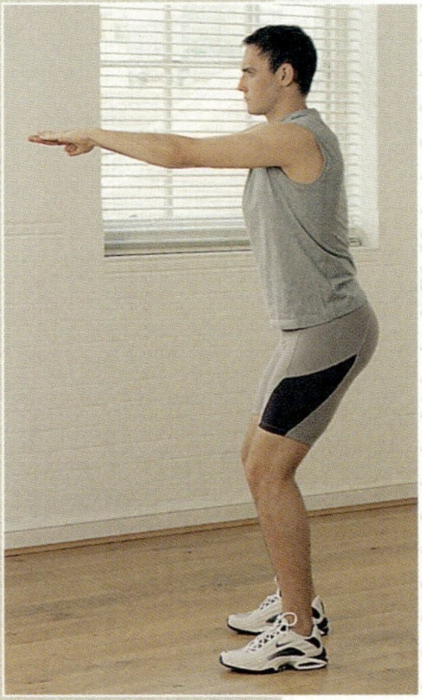

Schritt 1

- Stellen Sie sich vor einen Stuhl, die Füße sind hüftbreit auseinander
- Leicht in die Knie gehen
- Arme nach vorn strecken
- Geradeaus schauen

2 Squat

Diese fantastische Übung trainiert Schenkel-, Po- und Wadenmuskeln auf einmal und sorgt für schlanke, straffe Beine. Orientieren Sie sich an einem nicht zu niedrigen Stuhl, damit Sie wissen, wie tief Sie in die Hocke gehen müssen.

Level 1	20 Wh.
Level 2	25 Wh.
Level 3	30 Wh.

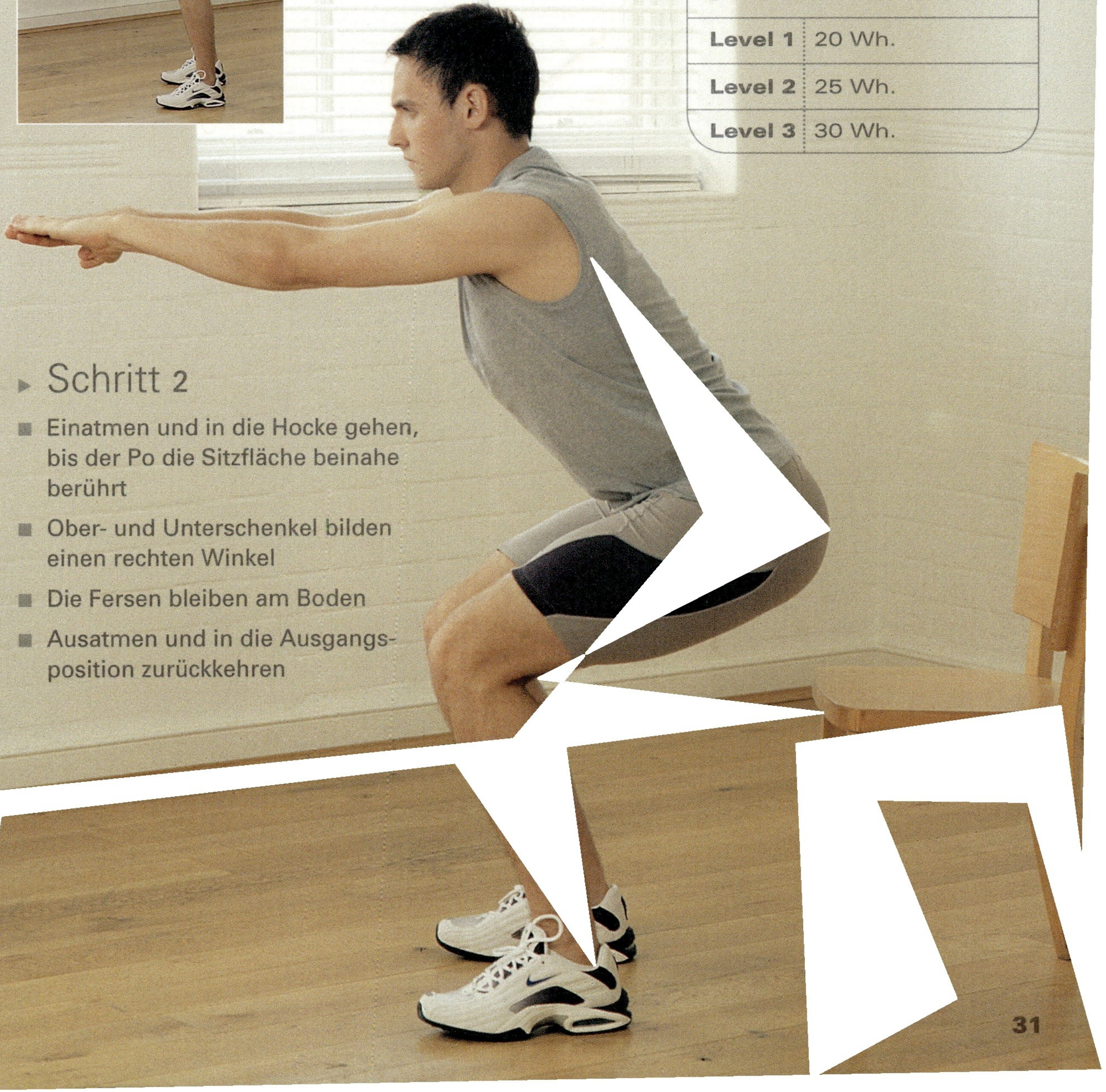

Schritt 2

- Einatmen und in die Hocke gehen, bis der Po die Sitzfläche beinahe berührt
- Ober- und Unterschenkel bilden einen rechten Winkel
- Die Fersen bleiben am Boden
- Ausatmen und in die Ausgangsposition zurückkehren

3 Step-up

Absolvieren Sie diese Step-ups so flott und energisch wie möglich. Nach einer Minute mit dem anderen Fuß beginnen.

Level 1	1 Min. pro Bein
Level 2	1 Min. pro Bein
Level 3	1 Min. pro Bein

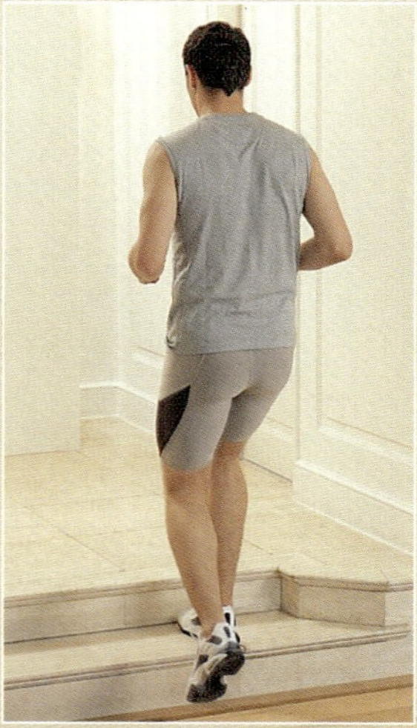

Schritt 1

- Stellen Sie sich vor die Stufe
- Der Rücken ist gerade
- Mit dem rechten Fuß hochsteigen
- Die ganze Sohle berührt die Stufe

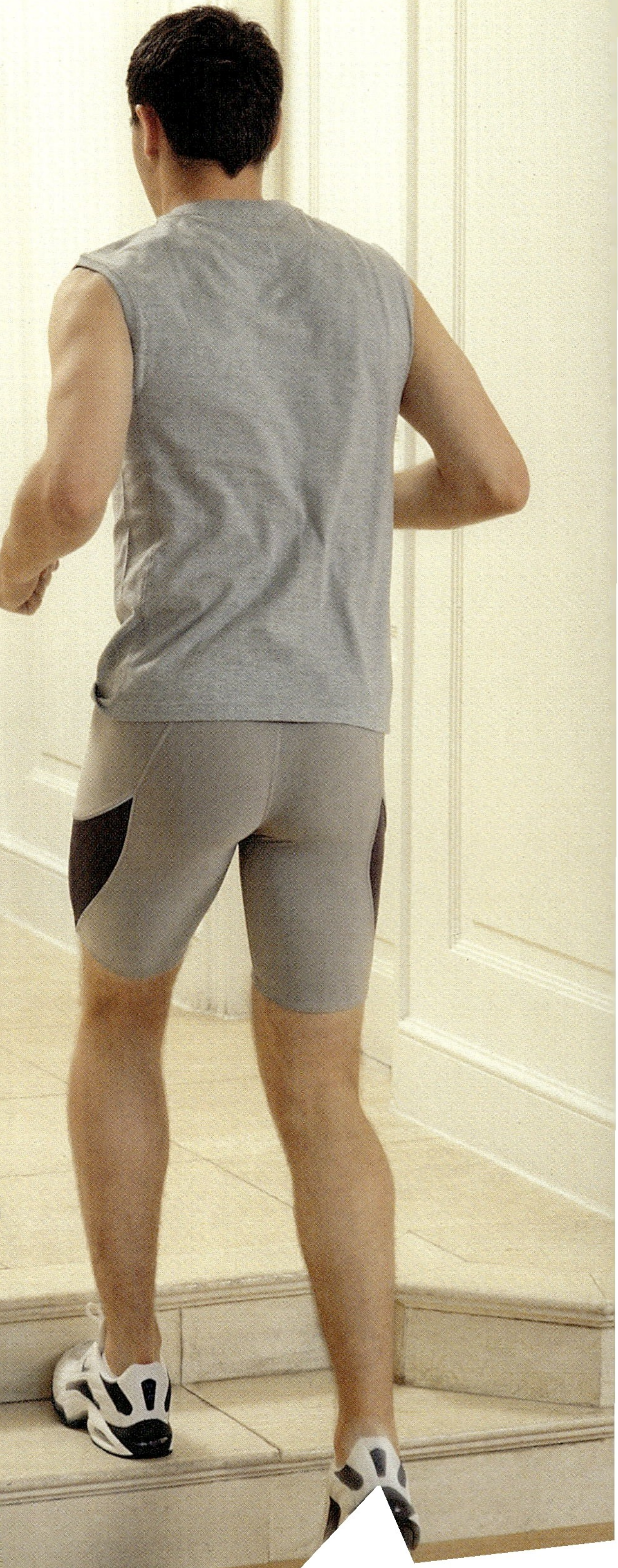

Schritt 2

- Mit dem linken Fuß hochsteigen
- Die ganze Sohle berührt die Stufe
- Erst mit dem rechten, dann mit dem linken Fuß wieder hinuntersteigen
- Gleichmäßig atmen
- Wer fit ist, nimmt gleich zwei Stufen auf einmal

4 Super-Ausfallschritt

Um effektiv zu trainieren, sollten Sie zwei bis drei Sekunden in der Hocke verharren und genauso lange brauchen, um wieder hochzukommen. Wer die Übung intensivieren will, nimmt Hanteln dazu. Nach 30 Sek. das Bein wechseln.

Level 1	30 Sek. pro Bein
Level 2	30 Sek. pro Bein
Level 3	30 Sek. pro Bein

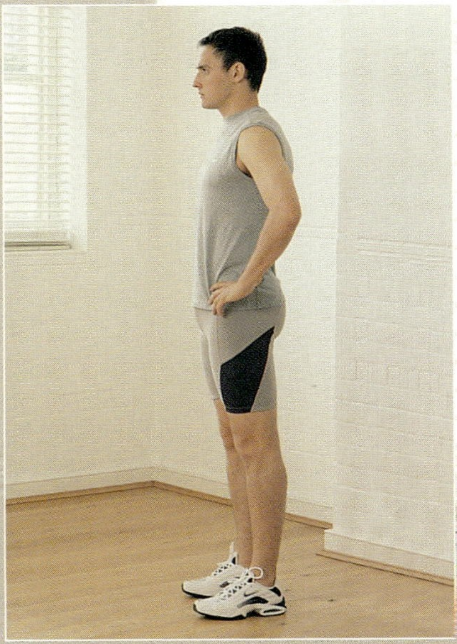

Schritt 1

- Stellen Sie sich aufrecht hin, die Füße sind hüftbreit auseinander
- Hände in die Hüften stemmen
- Geradeaus schauen, nicht nach unten
- Mit einem Fuß einen großen Ausfallschritt machen

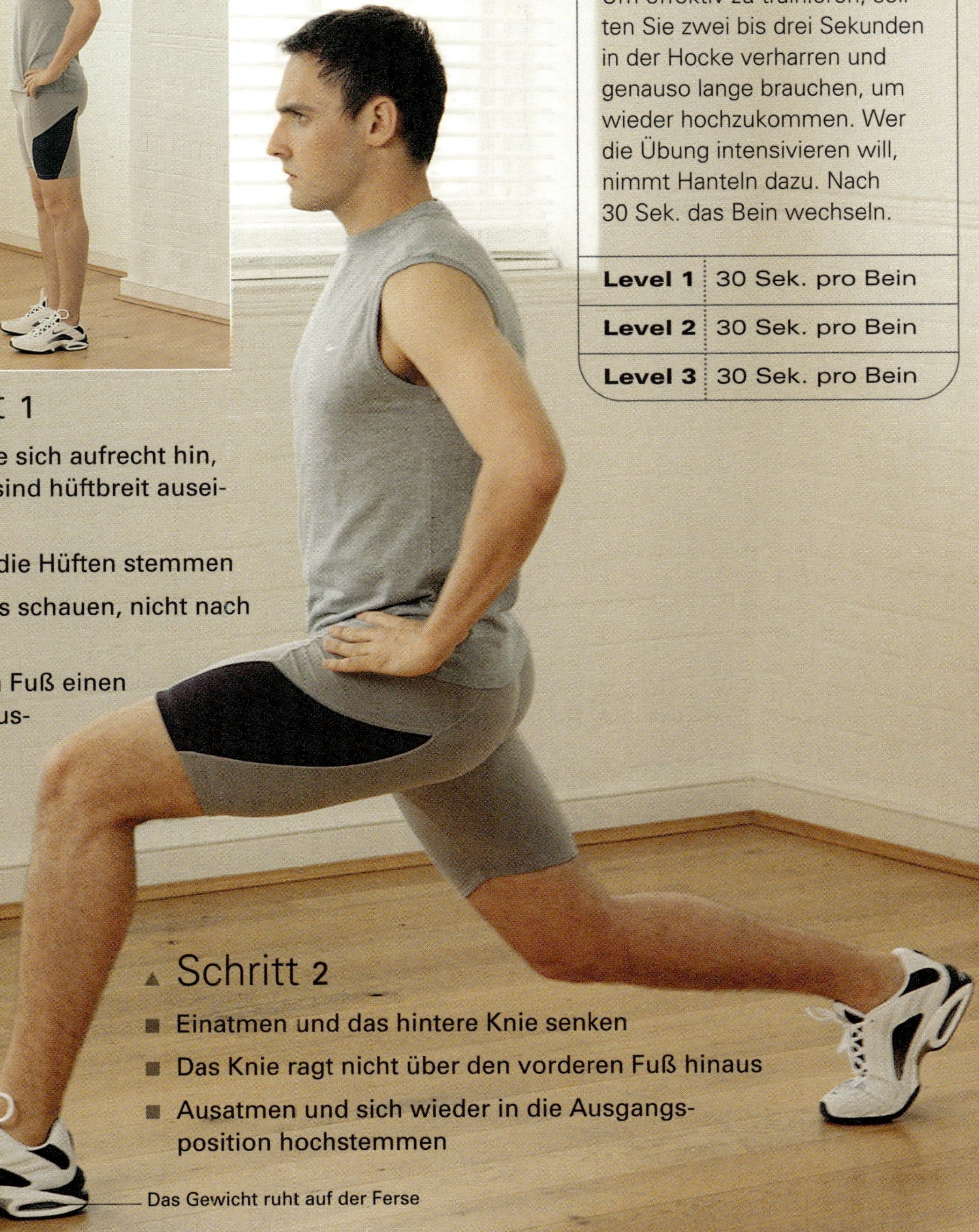

Das Gewicht ruht auf der Ferse

Schritt 2

- Einatmen und das hintere Knie senken
- Das Knie ragt nicht über den vorderen Fuß hinaus
- Ausatmen und sich wieder in die Ausgangsposition hochstemmen

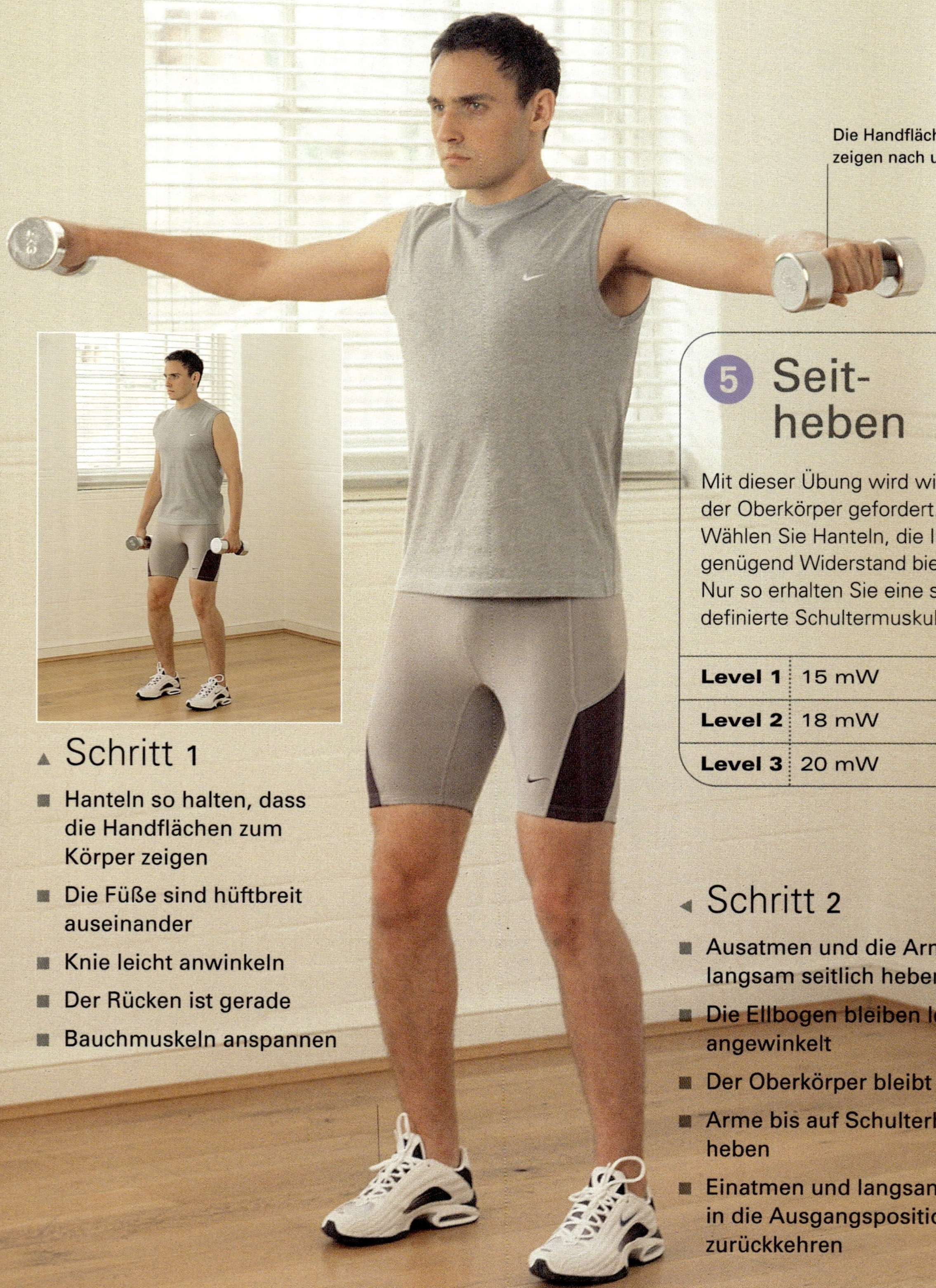

5 Seitheben

Mit dieser Übung wird wieder der Oberkörper gefordert. Wählen Sie Hanteln, die Ihnen genügend Widerstand bieten. Nur so erhalten Sie eine schön definierte Schultermuskulatur.

Level 1	15 mW
Level 2	18 mW
Level 3	20 mW

Schritt 1

- Hanteln so halten, dass die Handflächen zum Körper zeigen
- Die Füße sind hüftbreit auseinander
- Knie leicht anwinkeln
- Der Rücken ist gerade
- Bauchmuskeln anspannen

Schritt 2

- Ausatmen und die Arme langsam seitlich heben
- Die Ellbogen bleiben leicht angewinkelt
- Der Oberkörper bleibt ruhig
- Arme bis auf Schulterhöhe heben
- Einatmen und langsam in die Ausgangsposition zurückkehren

6 Beinheben

Diese Übung verlangt Quadrizeps und Schenkelbeuger einiges ab. Orientieren Sie sich an der zweiten Stufe einer Treppe, um die Übung wirklich dynamisch zu gestalten. Bein nach 20–30 Sek. wechseln.

Level 1	20 Sek. pro Bein
Level 2	25 Sek. pro Bein
Level 3	30 Sek. pro Bein

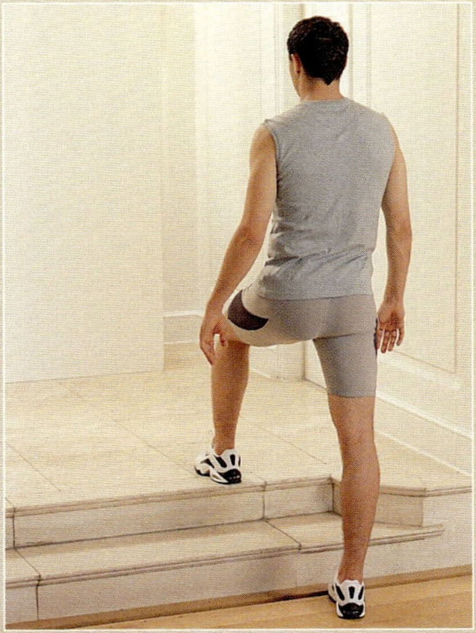

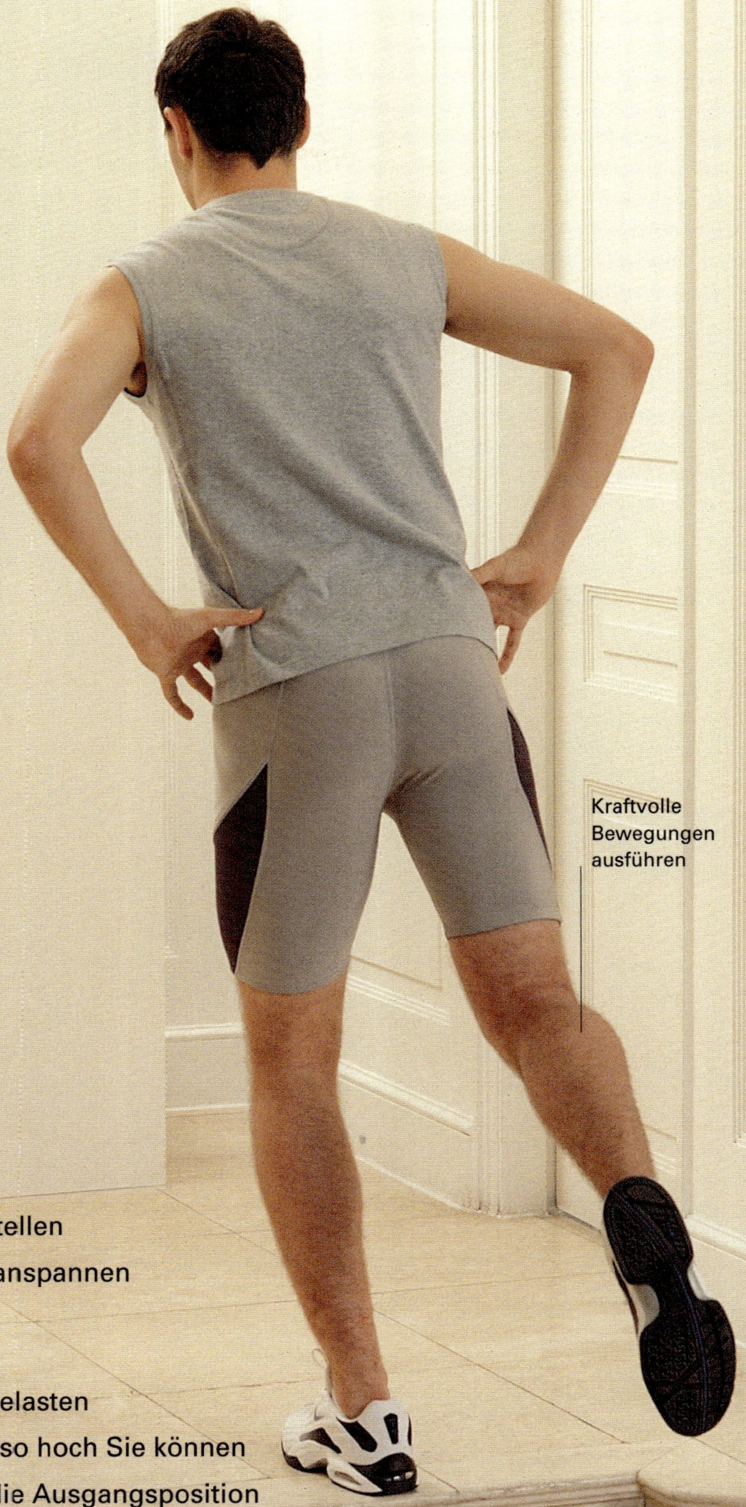

▲ Schritt 1

- Linken Fuß auf die zweite Stufe stellen
- Rücken strecken, Bauchmuskeln anspannen

▶ Schritt 2

- Hochsteigen und das linke Bein belasten
- Rechtes Bein nach hinten heben, so hoch Sie können
- Position 2 Sek. halten, zurück in die Ausgangsposition

7 Beinheben zur Seite

Diese Übung nutzt Ihr Körpergewicht, um die Beine zu trainieren. Bein nach 30 Sek. wechseln.

Level 1	30 Sek. pro Bein
Level 2	30 Sek. pro Bein
Level 3	30 Sek. pro Bein

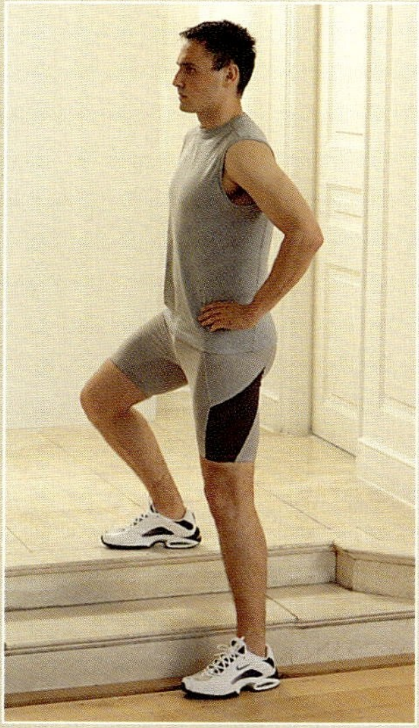

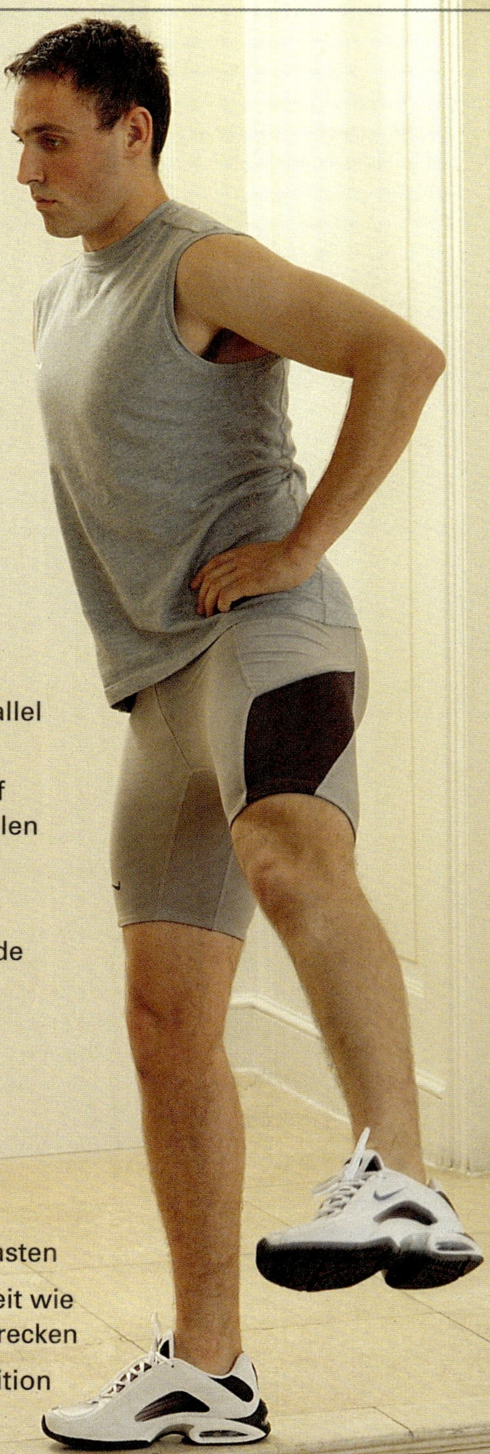

◂ Schritt 1

- Stellen Sie sich parallel zu den Stufen
- Den rechten Fuß auf die zweite Stufe stellen
- Hände in die Hüften stemmen
- Der Rücken ist gerade
- Bauchmuskeln anspannen

▸ Schritt 2

- Das rechte Bein belasten
- Das linke Bein so weit wie möglich zur Seite strecken
- In die Ausgangsposition zurückkehren
- Gleichmäßig weiteratmen

8 Step-jog

Diese temporeiche Übung trainiert nicht nur den Unterkörper, sondern treibt auch den Puls hoch, damit Sie kontinuierlich Kalorien verbrennen. Fuß nach der halben Zeit wechseln.

Level 1	30 Sek. pro Bein
Level 2	45 Sek. pro Bein
Level 3	1 Min. pro Bein

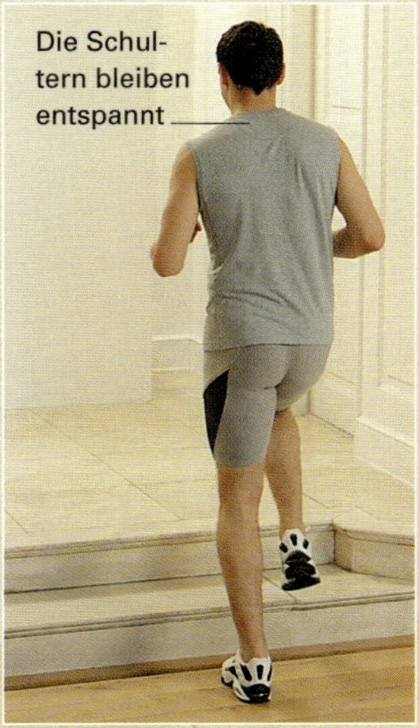

◂ Schritt 1

- Stellen Sie sich vor die Stufen
- Der Rücken ist gerade
- Mit dem rechten Fuß hochsteigen
- Die ganze Sohle berührt die Stufe

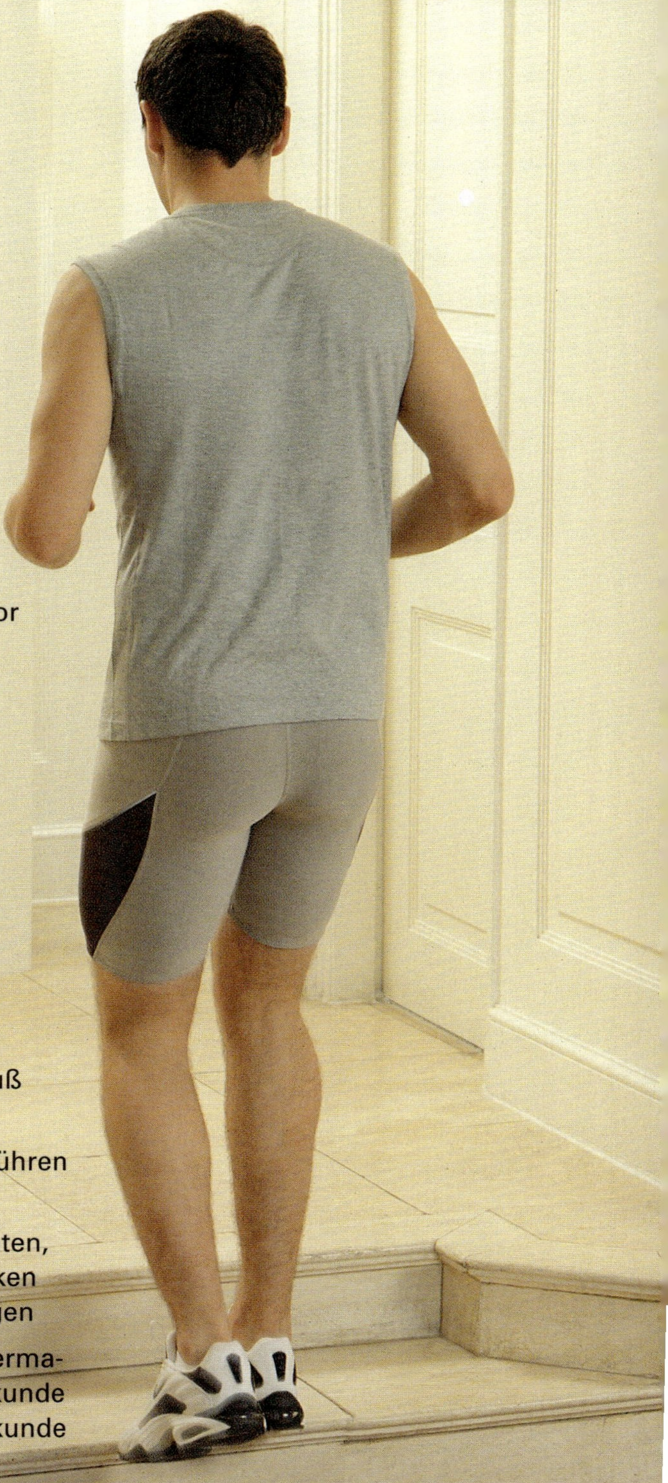

▸ Schritt 2

- Mit dem linken Fuß hochsteigen
- Beide Sohlen berühren die Stufe
- Erst mit dem rechten, dann mit dem linken Fuß heruntersteigen
- Ohne Pause weitermachen: In einer Sekunde hoch, in einer Sekunde runter
- Gleichmäßig atmen

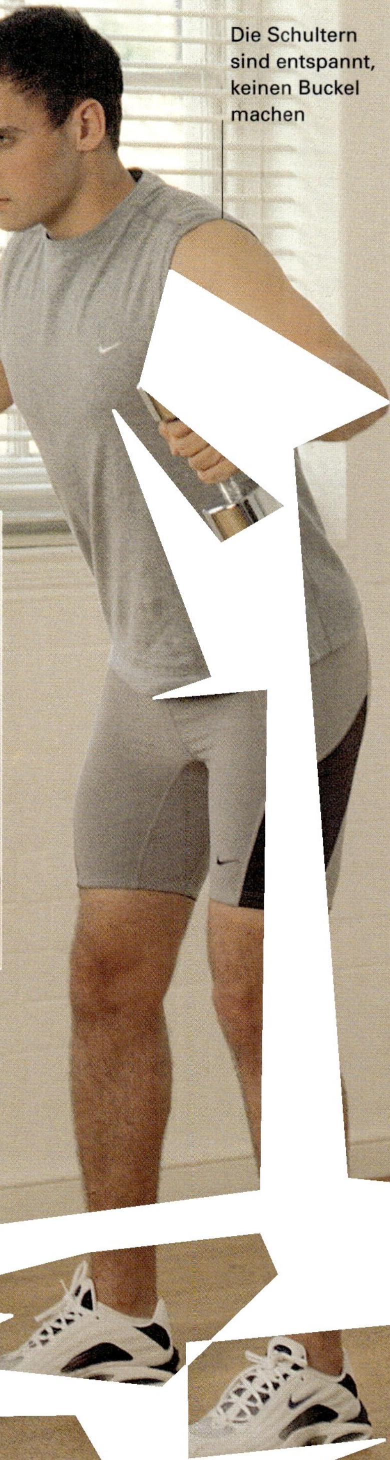

Die Schultern sind entspannt, keinen Buckel machen

9 Flying nach hinten

Diese anstrengende Übung kräftigt Muskeln, die häufig vernachlässigt werden, insbesondere die hinteren Schultermuskeln. Das lässt Sie gleich stattlicher wirken. Beim Heben der Hanteln bitte keinen Buckel machen.

Level 1	15 mW
Level 2	15 mW
Level 3	15 mW

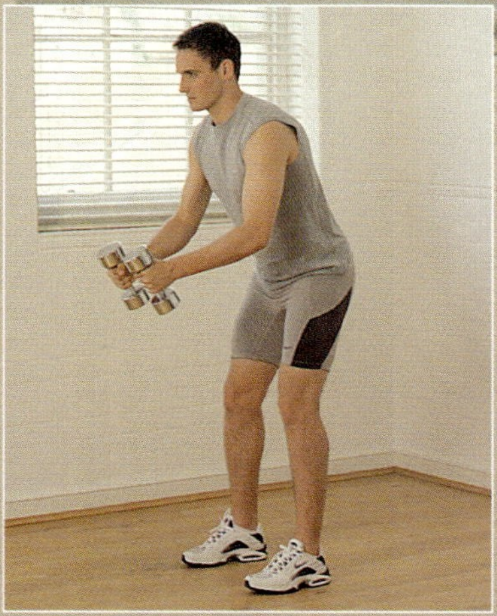

▲ Schritt 1

- Die Füße sind hüftbreit auseinander, die Knie leicht angewinkelt
- Mit geradem Rücken aus der Hüfte vorbeugen
- Arme ... orn

◄ Schritt 2

- Ausatmen und Arme hoch und zur Seite führen
- Haltung nicht verändern
- Arme fast durchstrecken
- Schulterblätter zusammenziehen
- Einatmen und langsam in die Ausgangsposition zurückkehren

10 Ballsquat

Weiter geht es mit einer Übung für den Unterkörper, mit der Sie Ihre Beine formen und Kalorien verbrennen – nur kontrollierte Bewegungen sind effektiv!

Level 1	20 Wh.
Level 2	25 Wh.
Level 3	30 Wh.

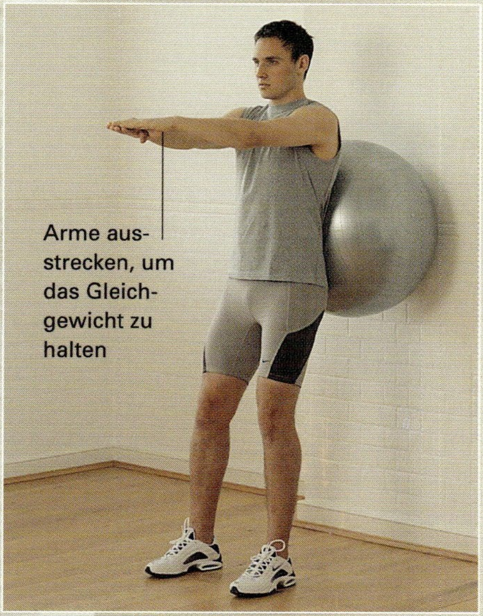

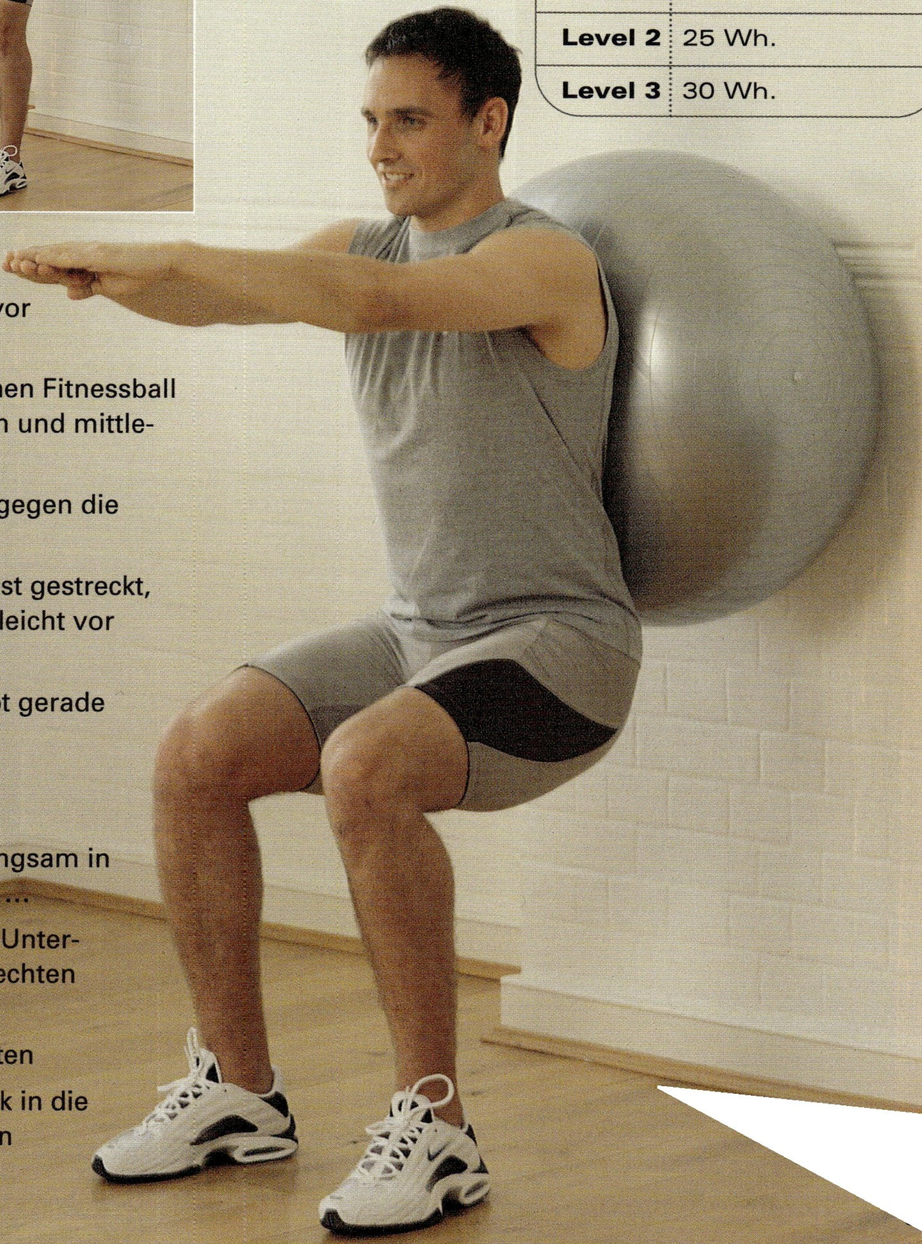

Schritt 1

- Stellen Sie sich vor eine Wand
- Klemmen Sie einen Fitnessball zwischen unteren und mittleren Rücken
- Lehnen Sie sich gegen die Wand
- Die Beine sind fast gestreckt, die Füße stehen leicht vor dem Körper
- Der Rücken bleibt gerade

Schritt 2

- Einatmen und langsam in die Hocke gehen ...
- ... bis Ober- und Unterschenkel einen rechten Winkel bilden
- Position kurz halten
- Ausatmen, zurück in die Ausgangsposition

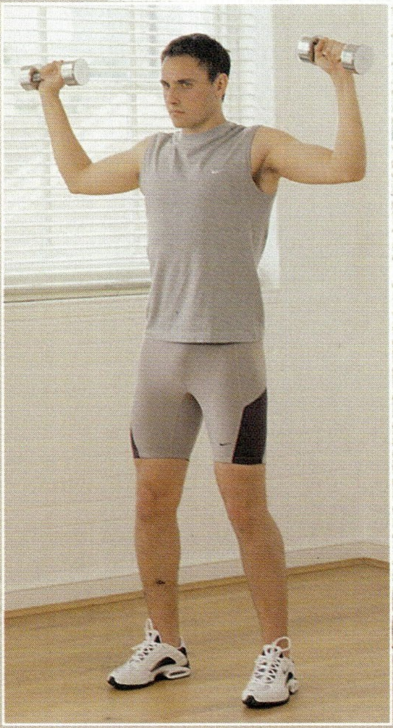

11 Nackendrücken

Sofort mit dieser Oberkörperübung weitermachen. Dadurch, dass Sie im Stehen nackendrücken, werden auch noch die Bauchmuskeln beansprucht. Wer will, kann die Übung auch im Sitzen absolvieren und sich an die Wand lehnen, um den Rücken zu unterstützen. Dann werden hauptsächlich die Schultermuskeln trainiert.

Level 1	20 mW
Level 2	20 mW
Level 3	20 mW

▲ Schritt 1

- Jede Hand hält eine Hantel
- Die Füße sind hüftbreit auseinander
- Knie leicht anwinkeln
- Arme seitlich auf Schulterhöhe ausstrecken
- Ober- und Unterarm bilden einen rechten Winkel
- Bauchmuskeln anspannen

◂ Schritt 2

- Ausatmen und die Hanteln nach oben drücken, bis die Arme fast gestreckt sind
- Der Oberkörper bleibt ruhig
- Einatmen und in die Ausgangsposition zurückkehren
- In einer Sekunde heben und in einer Sekunde senken

12 Beinbeugen mit Ball

Diese Übung ist ideal, um die Schenkelrückseiten zu trainieren. Die Hüften die ganze Zeit über hochstemmen, um die Übung zu intensivieren. Die Hände in den Boden pressen, um das Gleichgewicht zu halten.

Level 1	20 Wh.
Level 2	25 Wh.
Level 3	30 Wh.

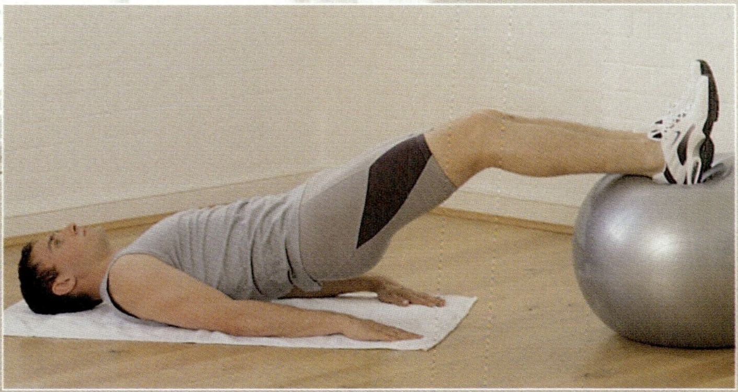

◂ Schritt 1

- Legen Sie sich auf den Rücken
- Fersen in die Ballmitte drücken
- Beine strecken, Fersen zusammenbringen, Zehen strecken
- Die Arme liegen neben dem Körper, die Handflächen zeigen nach unten
- Hüften hochstemmen

▾ Schritt 2

- Ausatmen und Bauchmuskeln anspannen
- Den Ball langsam zum Körper rollen, bis ihn beide Sohlen berühren
- Kopf, Schultern und Arme bleiben am Boden
- Einatmen und Ball zurück in die Ausgangsposition rollen

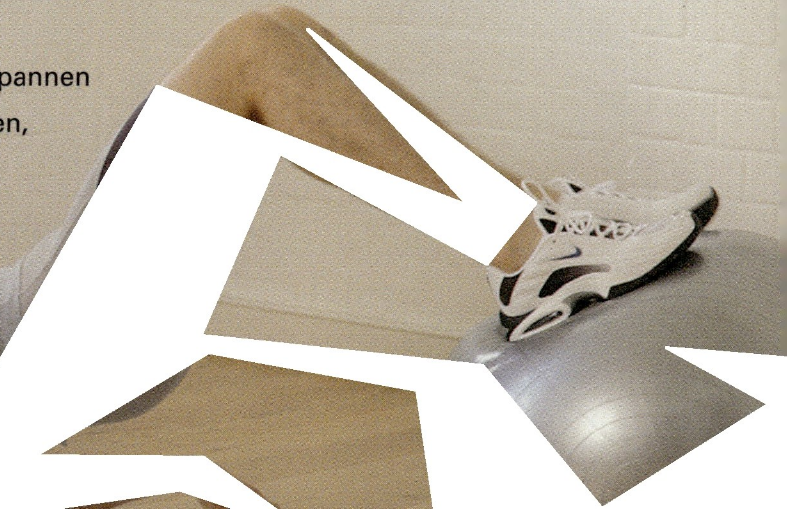

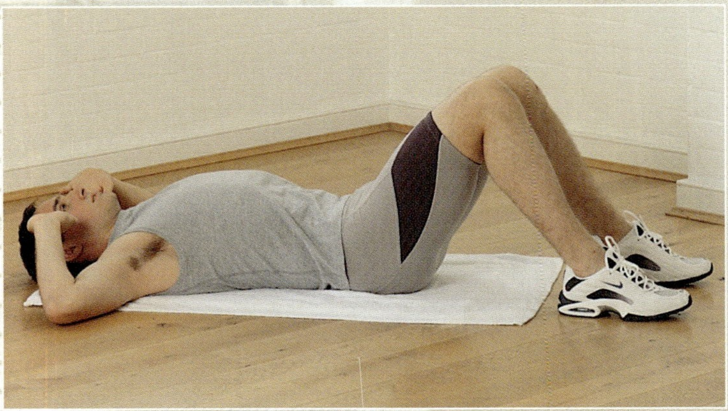

13 Bauch-pressen

Diese Basisübung sorgt für schön definierte Bauchmuskeln. Die Bewegung langsam und kontrolliert ausführen.

Level 1	30 Wh.
Level 2	40 Wh.
Level 3	50 Wh.

▲ Schritt 1

- Legen Sie sich auf den Rücken, die Knie sind angewinkelt, die Füße aufgestellt
- Die Hände befinden sich auf Höhe der Ohren
- Einatmen und die Bauchmuskeln ganz fest anspannen

▼ Schritt 2

- Ausatmen und mit den Schultern hochkommen
- Das Kinn nicht an die Brust pressen
- Position 1 Sek. lang halten, der Nacken bleibt entspannt
- Einatmen und in die Ausgangsposition zurückkehren

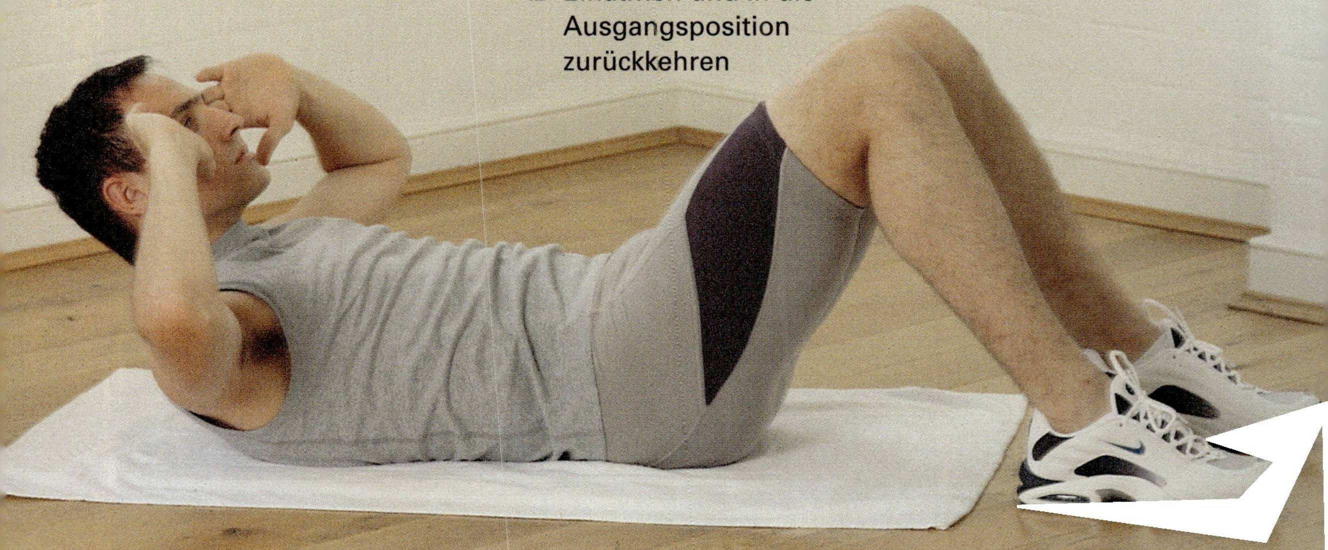

14 Becken-heben

Diese Übung am Ende des Workouts wird Sie ziemlich schlauchen – zur Belohnung gibt's fantastische Bauchmuskeln!

Level 1	20 Wh.
Level 2	25 Wh.
Level 3	30 Wh.

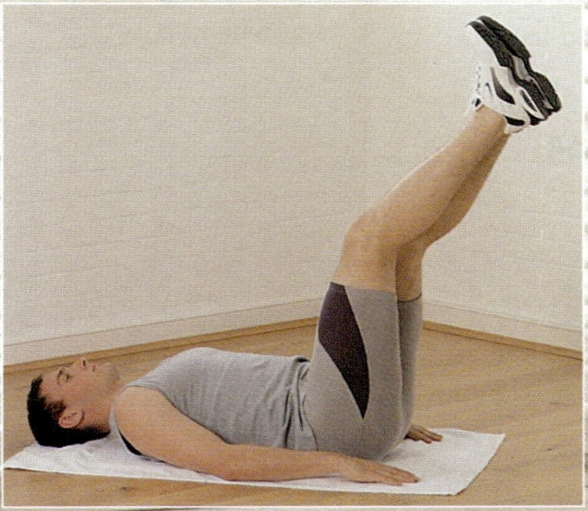

▲ Schritt 1

- Legen Sie sich mit dem Rücken auf eine Matte
- Handflächen in den Boden drücken
- Beine in die Luft strecken

▼ Schritt 2

- Ausatmen und die unteren Bauchmuskeln anspannen
- Beine und Becken in Richtung Brustkorb bringen
- Beine und Oberkörper bilden einen rechten Winkel
- Kopf und Schultern bleiben am Boden
- Einatmen und langsam in die Ausgangsposition zurückkehren

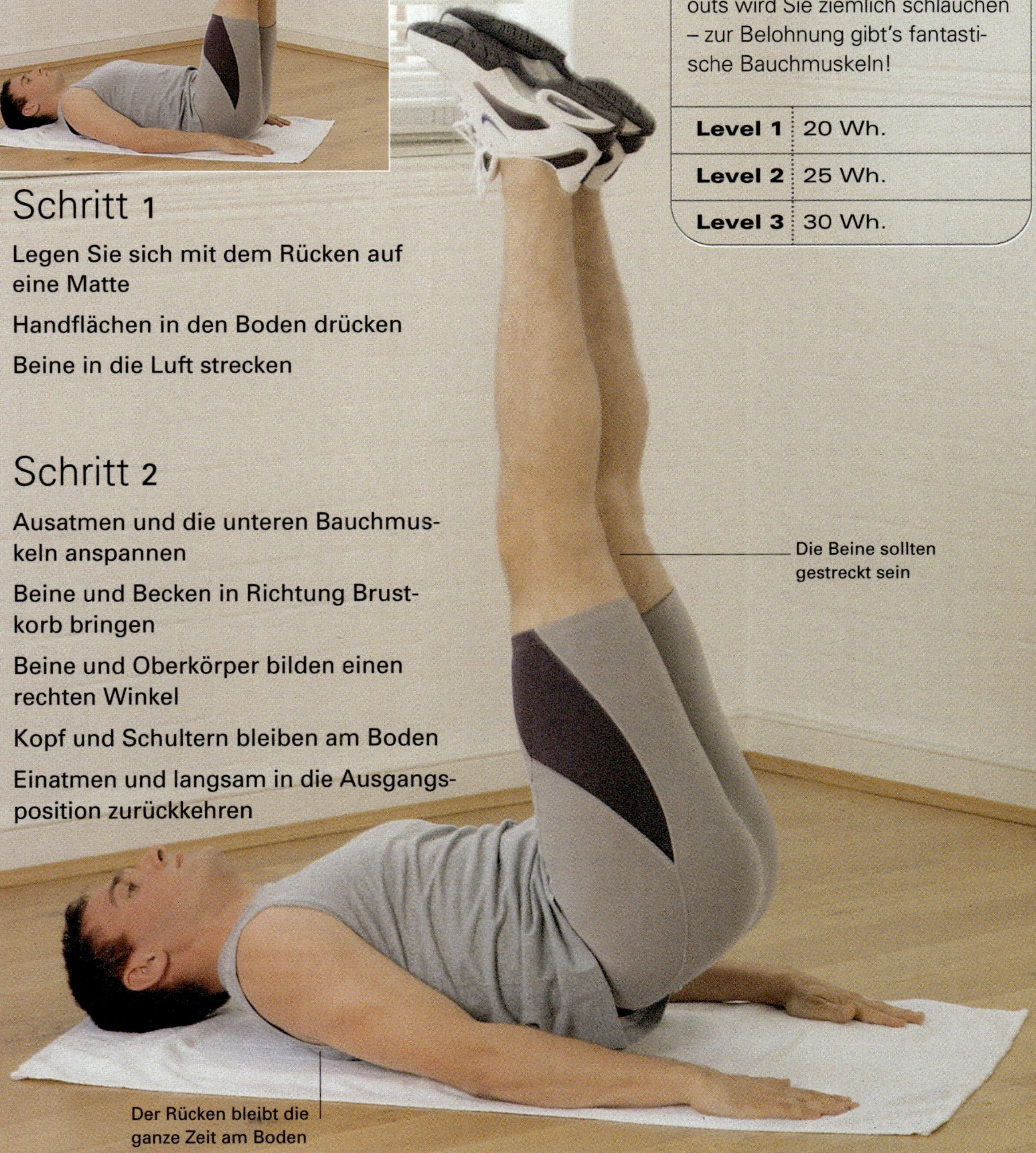
Die Beine sollten gestreckt sein
Der Rücken bleibt die ganze Zeit am Boden

Fragen & Antworten

Wenn man mit einem Fitnessprogramm beginnt, tauchen irgendwann zwangsläufig Fragen auf, an die man vorher gar nicht gedacht hat. Hier meine Antworten auf die häufigsten Fragen, die mir meine Kunden zu den Themen Gesundheit, Gewichtsabnahme und Fitness stellen.

F **Wenn ich noch mehr trainieren will, als das Programm vorsieht – was kann ich tun?**

A Alle Fitnessprogramme in diesem Buch sind so konzipiert, dass Sie Ihre persönlichen Ziele damit erreichen können. Wenn Sie genügend Zeit haben und noch mehr trainieren wollen, kann es nicht schaden, noch etwas für Herz und Kreislauf zu tun. So könnten Sie neben dem PHA-Workout beispielsweise noch 30–40 Minuten joggen oder rudern, und das drei- oder viermal die Woche. Von zusätzlichen Übungen mit Gewichten würde ich allerdings abraten, denn sonst haben Ihre Muskeln zwischen den Trainingseinheiten nicht genügend Zeit, sich wieder zu regenerieren, und sind den Anforderungen des Trainings nicht gewachsen *(s. S. 152)*.

F **Ich trainiere inzwischen jeden zweiten Tag, habe dafür aber auch wesentlich mehr Hunger. Ist diese Entwicklung normal?**

A Je aktiver Sie werden, desto mehr Energie braucht Ihr Körper. Trotzdem kann es sein, dass Ihr Körper nach mehr verlangt, als er eigentlich braucht. Und das führt dazu, dass Sie zunehmen. Ich habe Leute erlebt, die sogar während eines Marathontrainings zugenommen haben, weil sie dachten, sie könnten deshalb essen, was sie wollen. An Trainingstagen werden Sie sicherlich feststellen, dass Sie einige Stunden nach dem Workout einen Bärenhunger bekommen. Solche Hungerattacken lassen sich leicht vermeiden, wenn Sie eine halbe Stunde nach dem Training ein wenig Proteine und Kohlenhydrate zu sich nehmen, z. B. ein Sandwich mit Hühnerbrust oder Tunfisch bzw. Knäckebrot mit Hüttenkäse oder Hummus. *(Weitere Snacks finden Sie auf S. 153.)* Wenn Sie in diesem Zeitraum etwas essen, unterstützen Sie nicht nur den Regenerationsprozess, sondern schützen sich auch vor späteren Heißhungerattacken.

F **Ich mache gerade das Abnehmprogramm und ernähre mich sehr gesund. Trotzdem fühle ich mich oft schlapp. Woran liegt das?**

A Wenn man gleichzeitig anfängt Sport zu treiben und seine Ernährung radikal umzustellen, kann das anfangs zu Erschöpfungszuständen führen. Halten Sie durch – schon bald werden Sie sich richtig energiegeladen fühlen. Ihr Körper muss sich erst an die neuen »Energiespender« gewöhnen, die Sie jetzt essen. Dasselbe gilt für die Anstrengungen, die Sie ihm zumuten. Wenn dann noch ein hektischer Alltag dazukommt, ist es kein Wunder, dass Sie sich schlapp fühlen. Übertreiben Sie es nicht und muten Sie sich nicht zu viel auf einmal zu. Halten

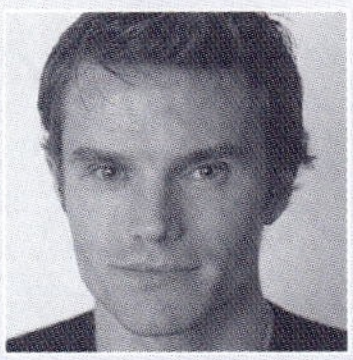

Nur Mut! Auch wenn Sie nach einer Woche noch nicht abgenommen haben: **Durchhalten!**

Sie sich genau an das Programm (manchmal erreicht man mit mehr eher weniger). Und seien Sie absolut ehrlich, was Ihren Fitnesslevel anbelangt: Wenn Sie nicht wissen, wie fit Sie eigentlich sind, sollten Sie mit Level 1 beginnen. Achten Sie außerdem darauf, tagsüber genügend zu trinken. Wer das vergisst, muss mit einem deutlichen Energieabfall rechnen.

F **Kann mich eine Protein-Diät bei den Fitnessprogrammen aus diesem Buch unterstützen?**

A Nein. Eine einseitig proteinhaltige Ernährungsform kann die PHA-Methode auf keinen Fall unterstützen. Wer wirklich gesund leben möchte, sollte von solchen Diäten die Finger lassen. Der Körper wird dabei nicht ausreichend mit Nährstoffen versorgt und erhält zu wenig Energie, um ein Fitnessprogramm durchzuhalten. Proteinlastige Diäten sind ungesund und mit Sicherheit nicht das Richtige, wenn man langfristig etwas für sein Wohlbefinden tun will. Eine ausgewogene Ernährung ist die beste Diät, die es gibt.

F **Anfangs habe ich ein bisschen abgenommen. Aber jetzt sind vier Wochen um und es tut sich gar nichts mehr. Soll ich das Programm noch mal wiederholen?**

A Wenn das so ist, sollten Sie das Programm wiederholen. Führen Sie die Übungen korrekt aus und achten Sie darauf, dass der Puls während des ganzen Workouts hoch bleibt. Am besten, Sie kaufen sich eine Pulsuhr *(s. S. 158)* oder messen Ihren Puls in regelmäßigen Abständen *(s. S. 19)*. Häufig verliert man sein Gewicht schubweise. Der Körper muss sich erst auf die veränderten Anforderungen einstellen und speichert bzw. verliert unterschiedlich viel Wasser. Lassen Sie sich nicht entmutigen, wenn das Gewicht eine Woche lang stagniert. Die Pfunde werden weiterpurzeln. Wenn Sie sich bei jedem Workout richtig anstrengen, werden Sie Ihr Ziel erreichen.

F **Ich habe zwar abgenommen, aber nicht an Taille und Oberschenkeln. Muss ich die Wiederholungen bei einigen Übungen verdoppeln?**

A Wandeln Sie das Programm bitte nicht ab. Es ist so konzipiert, dass Sie Ihre Ziele damit so effektiv wie möglich erreichen. Wenn Sie besonders um die Taille herum zu Fettpölsterchen neigen, ist das Veranlagung und bedeutet, dass Sie dort zuletzt abnehmen werden. Das heißt aber noch lange nicht, dass die Übungen nicht funktionieren, sondern nur, dass Sie in dieser Körperregion über mehr Fettzellen verfügen. Und bis die zusammenschrumpfen, dauert es eben seine Zeit.

Übungen für unterwegs

Das Tolle am PHA-Programm zum Abnehmen ist, dass Sie es mit ein paar Hanteln und einem Fitnessball ganz leicht zu Hause absolvieren können. Trotzdem ist dieses Equipment nicht klein oder leicht genug, um auf Reisen mitgenommen zu werden. Wenn Sie jedoch ein Tubing *(s. S. 158)* benutzen und ein paar der Übungen ersetzen, können Sie auch unterwegs weitertrainieren.

1 »Liegestütze«, s. S. 30

2 Squat, s. S. 31

3 Step-up, s. S. 32

4 Super-Ausfallschritt, s. S. 33

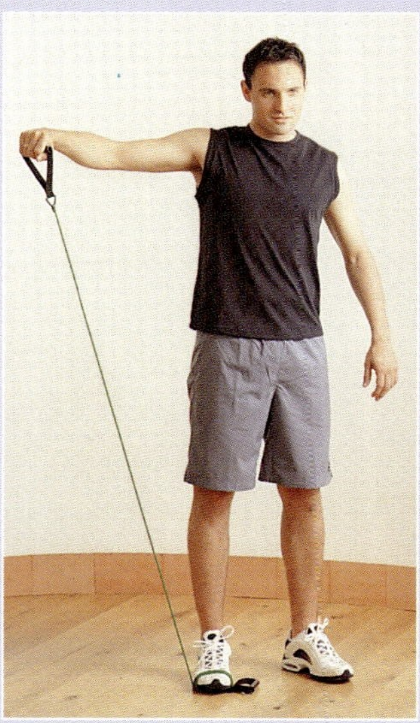

5 Seitheben mit einem Arm

- Die Füße sind hüftbreit auseinander
- Ein Tubingende um den rechten Fuß wickeln
- Die rechte Hand hält den anderen Griff, die Bauchmuskeln sind angespannt
- Ausatmen und den rechten Arm bis auf Schulterhöhe strecken
- Einatmen und in die Ausgangsposition zurückkehren
- Level 1/2/3 = 10/15/20 Wh. pro Arm

6 Beinheben, s. S. 35

7 Beinheben zur Seite, s. S. 36

8 Step-jog, s. S. 37

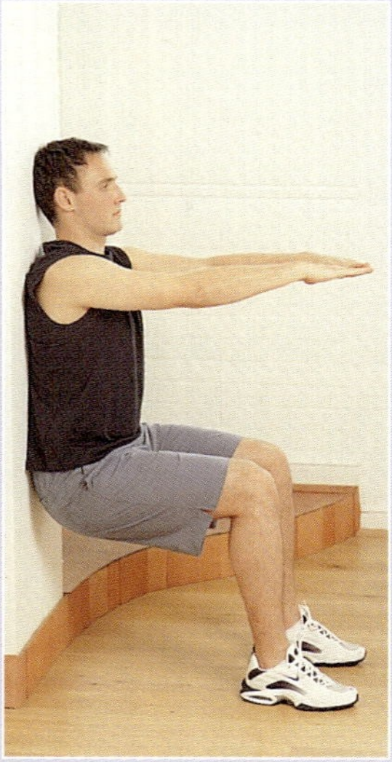

10 Wandsquat

- Lehnen Sie sich gegen eine Wand
- Die Füße sind ein Stück weit von der Wand entfernt
- Einatmen, in die Hocke gehen, Oberkörper und Beine bilden einen rechten Winkel
- Position 20–40 Sek. halten, einatmen und hochkommen

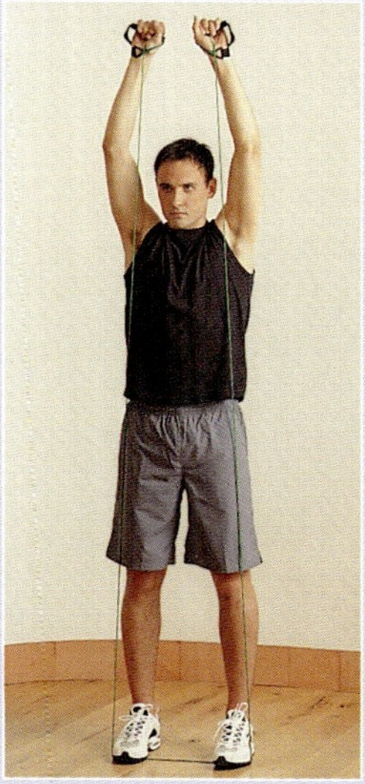

11 Nackendrücken

- Auf das Tubing stellen, die Füße sind hüftbreit auseinander
- Griffe halten, Arme beugen, die Hände befinden sich auf Schulterhöhe
- Ausatmen und die Arme über den Kopf strecken
- Arme nicht durchdrücken
- Einatmen und in die Ausgangsposition zurückkehren
- Level 1/2/3 = 15/20/25 Wh.

=	(1) s. normales Workout
	(1) Übungen für unterwegs

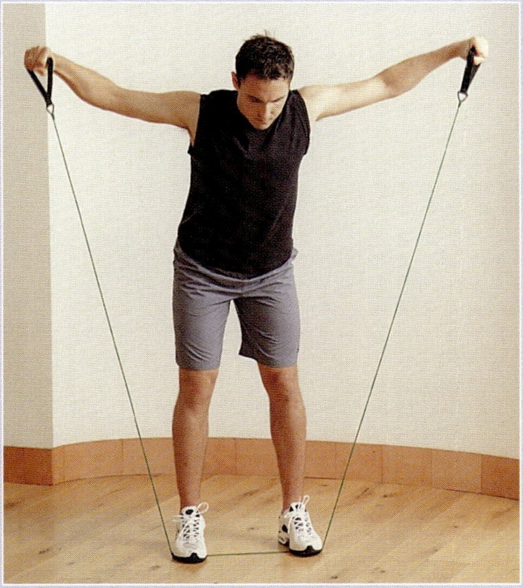

(9) Flying nach hinten

- Auf das Tubing stellen, die Füße sind hüftbreit auseinander
- Griffe halten, die Handflächen zeigen zum Körper
- Mit geradem Rücken vorbeugen
- Ausatmen und die Arme zur Seite strecken
- Griffe auf Schulterhöhe heben, Arme fast strecken
- Einatmen und in die Ausgangsposition zurückkehren
- Level 1/2/3 = 10/15/20 Wh.

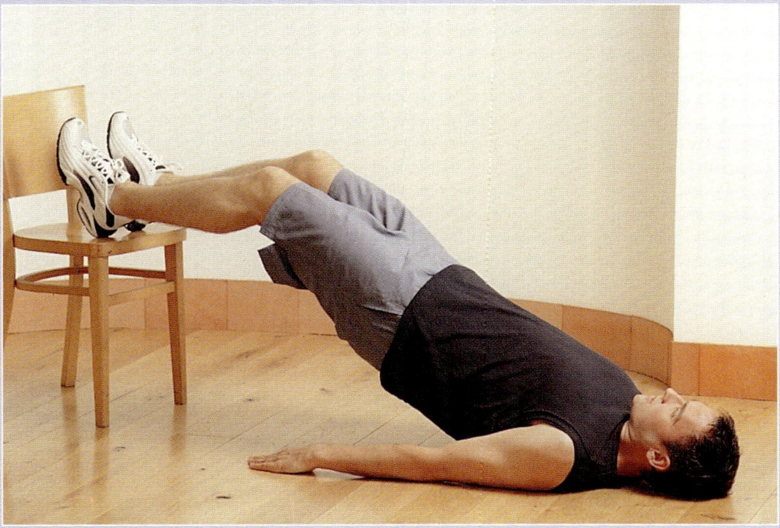

(12) Becken-Lift

- Legen Sie sich auf den Rücken, die Arme zeigen parallel zum Körper
- Füße auf einen Stuhl stellen
- Ausatmen und das Becken heben, bis es mit dem Oberkörper eine Linie bildet
- Einatmen und in die Ausgangsposition zurückkehren
- Level 1/2/3 = 20/25/30 Wh.

(13) Bauchpressen, s. S. 42

(14) Beckenheben, s. S. 43

Tagebuch

Wenn man die eigenen Fortschritte schriftlich festhält, motiviert das unheimlich. Fotokopieren Sie diese Doppelseite und führen Sie über jedes Workout genau Buch.

	Datum:		Datum:		Datum:	
Übung	**Gewicht**	**Wh.**	**Gewicht**	**Wh.**	**Gewicht**	**Wh.**
»Liegestützen« Satz 1						
Squat Satz 1						
Step-up Satz 1						
»Liegestützen« Satz 2						
Squat Satz 2						
Super-Ausfallschritt Satz 1						
Seitheben Satz 1						
Beinheben Satz 1						
Beinheben zur Seite Satz 1						
Seitheben Satz 2						
Beinheben Satz 2						
Step-jog Satz 1						
Flying nach hinten Satz 1						

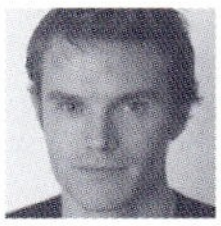

Immer in Bewegung bleiben, dann **verbrennen Sie Fett.**

Übung (Fortsetzung)	**Gewicht**	**Wh.**	**Gewicht**	**Wh.**	**Gewicht**	**Wh.**
Ballsquat Satz 1						
Step-up Satz 2						
Flying nach hinten Satz 2						
Ballsquat Satz 2						
Super-Ausfallschritt Satz 2						
Nackendrücken Satz 1						
Beinbeugen mit Ball Satz 1						
Beinheben zur Seite Satz 2						
Nackendrücken Satz 2						
Beinbeugen mit Ball Satz 2						
Step-jog Satz 2						
Bauchpressen Satz 1						
Beckenheben Satz 1						

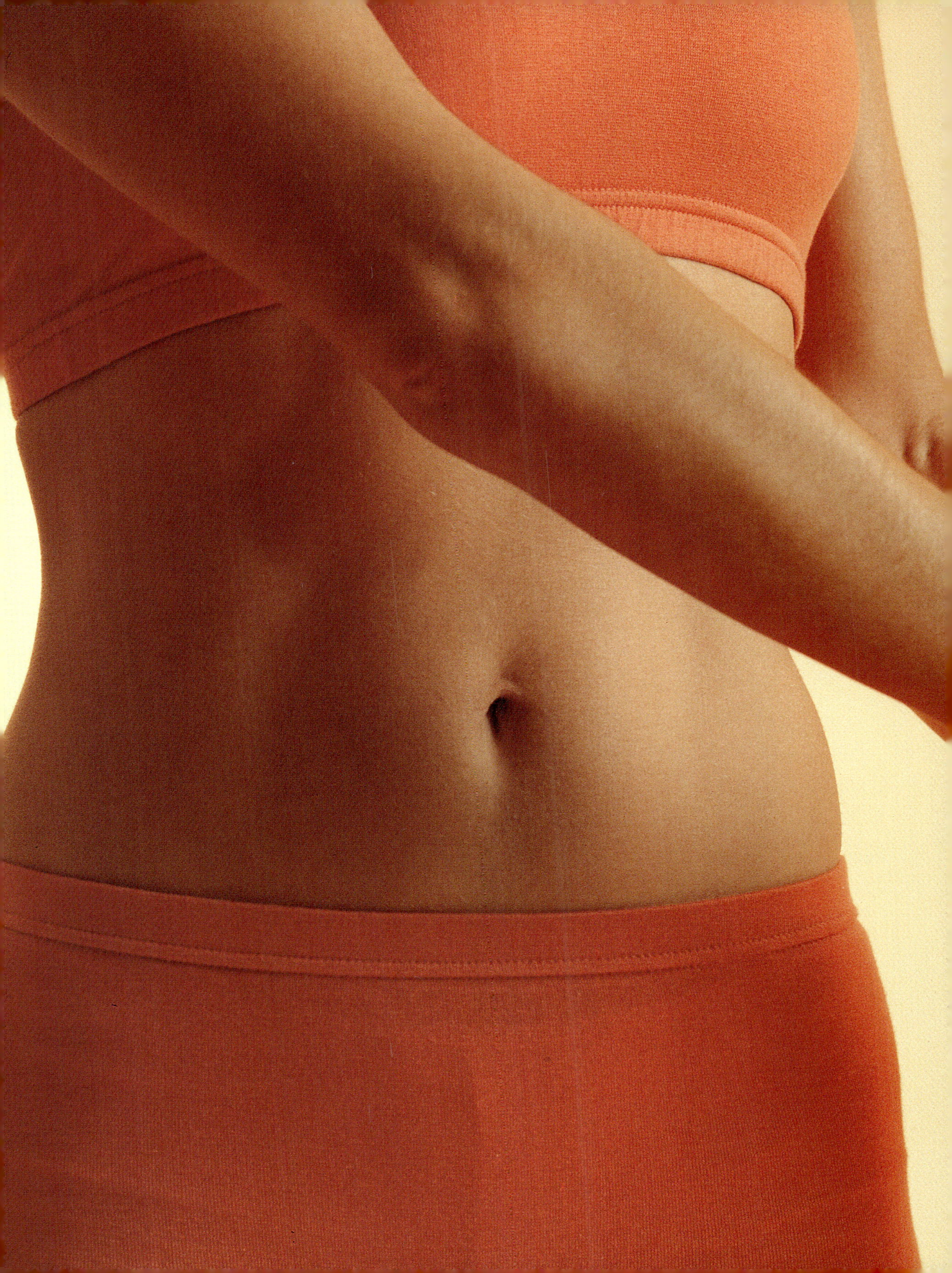

Workout 2

Muskeln definieren

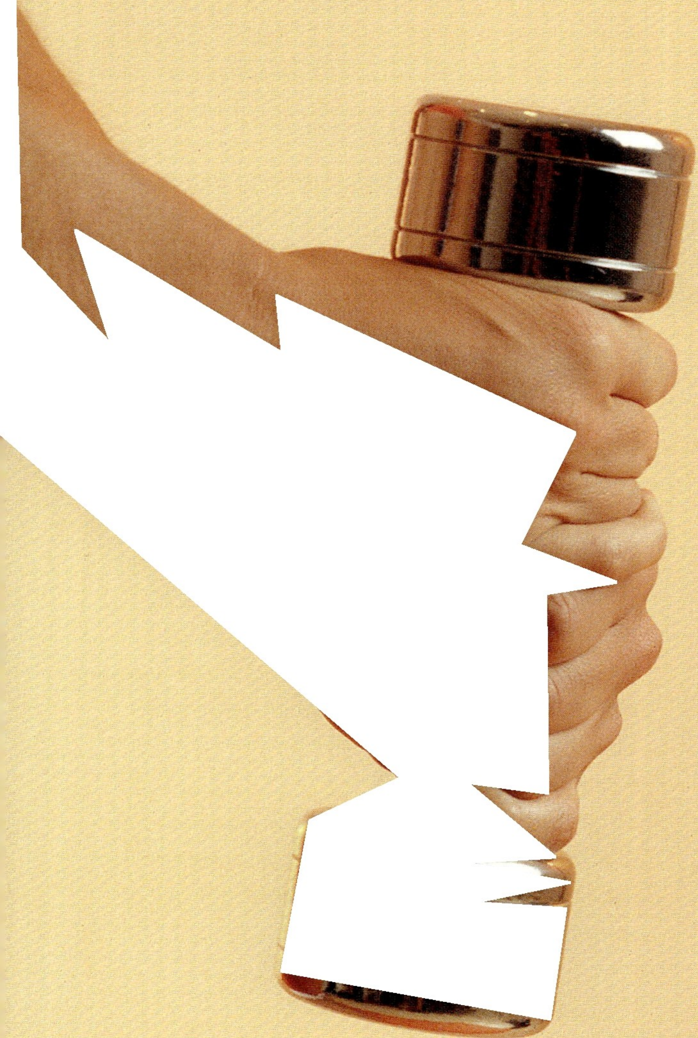

Das Programm

Muskeln definieren bedeutet nicht nur, kräftiger und selbstbewusster zu werden und die Haltung zu verbessern, sondern auch einen deutlich schlankeren, höher gewachsenen Gesamteindruck zu erzielen. Das auf den folgenden Seiten vorgestellte Programm trainiert den ganzen Körper und sorgt dafür, dass Sie sich endlich richtig wohl in Ihrer Haut fühlen – angezogen genauso wie nackt! Indem Sie die PHA-Methode auf ausgewählte Widerstandsübungen übertragen, halbieren Sie den Trainingsaufwand.

Die PHA-Herausforderung

Bei der PHA-Methode wechseln sich Übungen für den Ober- und Unterkörper in rascher Folge ab.

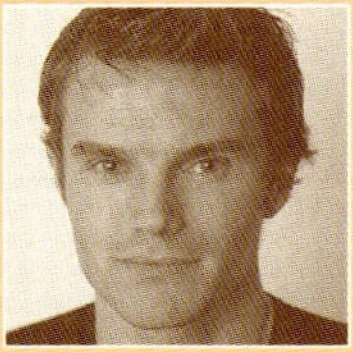

Bei diesem **Workout** wird **jede einzelne Muskelfaser** trainiert.

Aber auch die Muskelgruppen auf der Vorder- und Rückseite des Körpers werden abwechselnd trainiert. Dadurch, dass das Blut innerhalb kürzester Zeit in alle Extremitäten gepumpt werden muss, ist garantiert, dass alle Muskelgruppen kurz, aber intensiv beansprucht werden.

Trotzdem brauchen Sie nicht befürchten, anschließend wie ein Muskelprotz auszusehen: Keine Körperpartie wird übertrainiert, und auch die verwendeten Gewichte sind nicht besonders schwer. Dafür garantiere ich Ihnen, dass Sie Ihre Muskeln so effektiv trainieren, dass sie wunderbar straff werden und Sie nach kurzer Zeit deutlich schlanker aussehen lassen.

Muskeln »aufpumpen«

Die Übungen dieses Programms sind jeweils zu vier Sätzen zusammengefasst. Diese werden in schneller Folge zweimal wiederholt, bevor man kurz pausieren darf. Dadurch werden die Muskeln stark beansprucht und richtig schön »aufgepumpt«. Weil jede Muskelpartie Ihres Körpers von vorn nach hinten und von oben nach unten trainiert wird, müssen Sie wirklich bis an Ihre Grenzen gehen, aber nicht darüber hinaus. Das Workout ist machbar, aber zugegebenermaßen eine ziemliche Herausforderung. Da das PHA-Training auch viele Kalorien verbrennt, werden Sie danach nicht nur fitter, sondern auch schlanker sein.

Ausgewogen trainieren

Dies ist ein Workout für den ganzen Körper – wundern Sie sich also nicht, wenn Sie nach einer Trainingseinheit völlig erschöpft sind. Sie haben schließlich jede einzelne Muskelfaser Ihres Körpers beansprucht. Auf diese Weise möchte ich gern vermeiden, dass Sie sich ausschließlich auf Ihre Problemzonen konzentrieren oder mit übertrieben schweren Gewichten trainieren. Beides hätte eine unharmonische Gesamterscheinung zur Folge. Zu schwere Gewichte, die nicht sparsam und gezielt eingesetzt werden, führen zu übertrieben ausgebildeten Muskeln. Und wer sich ausschließlich auf seine Schwachstellen konzentriert, läuft Gefahr, dort Muskelmasse aufzubauen, wo sie gar nicht hingehört. Aber wenn Sie dieses Programm befolgen, haben Sie schon bald einen Körper, auf den Sie stolz sein können.

Workout 2 – viermal die Woche, sechs Wochen lang

Warm-up *(s. S.16–19)*

Übung	**Level 1 Wh.**	**Level 2 Wh.**	**Level 3 Wh.**
Brustpressen	20 mW	20 mW	20 mW
Super-Ausfallschritt	15 pro Bein	20 pro Bein	25 pro Bein
Rückenzug	20 mW	20 mW	20 mW
Beinbeugen	20 mW	20 mW	20 mW
Oberen Satz wiederholen, 30 Sek. pausieren, dann mit dem unten stehenden Satz fortfahren			
Flying	20 mW	20 mW	20 mW
Squat	20	25	30
Rudern im Sitzen	20 mW	20 mW	20 mW
Beinbeugen mit Ball	15	20	30
Oberen Satz wiederholen, 30 Sek. pausieren, dann mit dem unten stehenden Satz fortfahren			
Pull-down, ein Arm	20 mW pro Arm	20 mW pro Arm	20 mW pro Arm
Po-Lift	20 pro Bein	25 pro Bein	30 pro Bein
Trizeps-Dip	15	20	25
Bauchpressen intensiv	25	30	40
Oberen Satz wiederholen, 30 Sek. pausieren, dann mit dem unten stehenden Satz fortfahren			
Armbeugen	20 mW	20 mW	20 mW
Brücke mit Beinheben	10 pro Bein	15 pro Bein	20 pro Bein
Trizeps-Push-down	15 mW	15 mW	15 mW
Beckenheben	20	25	30
Oberen Satz wiederholen, 30 Sek. pausieren, dann mit dem unten stehenden Satz fortfahren			
Seitheben, ein Arm	15 mW pro Arm	15 mW pro Arm	15 mW pro Arm
Jump-Squat	15	20	25
Rückenstrecken	15	20	30
Becken-Lift	20	25	30
Oberen Satz wiederholen und dann 30 Sek. pausieren			

Cool-down *(s. S. 20–23)*

Welche Gewichte Sie nehmen müssen, können Sie leicht selbst feststellen: Sobald Ihnen eine Übung leicht fällt, das Gewicht um 10% erhöhen. Die angegebenen Wiederholungen auf keinen Fall überschreiten. Für unterwegs s. S. 78–81.

Wiederholung (Wh.): Eine komplette Übung von Anfang bis Ende. **Maximale Wiederholungen (mW):** Die Anzahl Wiederholungen, die Sie gerade noch schaffen. Die Muskeln sollten dabei so erschöpft werden, dass Ihnen die letzten Wiederholungen unglaublich schwer fallen.

Das Programm im Überblick

Das Programm für unterwegs finden Sie auf den Seiten 78–81.

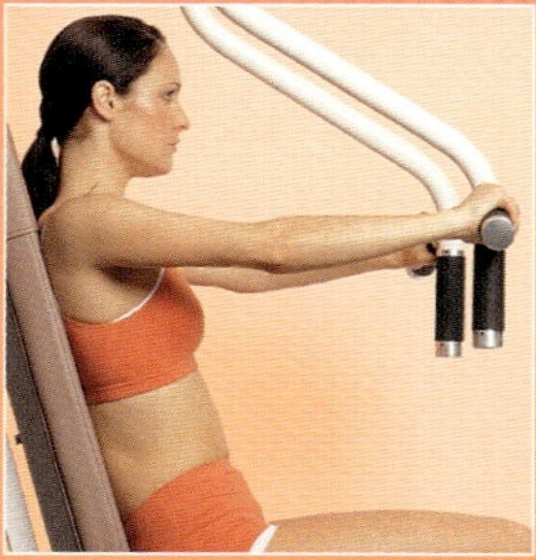

1 Brustpressen *s. S. 56*

20 mW | 20 mW | 20 mW

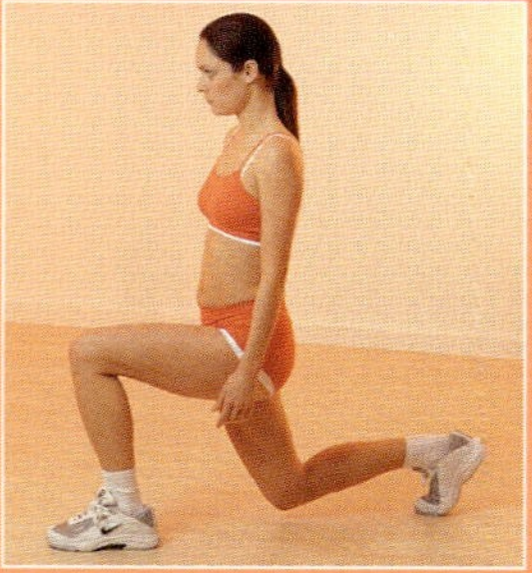

2 Super-Ausfallschritt *s. S. 57* (pro Bein)

15 Wh. | 20 Wh. | 25 Wh.

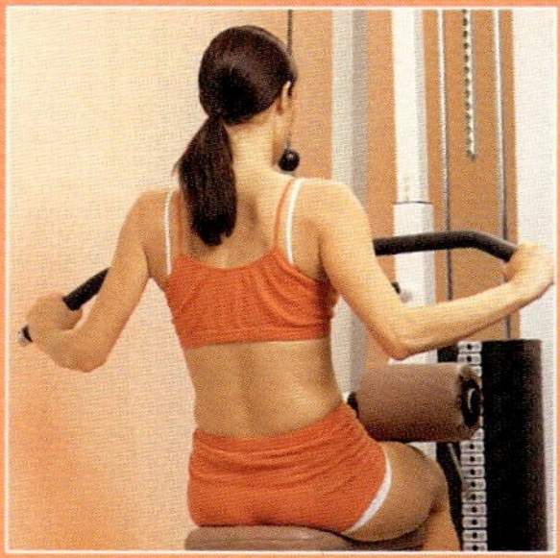

3 Rückenzug *s. S. 58*

20 mW | 20 mW | 20 mW

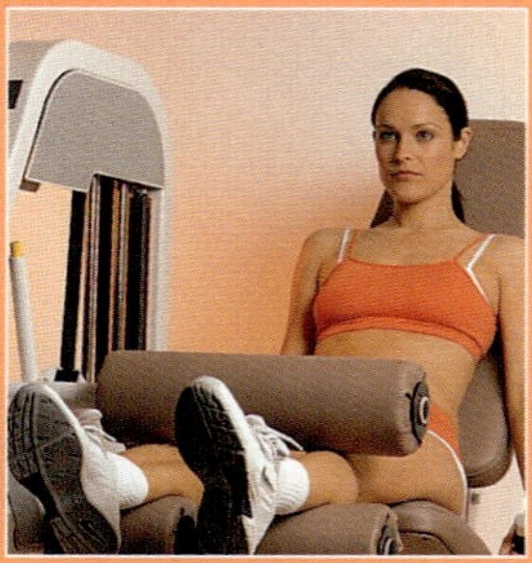

4 Beinbeugen *s. S. 59*

20 mW | 20 mW | 20 mW

1–4 WH. + 30 SEK. PAUSE

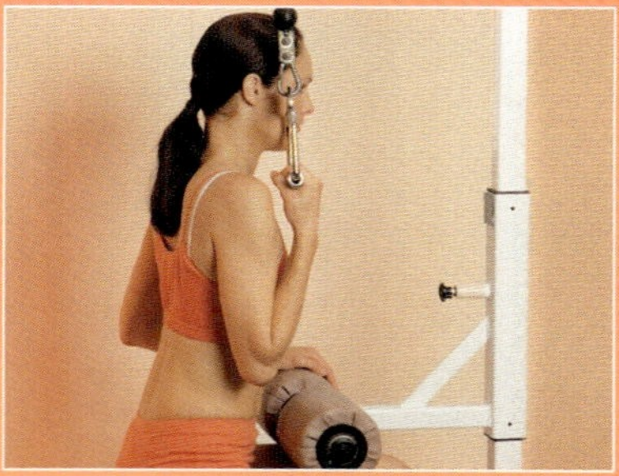

9 Pull-down, ein Arm *s. S. 64* (pro Arm)

20 mW | 20 mW | 20 mW

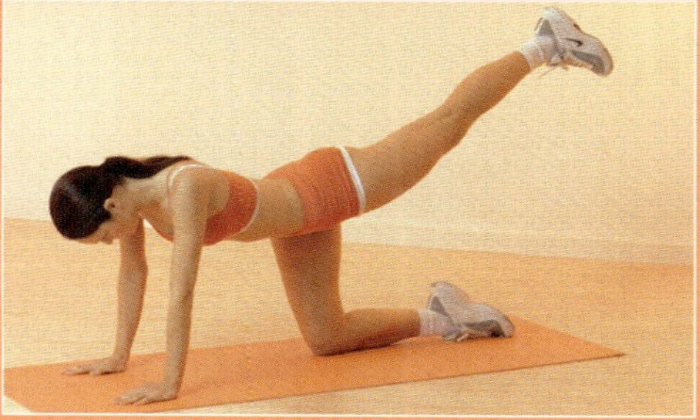

10 Po-Lift *s. S. 65* (pro Bein)

20 Wh. | 25 Wh. | 30 Wh.

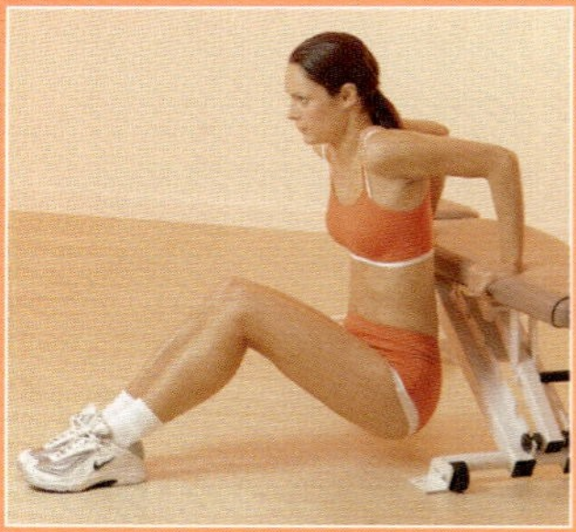

11 Trizeps-Dip *s. S. 66*

15 Wh. | 20 Wh. | 25 Wh.

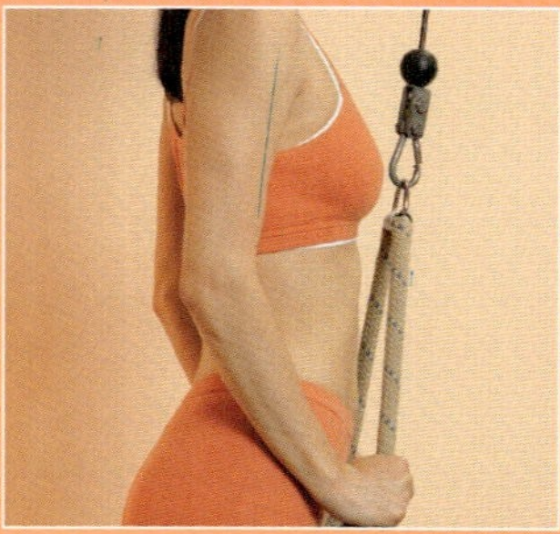

15 Trizeps-Push-down *s. S. 70*

15 mW | 15 mW | 15 mW

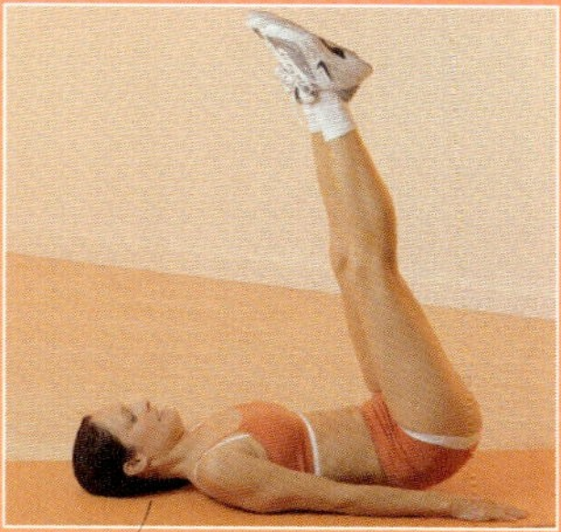

16 Beckenheben *s. S. 71*

20 Wh. | 25 Wh. | 30 Wh.

13–16 WH. + 30 SEK. PAUSE

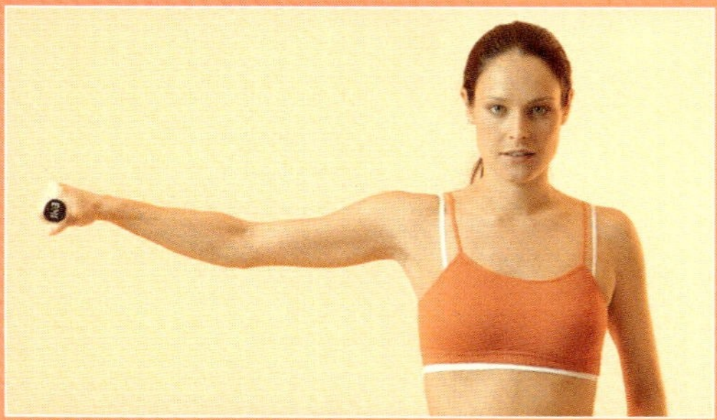

17 Seitheben, ein Arm *s. S. 72* (pro Arm)

15 mW | 15 mW | 15 mW

= Level 1 Level 2 Level 3

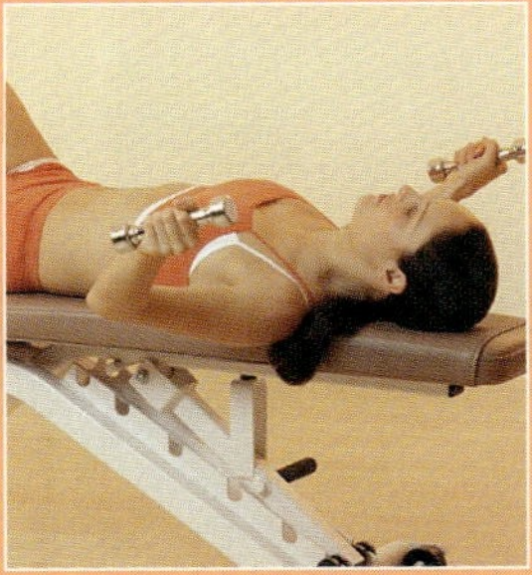

5 Flying *s. S. 60*

Level 1	Level 2	Level 3
20 mW	20 mW	20 mW

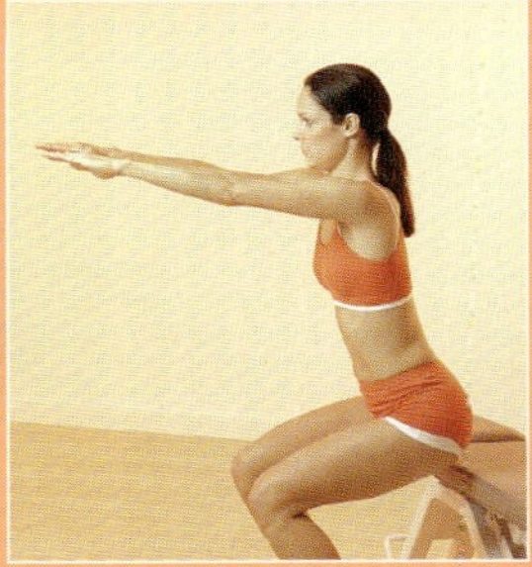

6 Squat *s. S. 61*

Level 1	Level 2	Level 3
20 Wh.	25 Wh.	30 Wh.

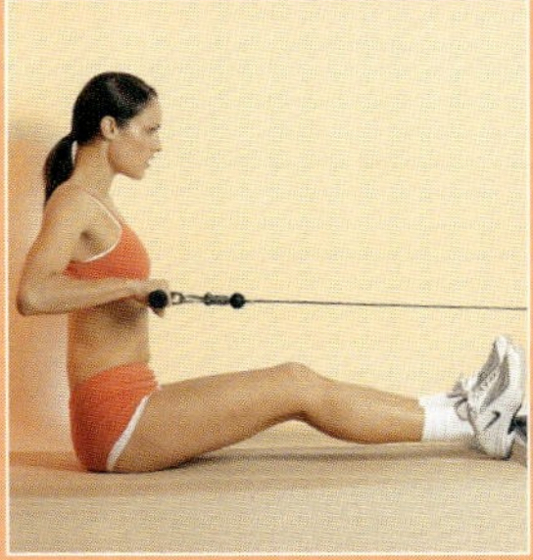

7 Rudern im Sitzen *s. S. 62*

Level 1	Level 2	Level 3
20 mW	20 mW	20 mW

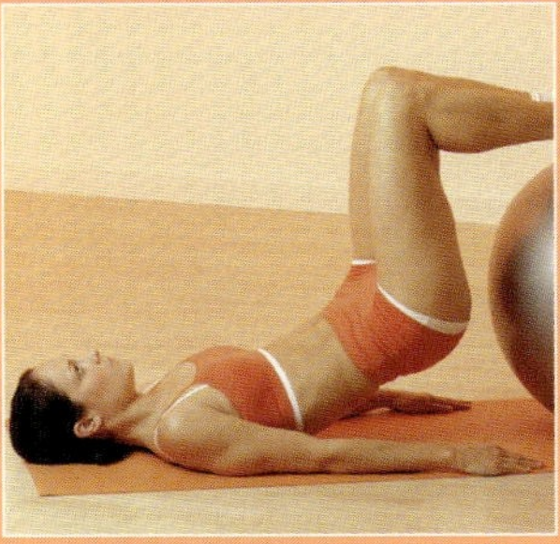

8 Beinbeugen mit Ball *s. S. 63*

Level 1	Level 2	Level 3
15 Wh.	20 Wh.	30 Wh.

5–8 WH. + 30 SEK. PAUSE

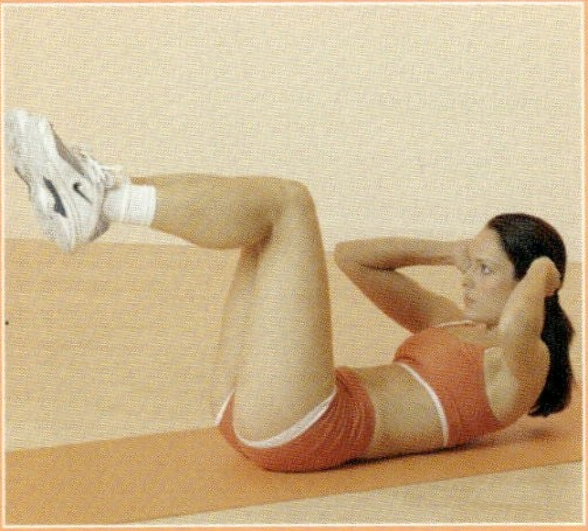

12 Bauchpressen intensiv *s. S. 67*

Level 1	Level 2	Level 3
25 Wh.	30 Wh.	40 Wh.

9–12 WH.+ 30 SEK. PAUSE

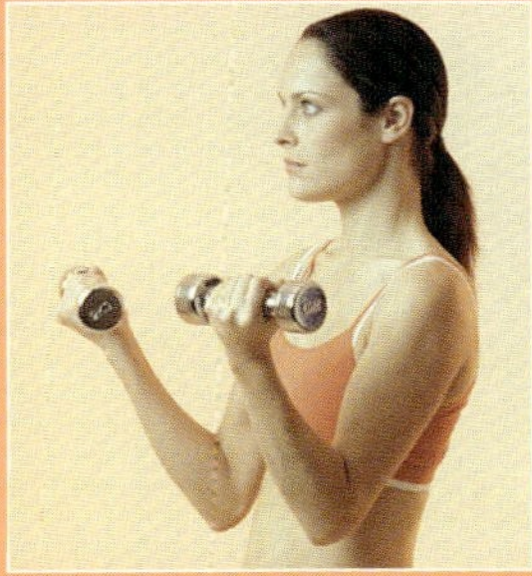

13 Armbeugen *s. S. 68*

Level 1	Level 2	Level 3
20 mW	20 mW	20 mW

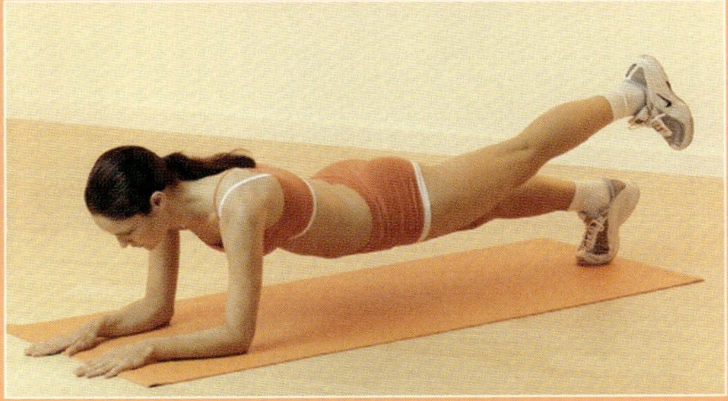

14 Brücke mit Beinheben *s. S. 69*
(pro Bein)

Level 1	Level 2	Level 3
10 Wh.	15 Wh.	20 Wh.

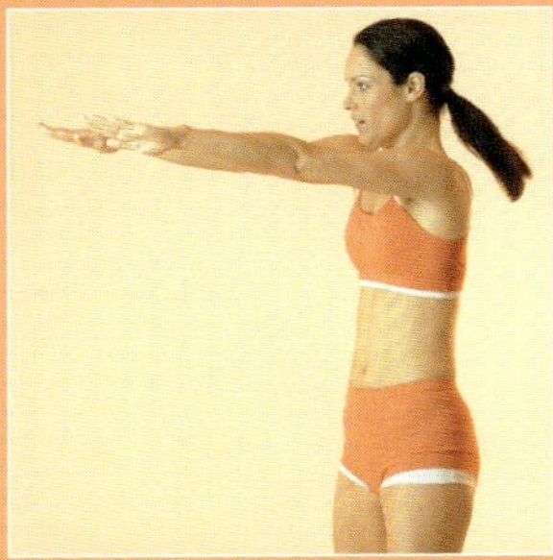

18 Jump-Squat *s. S. 73*

Level 1	Level 2	Level 3
15 Wh.	20 Wh.	25 Wh.

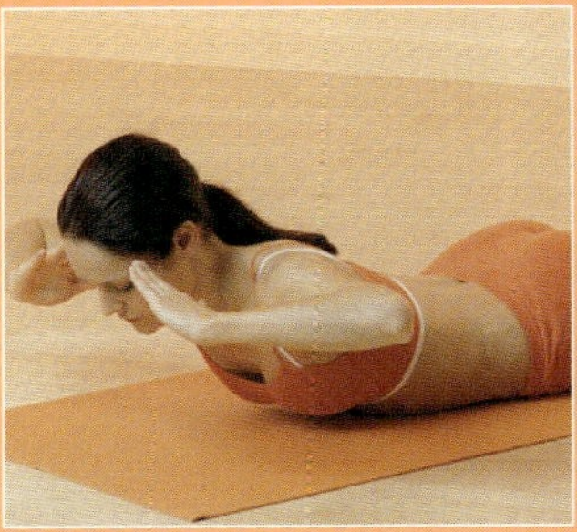

19 Rückenstrecken *s. S. 74*

Level 1	Level 2	Level 3
15 Wh.	20 Wh.	30 Wh.

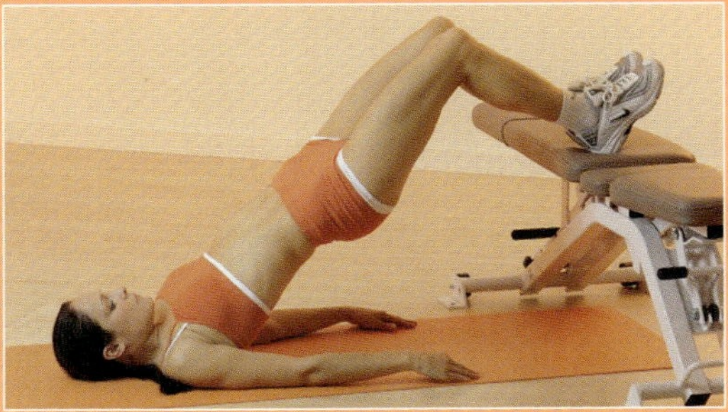

20 Becken-Lift *s. S. 75*

Level 1	Level 2	Level 3
20 Wh.	25 Wh.	30 Wh.

17–20 WH. + 30 SEK. PAUSE

1 Brustpressen

An der Brustpressmaschine können Sie die Brustmuskulatur sowie den Trizeps formen. Bewegungen langsam und kontrolliert ausführen.

Level 1	20 mW
Level 2	20 mW
Level 3	20 mW

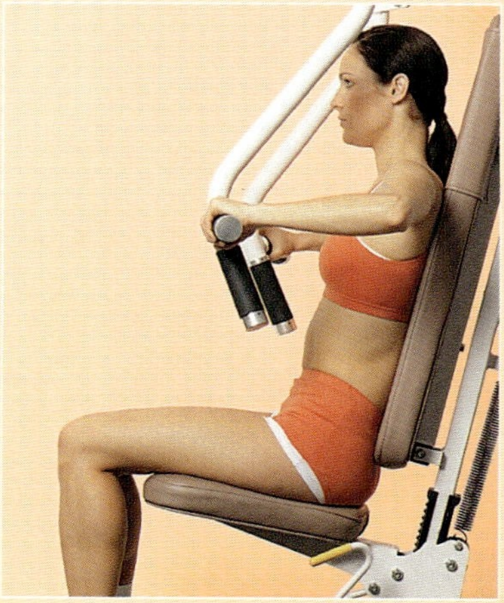

▲ Schritt 1

- So hinsetzen, dass der untere Rücken abgestützt ist
- Griffe festhalten
- Ober- und Unterarme bilden einen rechten Winkel

▶ Schritt 2

- Ausatmen, Arme vordrücken und fast strecken
- Einatmen und in die Ausgangsposition zurückkehren
- Pro Wiederholung vier Sekunden benötigen

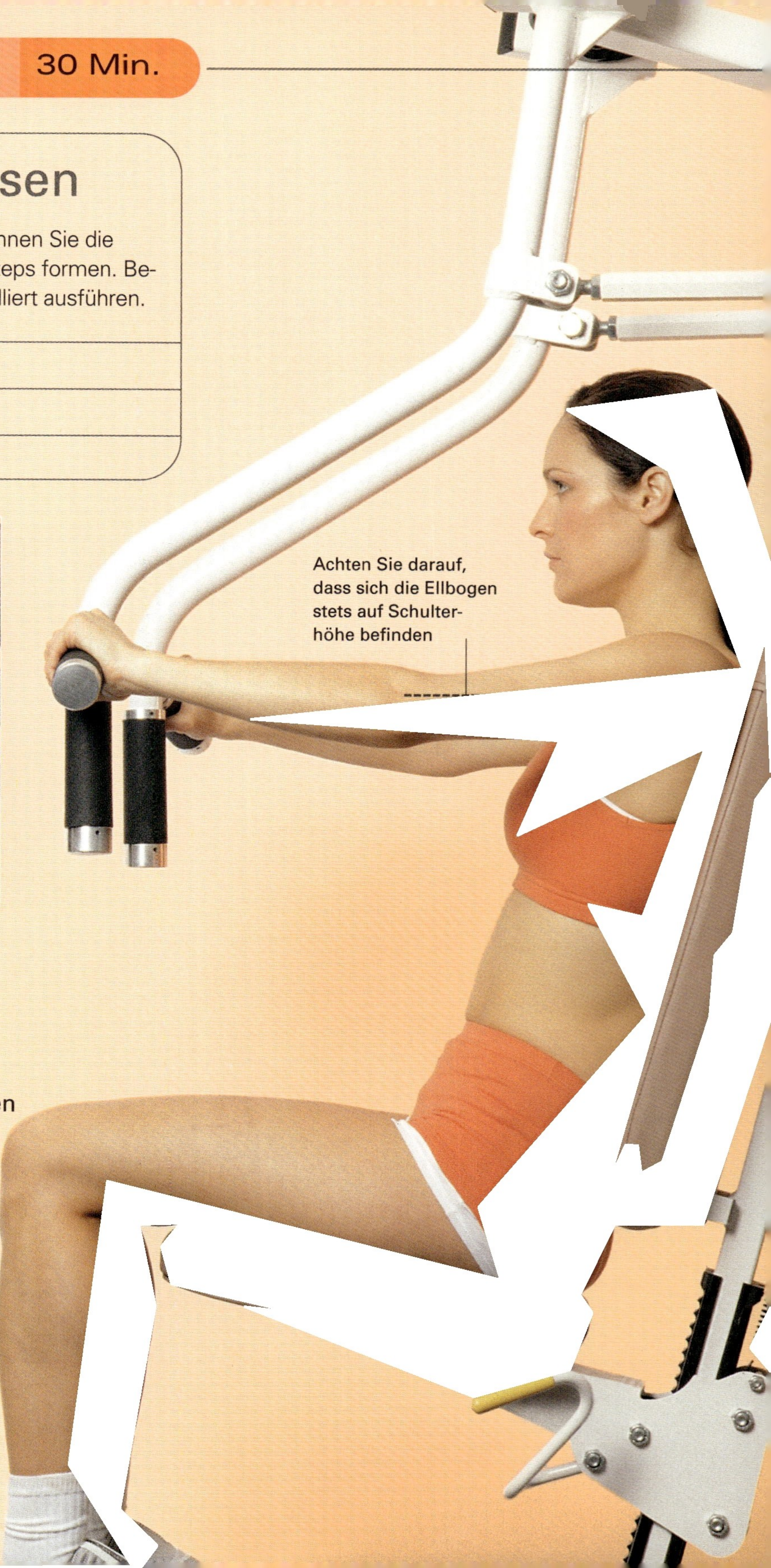
Achten Sie darauf, dass sich die Ellbogen stets auf Schulterhöhe befinden

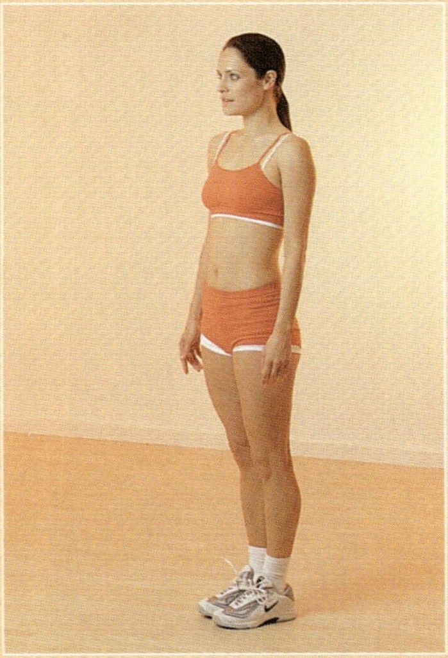

▲ Schritt 1

- Aufrecht stehen
- Die Arme locker herabhängen lassen oder Hände in die Hüften stemmen
- Bauchmuskeln anspannen
- Geradeaus schauen

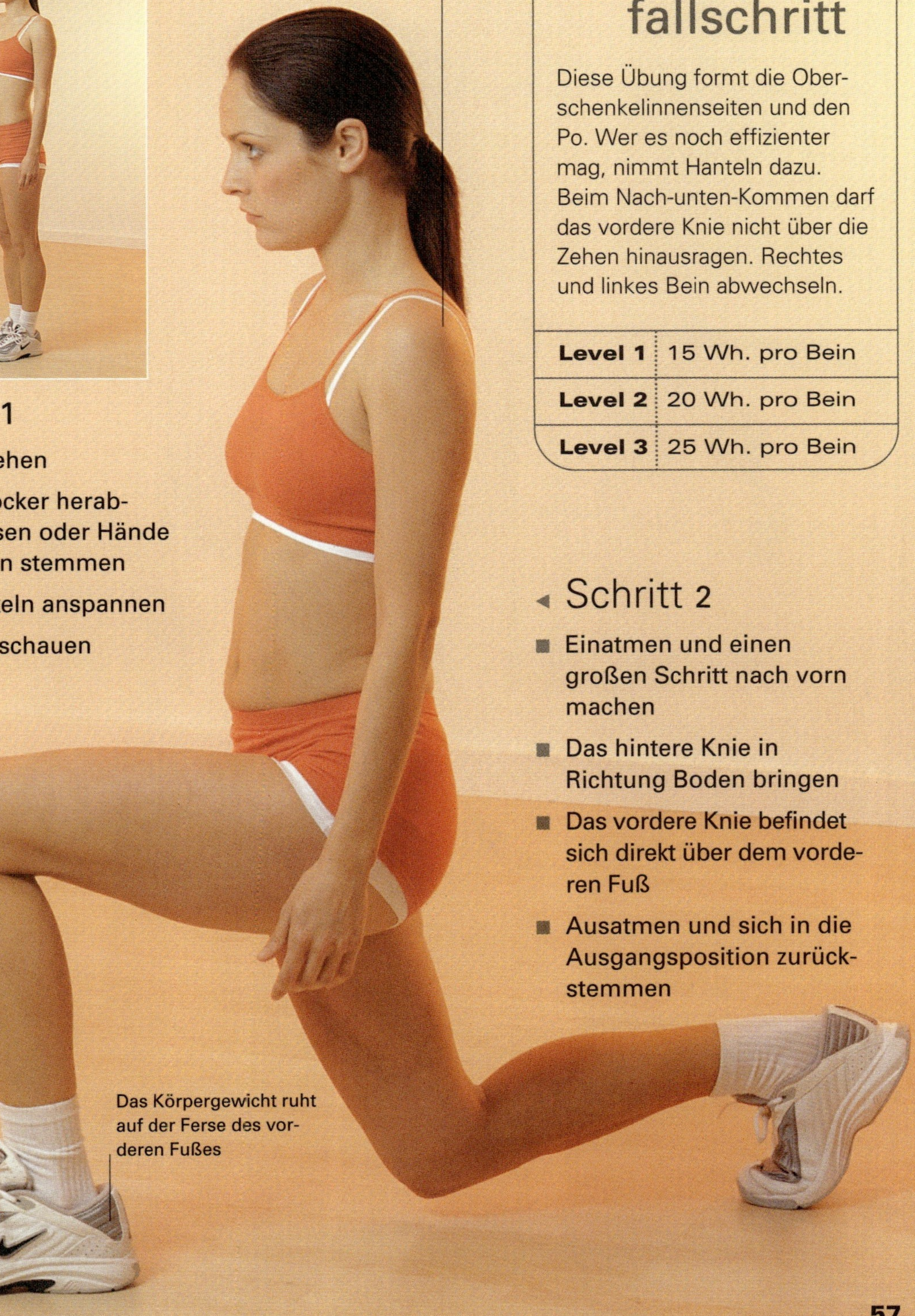
Die Schultern bleiben unten, der Rücken gerade
Das Körpergewicht ruht auf der Ferse des vorderen Fußes

2 Super-Ausfallschritt

Diese Übung formt die Oberschenkelinnenseiten und den Po. Wer es noch effizienter mag, nimmt Hanteln dazu. Beim Nach-unten-Kommen darf das vordere Knie nicht über die Zehen hinausragen. Rechtes und linkes Bein abwechseln.

Level 1	15 Wh. pro Bein
Level 2	20 Wh. pro Bein
Level 3	25 Wh. pro Bein

◄ Schritt 2

- Einatmen und einen großen Schritt nach vorn machen
- Das hintere Knie in Richtung Boden bringen
- Das vordere Knie befindet sich direkt über dem vorderen Fuß
- Ausatmen und sich in die Ausgangsposition zurückstemmen

3 Rückenzug

Gleich mit dieser Übung für den Oberkörper weitermachen, die die großen Rückenmuskeln trainiert. Den Rücken lang machen und anspannen, wenn Sie die Gewichte nach unten ziehen.

Level 1	20 mW
Level 2	20 mW
Level 3	20 mW

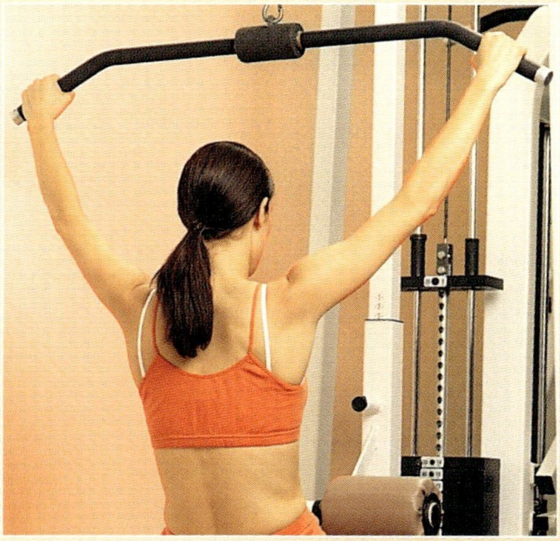

▲ Schritt 1

- Setzen Sie sich vor die Rückenzugmaschine
- Den Griff gut festhalten, die Hände sind etwas weiter als schulterbreit auseinander
- Den Rücken gerade machen, Bauchmuskeln anspannen

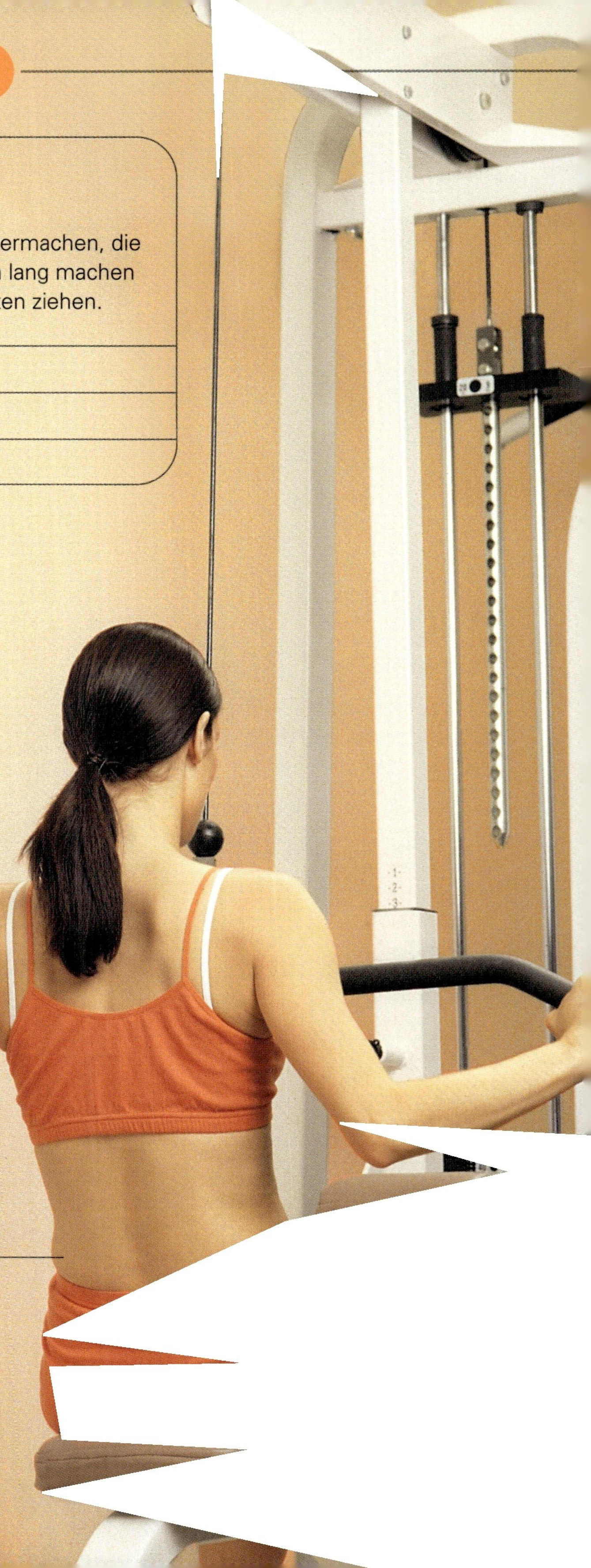

Beim Ziehen nicht nach hinten lehnen

▶ Schritt 2

- Ausatmen und Griff in zwei Sekunden nach unten ziehen
- Einatmen, in die Ausgangsposition zurückkehren. Pro Wh. vier Sekunden benötigen

4 Bein-beugen

Weiter geht's mit einer Übung für den Unterkörper, um den Puls oben zu halten. Diese Maschine trainiert die Schenkelmuskeln. Unteren Rücken die ganze Zeit gut abstützen.

Level 1	20 mW
Level 2	20 mW
Level 3	20 mW

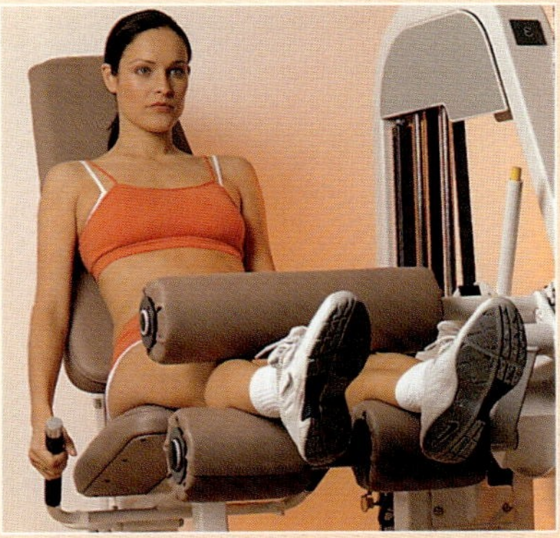

▲ Schritt 1

- Mit ausgestreckten Beinen auf den Beinbeuger setzen
- Knöchel auf Beinpolster legen
- Großes Polster über die Schienbeine bringen

▶ Schritt 2

- Ausatmen und Beine zwei Sek. lang beugen
- Fersen in Richtung Po ziehen
- Einatmen und in zwei Sek. in die Ausgangsposition zurückkehren

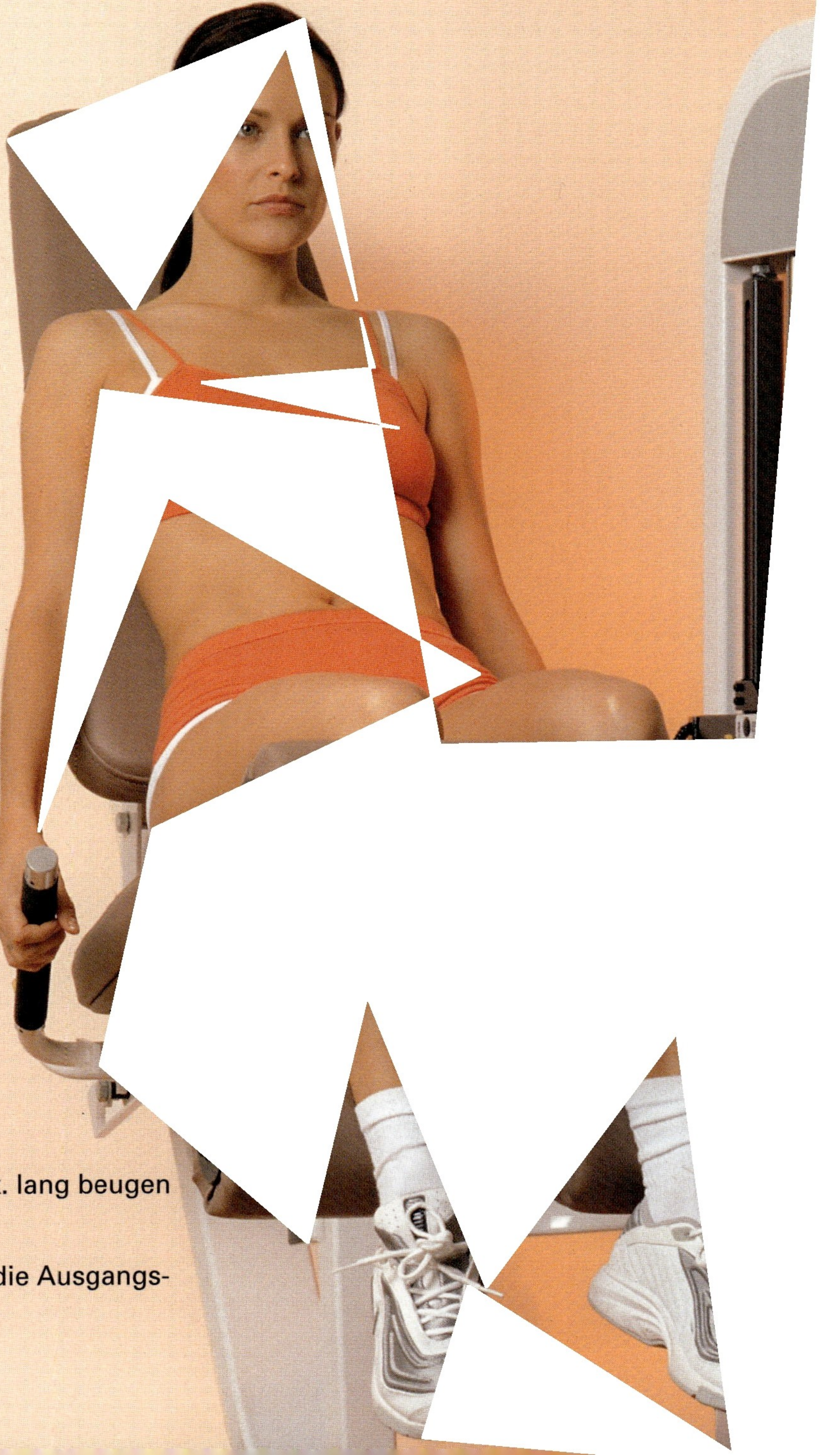

5 Flying

Die folgende Oberkörperübung kräftigt und formt die Brustmuskeln. Hier kommt es vor allem auf die korrekte Ausführung an. Bewegungen langsam und kontrolliert absolvieren.

Level 1	20 mW
Level 2	20 mW
Level 3	20 mW

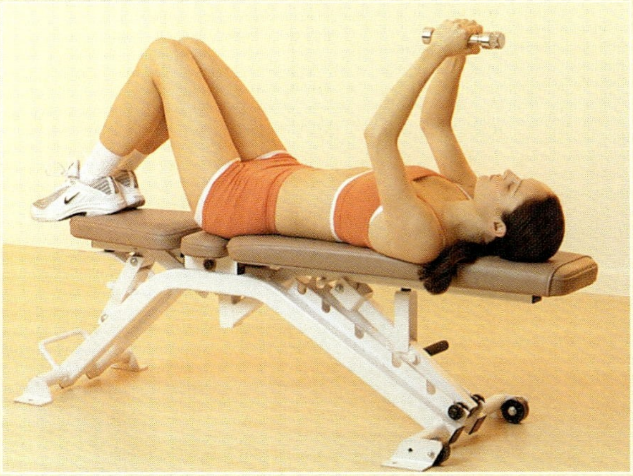

▲ Schritt 1

- Legen Sie sich mit dem Rücken auf eine Trainingsbank
- Füße am Bankende oder auf dem Boden aufstellen
- In jeder Hand eine Hantel halten
- Arme über der Brust nach oben strecken

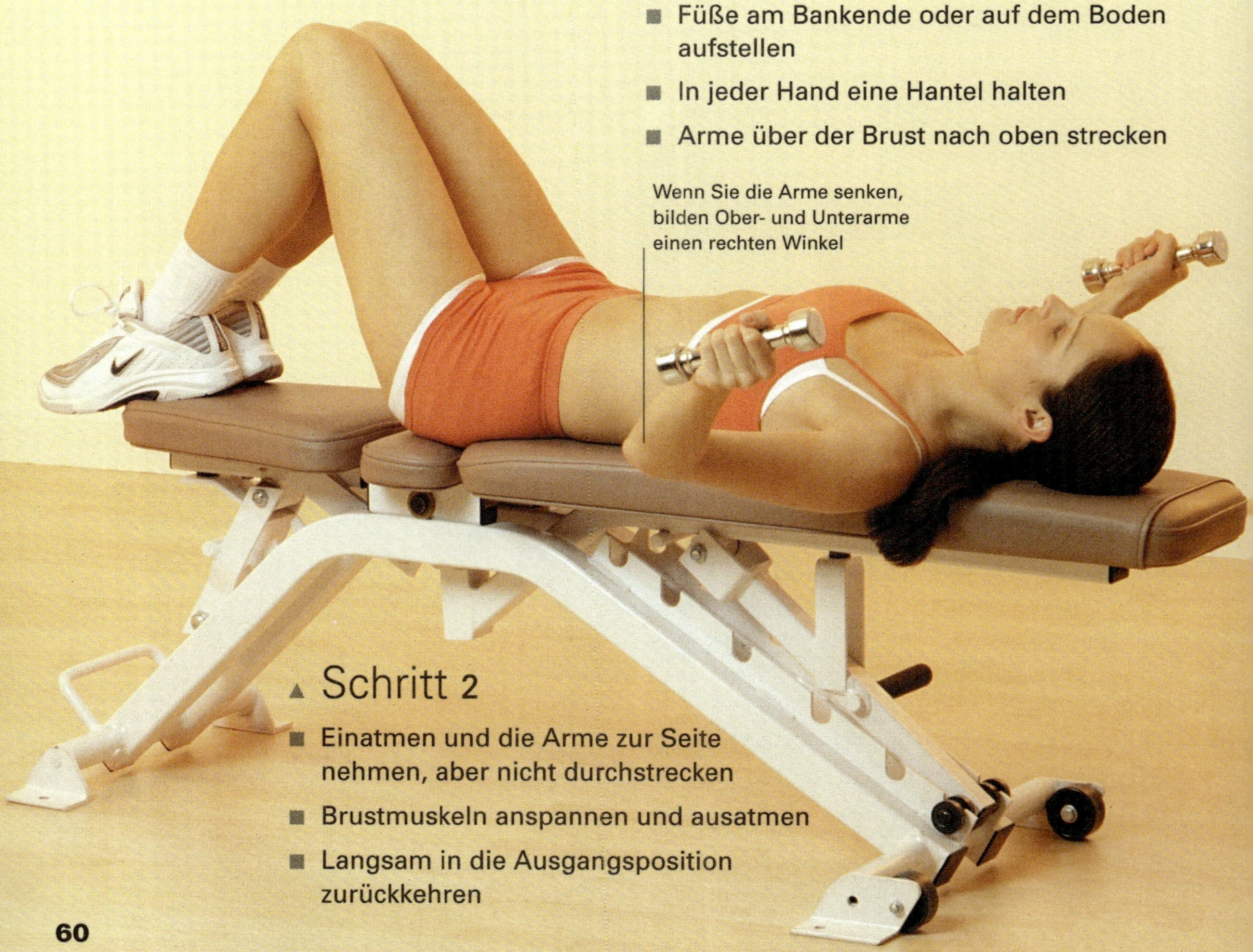

Wenn Sie die Arme senken, bilden Ober- und Unterarme einen rechten Winkel

▲ Schritt 2

- Einatmen und die Arme zur Seite nehmen, aber nicht durchstrecken
- Brustmuskeln anspannen und ausatmen
- Langsam in die Ausgangsposition zurückkehren

6 Squat

Orientieren Sie sich an einer Bank, damit Sie wissen, wie tief Sie in die Hocke gehen müssen. Der Po darf die Kante kurz berühren.

Level 1	20 Wh.
Level 2	25 Wh.
Level 3	30 Wh.

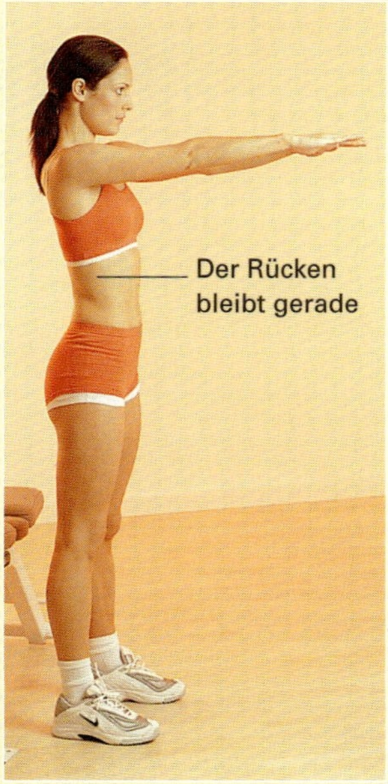

▲ Schritt 1

- Stellen Sie sich vor eine Trainingsbank
- Die Füße sind hüftbreit auseinander
- Beide Arme nach vorn strecken
- Der Rücken bleibt gerade

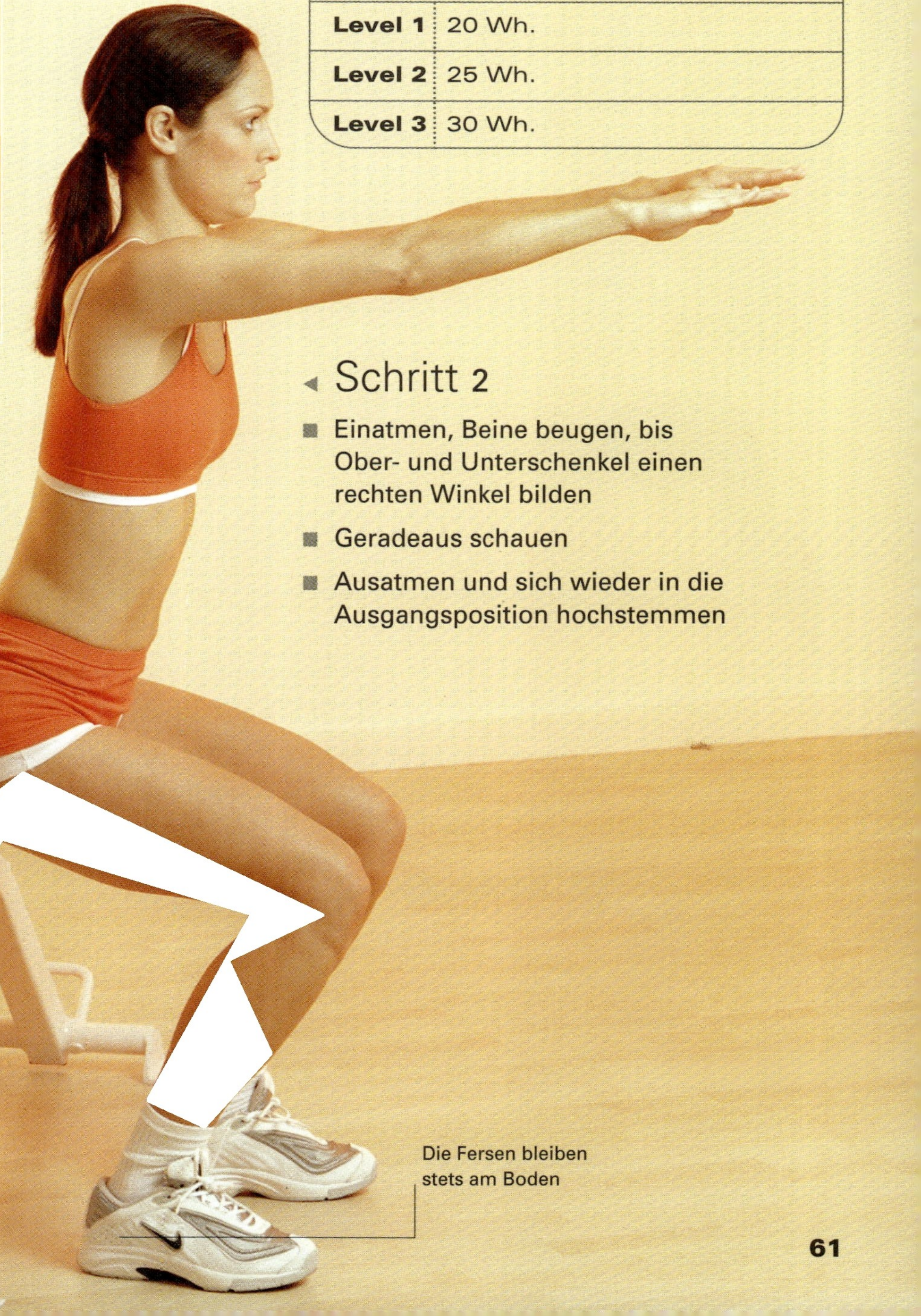

◄ Schritt 2

- Einatmen, Beine beugen, bis Ober- und Unterschenkel einen rechten Winkel bilden
- Geradeaus schauen
- Ausatmen und sich wieder in die Ausgangsposition hochstemmen

7 Rudern im Sitzen

Mit dieser Übung am Kabelzug formen Sie die mittleren Muskeln des oberen Rückens.
Um das Meiste aus der Übung herauszuholen, sollten Oberkörper und Beine völlig ruhig bleiben, während Sie mit den Armen arbeiten.

Level 1	20 mW
Level 2	20 mW
Level 3	20 mW

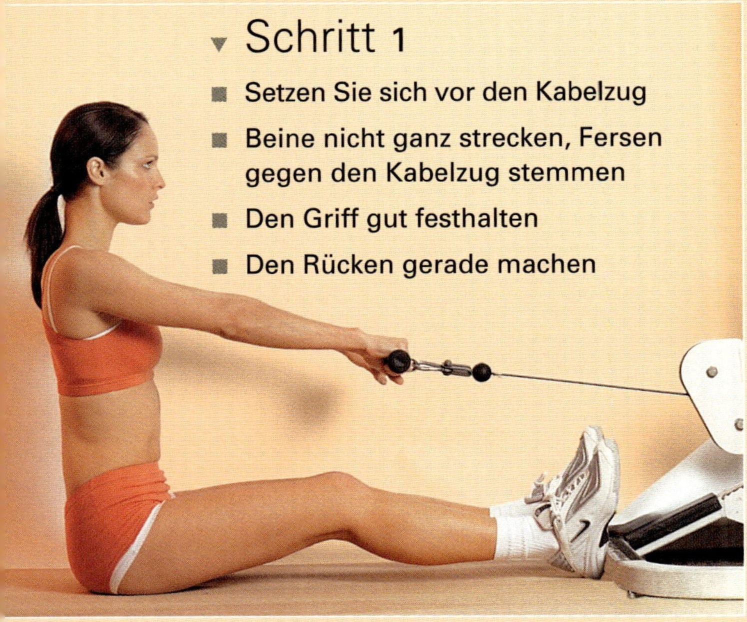

Schritt 1

- Setzen Sie sich vor den Kabelzug
- Beine nicht ganz strecken, Fersen gegen den Kabelzug stemmen
- Den Griff gut festhalten
- Den Rücken gerade machen

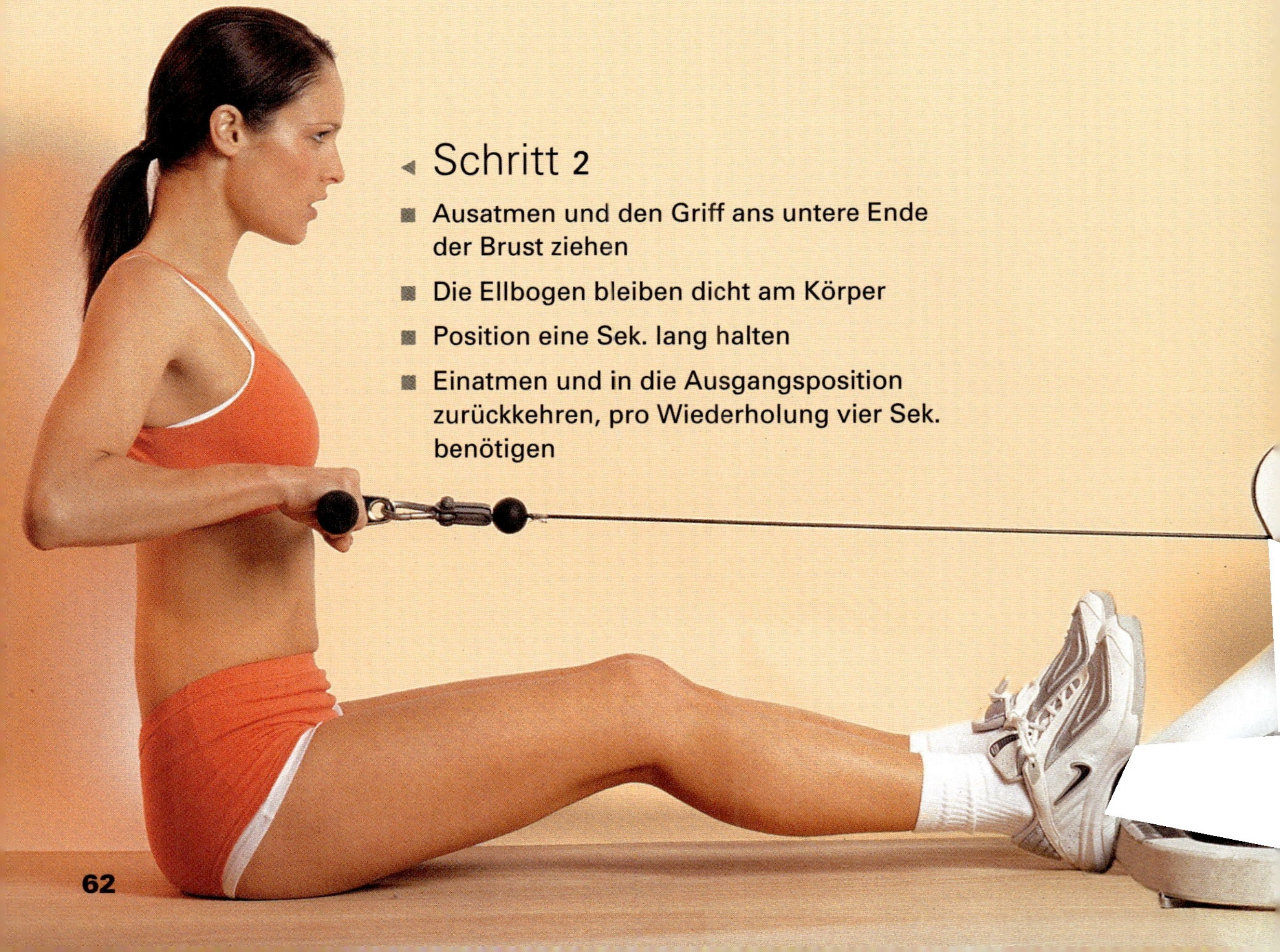

Schritt 2

- Ausatmen und den Griff ans untere Ende der Brust ziehen
- Die Ellbogen bleiben dicht am Körper
- Position eine Sek. lang halten
- Einatmen und in die Ausgangsposition zurückkehren, pro Wiederholung vier Sek. benötigen

8 Beinbeugen mit Ball

Weiter geht's mit der letzten Unterkörperübung dieses Satzes. Hände in den Boden pressen und die Bauchmuskeln anspannen, um den Oberkörper zu stabilisieren. Den Ball mit den Füßen an seinem Platz halten.

Level 1	15 Wh.
Level 2	20 Wh.
Level 3	30 Wh.

Schritt 1

- Legen Sie sich mit dem Rücken auf eine Matte
- Die Fersen in die Ballmitte pressen
- Beine strecken, Füße zusammenbringen, Zehen strecken
- Die Arme liegen neben dem Körper, die Handflächen zeigen nach unten
- Hüften hochstemmen

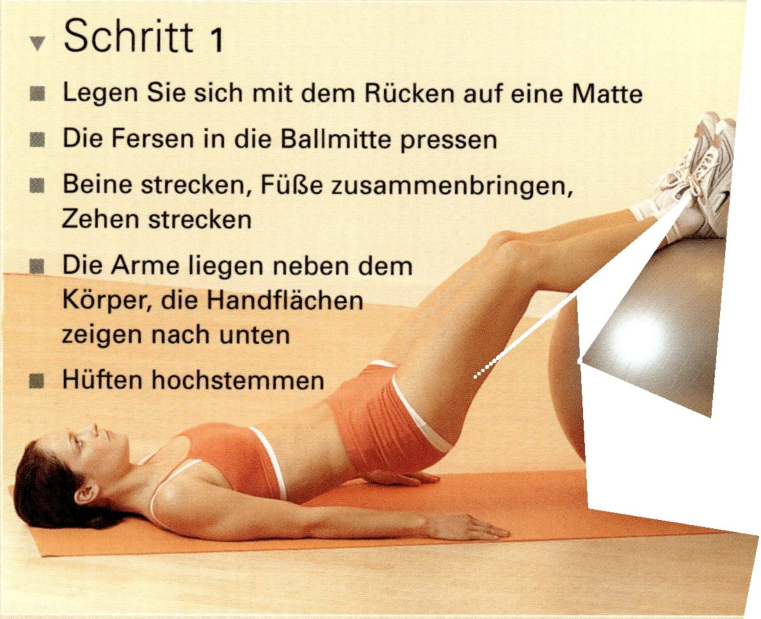

Schritt 2

- Bauchmuskeln anspannen und ausatmen
- Den Ball langsam zum Körper rollen, bis die Füße flach auf dem Ball liegen
- Kopf, Schultern und oberer Rücken bleiben am Boden
- Einatmen und den Ball in die Ausgangsposition zurückrollen

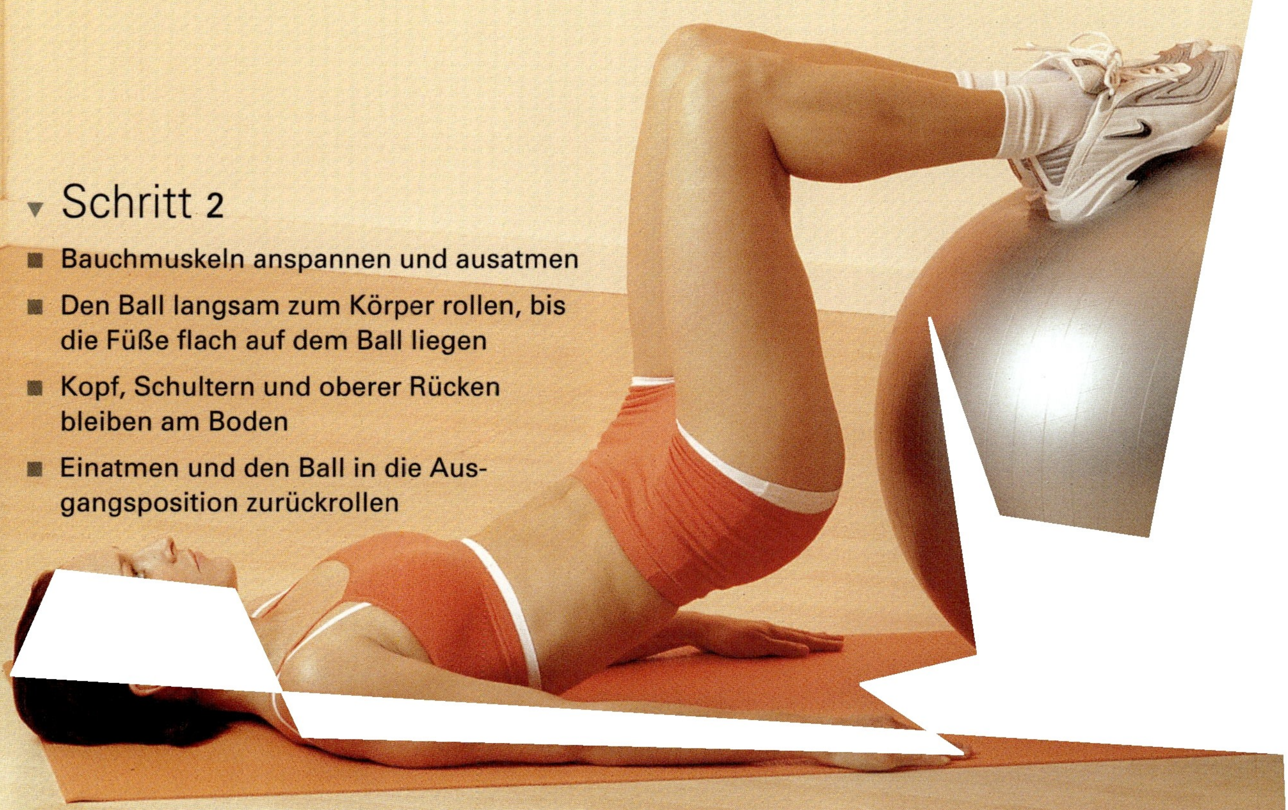

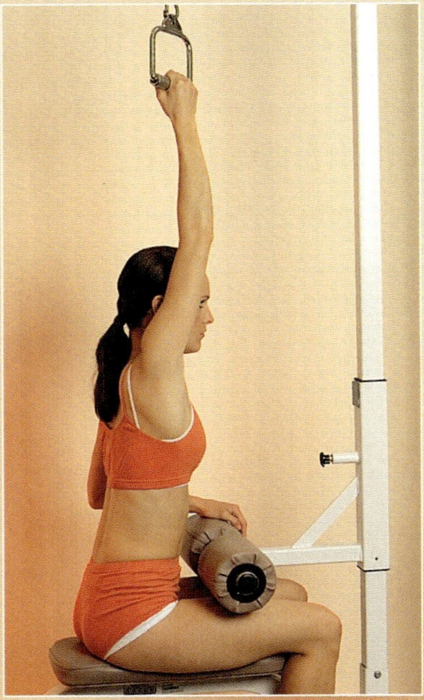

▲ Schritt 1

- Setzen Sie sich vor die Rückenzugmaschine
- Griff einhändig umfassen
- Arm über den Kopf strecken, fast durchdrücken

▶ Schritt 2

- Der Oberkörper bleibt ruhig
- Ausatmen und Griff nach unten ziehen
- Der Ellbogen bleibt neben dem Körper, nicht davor
- Arm beugen, bis sich die Hand auf Schulterhöhe befindet
- Einatmen und in die Ausgangsposition zurückkehren

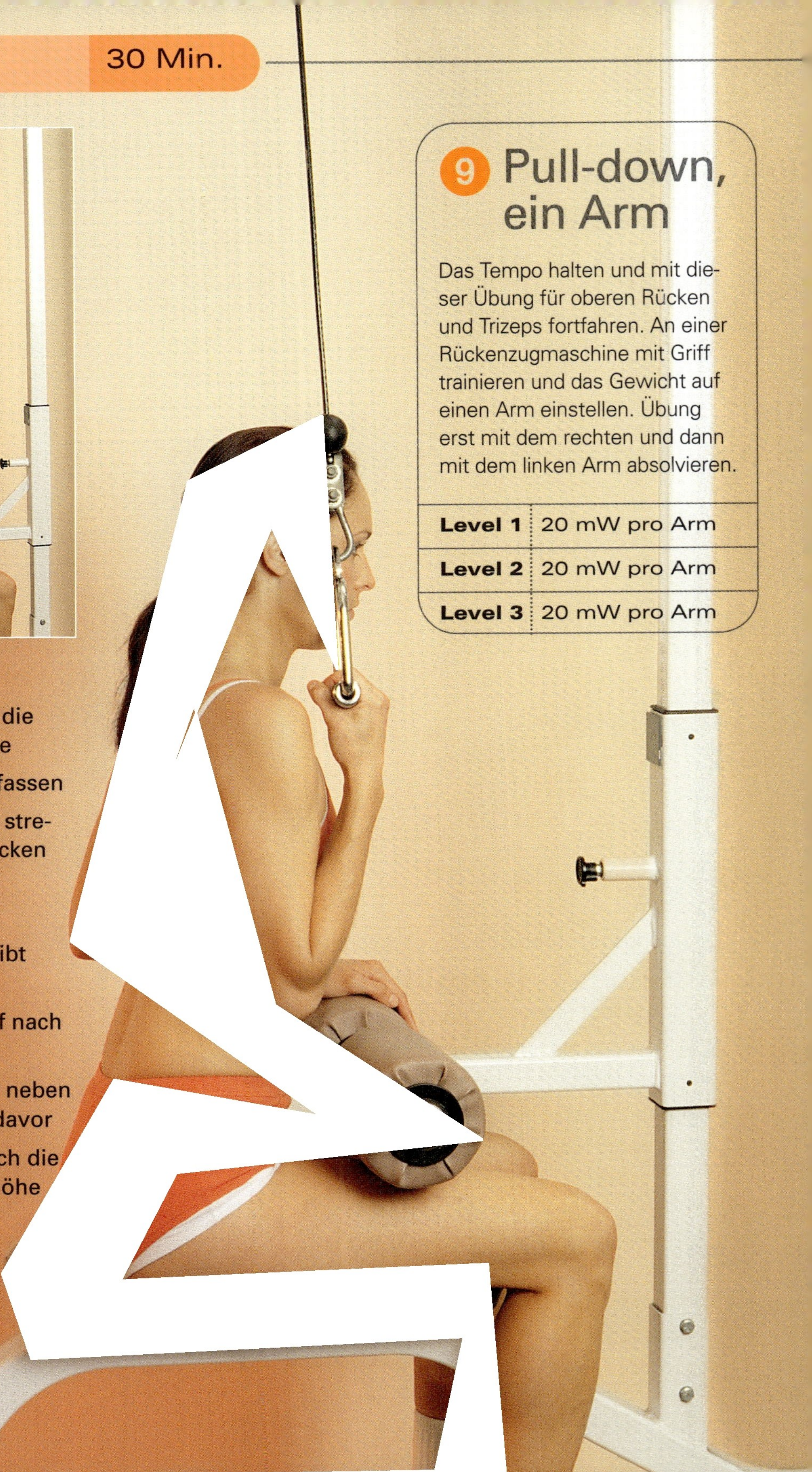

9 Pull-down, ein Arm

Das Tempo halten und mit dieser Übung für oberen Rücken und Trizeps fortfahren. An einer Rückenzugmaschine mit Griff trainieren und das Gewicht auf einen Arm einstellen. Übung erst mit dem rechten und dann mit dem linken Arm absolvieren.

Level 1	20 mW pro Arm
Level 2	20 mW pro Arm
Level 3	20 mW pro Arm

10 Po-Lift

Diese Übung sieht einfach aus, ist aber eine echte Herausforderung für Quadrizeps und Schenkelbeuger. Führen Sie die Bewegungen langsam und kontrolliert aus, damit Sie die Muskeln wirklich effektiv trainieren. Wiederholungen erst links, dann rechts absolvieren.

Level 1	20 Wh. pro Bein
Level 2	25 Wh. pro Bein
Level 3	30 Wh. pro Bein

Schritt 1

- Gehen Sie in den Vierfüßlerstand
- Die Hände sind schulterbreit auseinander
- Ein Bein nach hinten strecken
- Der Rücken bleibt gerade

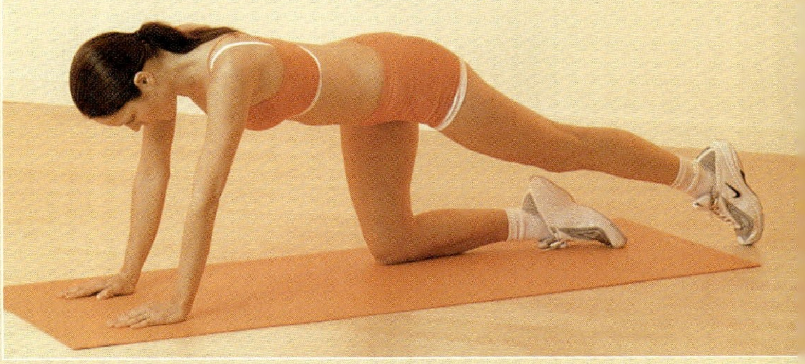

Schritt 2

- Ausatmen und das gestreckte Bein mit der Ferse voran heben
- Kopf, Nacken und Rücken bilden eine gerade Linie
- Position eine Sek. halten
- Einatmen und das Bein langsam senken

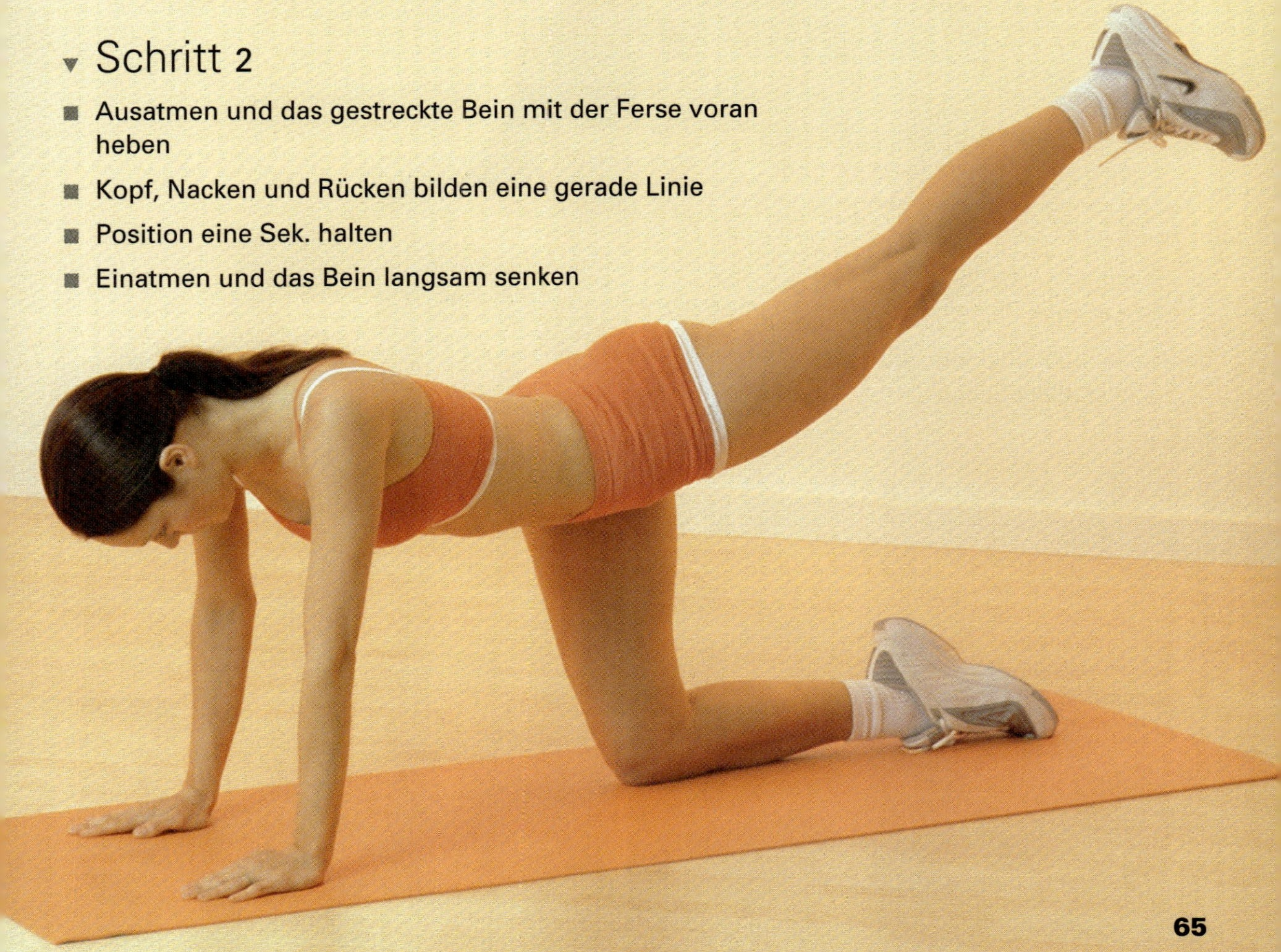

11 Trizeps-Dip

Jetzt geht's zurück an die Trainingsbank. Hier werden die Oberarmmuskeln trainiert, während sich die großen Muskelgruppen kurz ausruhen dürfen. Auf eine korrekte Ausführung achten!

Level 1	15 Wh.
Level 2	20 Wh.
Level 3	25 Wh.

▸ Schritt 1

- Auf die Kante der Trainingsbank stützen
- Füße in deutlichem Abstand aufstellen
- Arme strecken

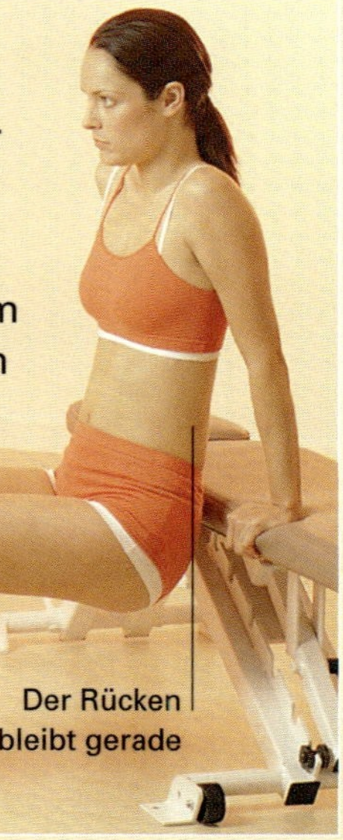

▸ Schritt 2

- Atmen Sie ein und lassen Sie sich langsam hinunter, bis Ober- und Unterarme einen rechten Winkel bilden
- Ausatmen und sich wieder hochstemmen
- Arme oben strecken, aber nicht durchdrücken

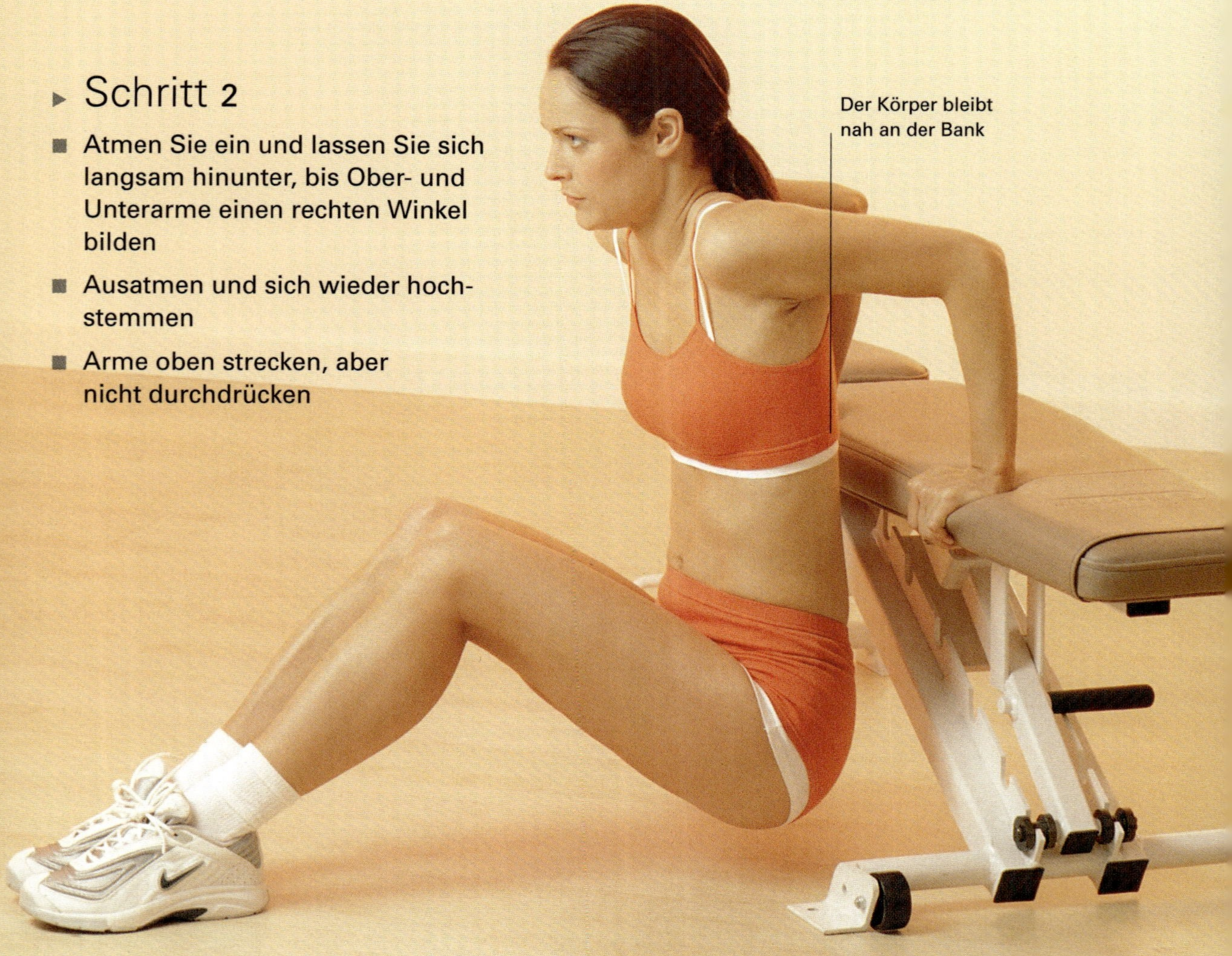

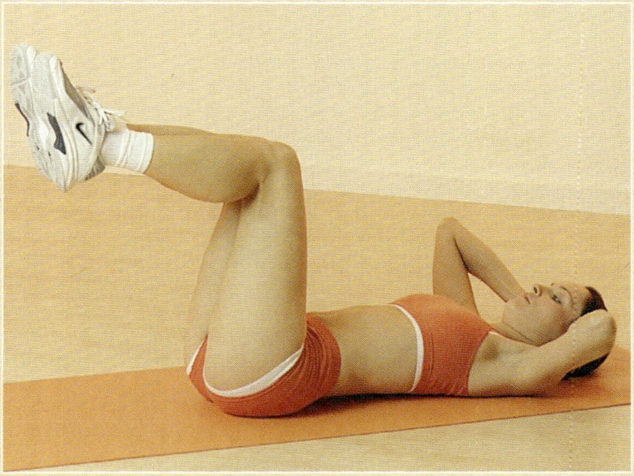

12 Bauchpressen intensiv

Diese Übung trainiert sämtliche Bauchmuskeln. Die Knie sind angewinkelt, die Füße bleiben in der Luft. Durchhalten, es lohnt sich!

Level 1	25 Wh.
Level 2	30 Wh.
Level 3	40 Wh.

▲ Schritt 1

- Legen Sie sich auf den Rücken
- Die Füße in die Luft strecken
- Ober- und Unterschenkel bilden einen rechten Winkel
- Die Hände befinden sich neben den Ohren
- Bauchmuskeln anspannen und ausatmen

▼ Schritt 2

- Schultern anheben
- Obere Rückenwirbel »aufrollen«
- Den unteren Rücken in den Boden pressen
- Einatmen und in die Ausgangsposition zurückkehren

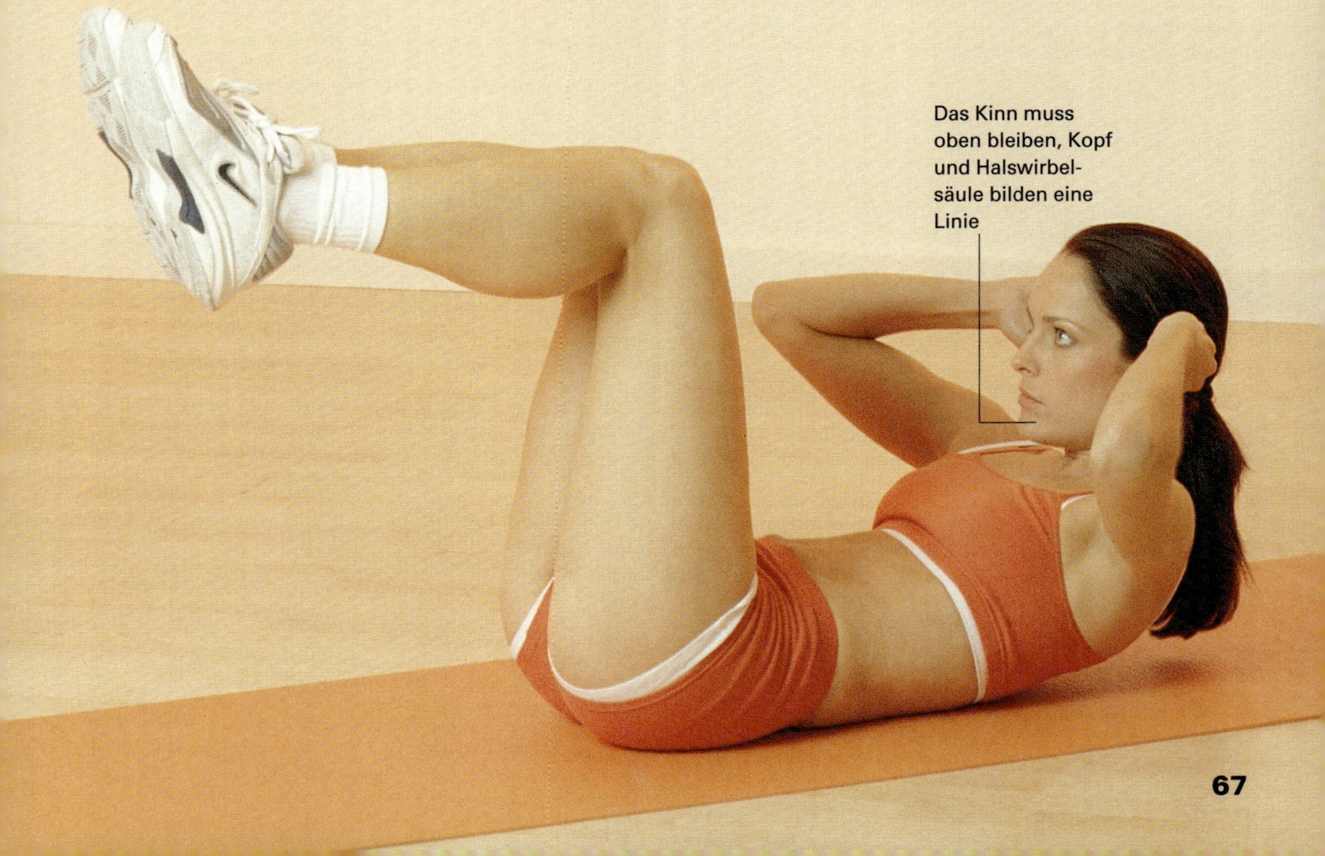
Das Kinn muss oben bleiben, Kopf und Halswirbelsäule bilden eine Linie

13 Armbeugen

Diese intensive, hocheffektive Übung kräftigt und formt die Oberarme. Wer den Bizeps dabei spielen lässt, pumpt ihn regelrecht auf und strafft die Muskulatur.

Level 1	20 mW
Level 2	20 mW
Level 3	20 mW

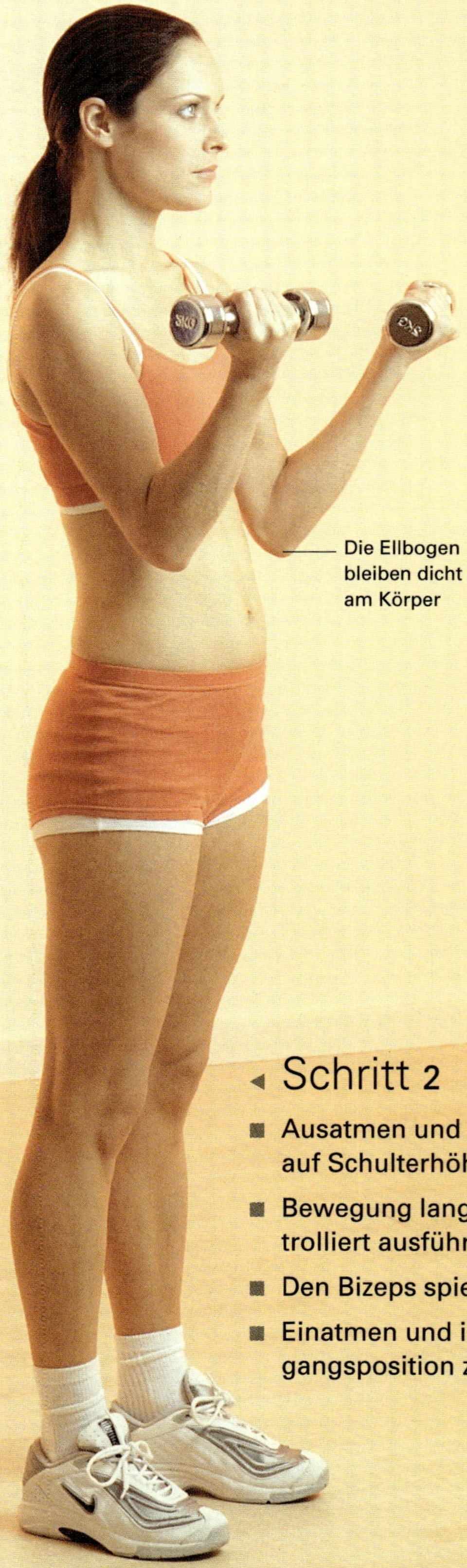

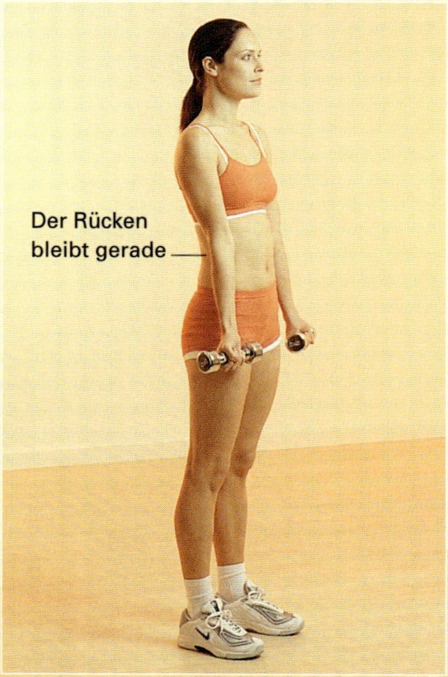

▲ Schritt 1

- In jeder Hand eine Hantel halten
- Die Füße sind hüftbreit auseinander
- Die Knie ganz leicht beugen
- Handflächen zeigen nach vorn

◀ Schritt 2

- Ausatmen und die Hanteln auf Schulterhöhe bringen
- Bewegung langsam und kontrolliert ausführen
- Den Bizeps spielen lassen
- Einatmen und in die Ausgangsposition zurückkehren

14 Brücke mit Beinheben

Diese Übung testet Ihren Gleichgewichtssinn und trainiert die Taillenregion. Wenn Sie beim Beinheben aus der Balance geraten, müssen Sie die Bauchmuskeln anspannen. Bein anfangs nur ein kleines Stück heben, später bis auf 30 cm steigern. Beine immer abwechseln, damit Sie sich kurz ausruhen können.

Level 1	10 Wh. pro Bein
Level 2	15 Wh. pro Bein
Level 3	20 Wh. pro Bein

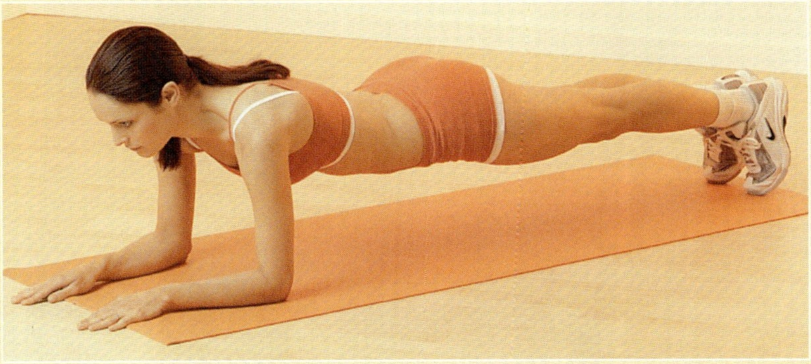

Schritt 1

- Legen Sie sich auf den Bauch
- Die Ellbogen direkt unter den Schultern aufstützen
- Auf Ellbogen, Unterarmen und Zehen balancieren
- Der Rücken bleibt gerade

Schritt 2

- Bauchmuskeln anspannen, ausatmen und ein Bein heben
- Der Rücken bleibt gerade
- Einatmen und in die Ausgangsposition zurückkehren

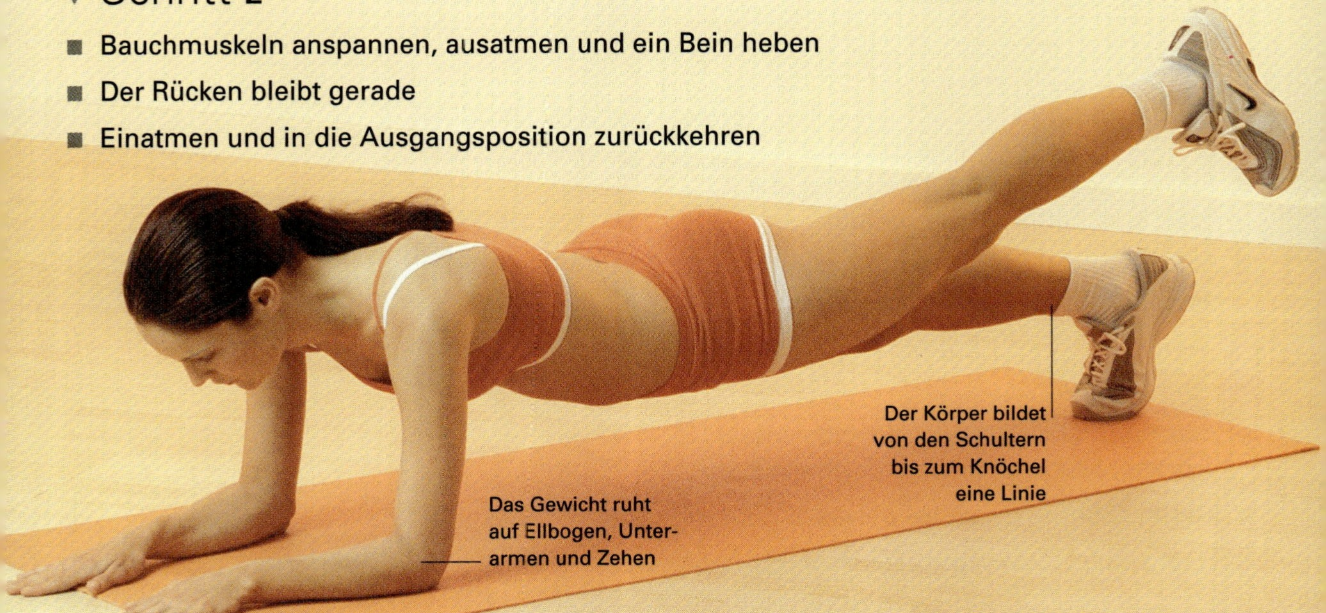

Der Körper bildet von den Schultern bis zum Knöchel eine Linie

Das Gewicht ruht auf Ellbogen, Unterarmen und Zehen

15 Trizeps-Push-down

Weiter geht's mit einer Oberkörperübung, um den Puls oben zu halten. Diese Übung trainiert die Oberarmrückseiten. Lassen Sie den Trizeps beim Push-down spielen, um schön definierte Muskeln zu bekommen.

Level 1	15 mW
Level 2	15 mW
Level 3	15 mW

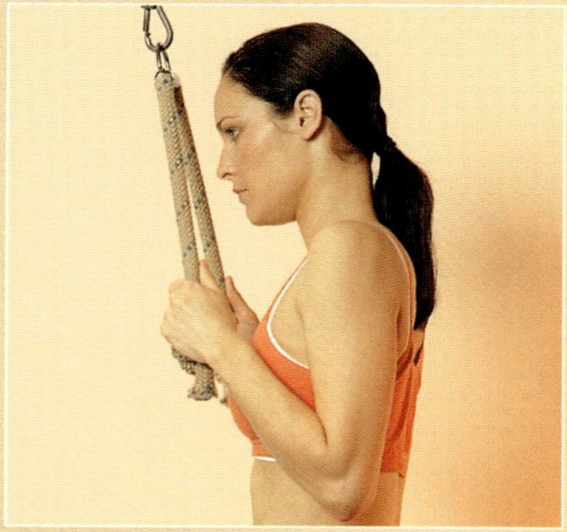

▲ Schritt 1

- Stellen Sie sich vor den Kabelzug, die Füße sind hüftbreit auseinander
- Seilschlaufe auf Schulterhöhe fassen, die Ellbogen an den Körper pressen

▸ Schritt 2

- Ausatmen und die Schlaufe nach unten drücken, bis die Arme fast gestreckt sind
- Hände dabei nach außen ziehen
- Einatmen, in die Ausgangsposition zurückkehren

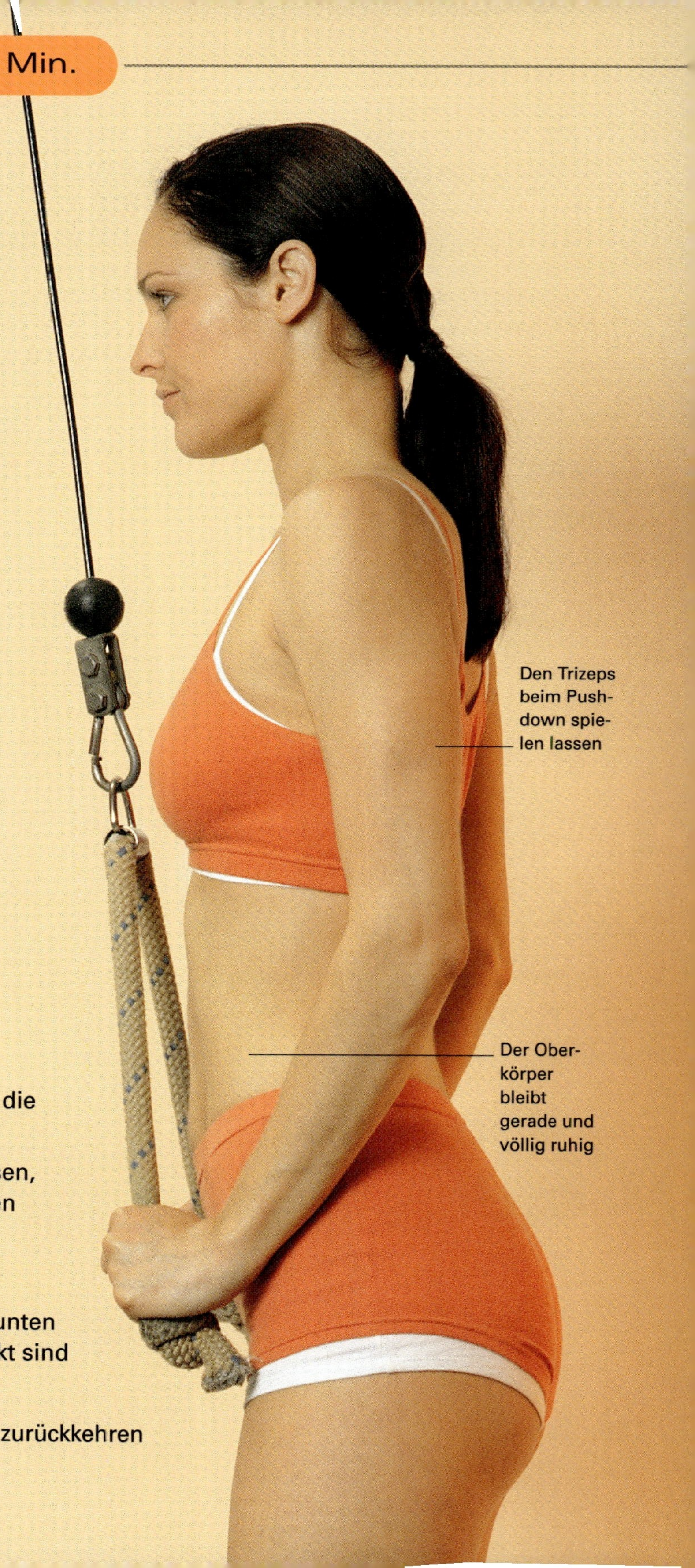
Den Trizeps beim Push-down spielen lassen
Der Oberkörper bleibt gerade und völlig ruhig

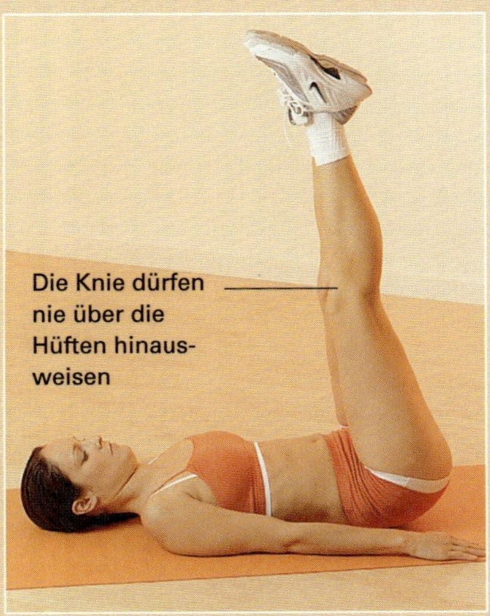

16 Beckenheben

Mit den unteren Bauchmuskeln und nicht mit Schwung arbeiten! Die Bewegungen langsam und kontrolliert ausführen, die Knie dürfen nicht ausbrechen.

Level 1	20 Wh.
Level 2	25 Wh.
Level 3	30 Wh.

▲ Schritt 1

- Legen Sie sich auf den Rücken
- Handflächen in den Boden pressen
- Beine in die Luft strecken

▶ Schritt 2

- Die unteren Bauchmuskeln anspannen und ausatmen
- Beine und Becken in Richtung Brust bringen
- Beine und Oberkörper bilden einen rechten Winkel
- Kopf und Schultern bleiben am Boden
- Einatmen und langsam in die Ausgangsposition zurückkehren

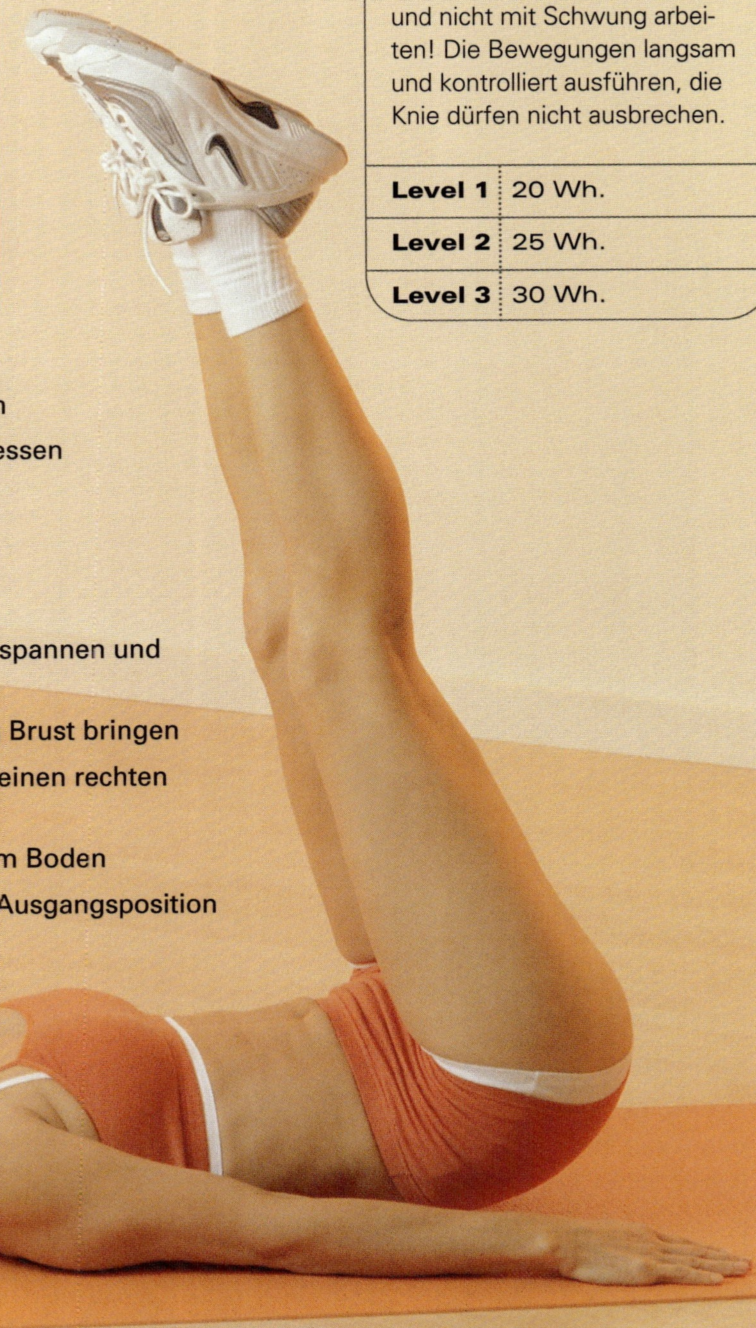

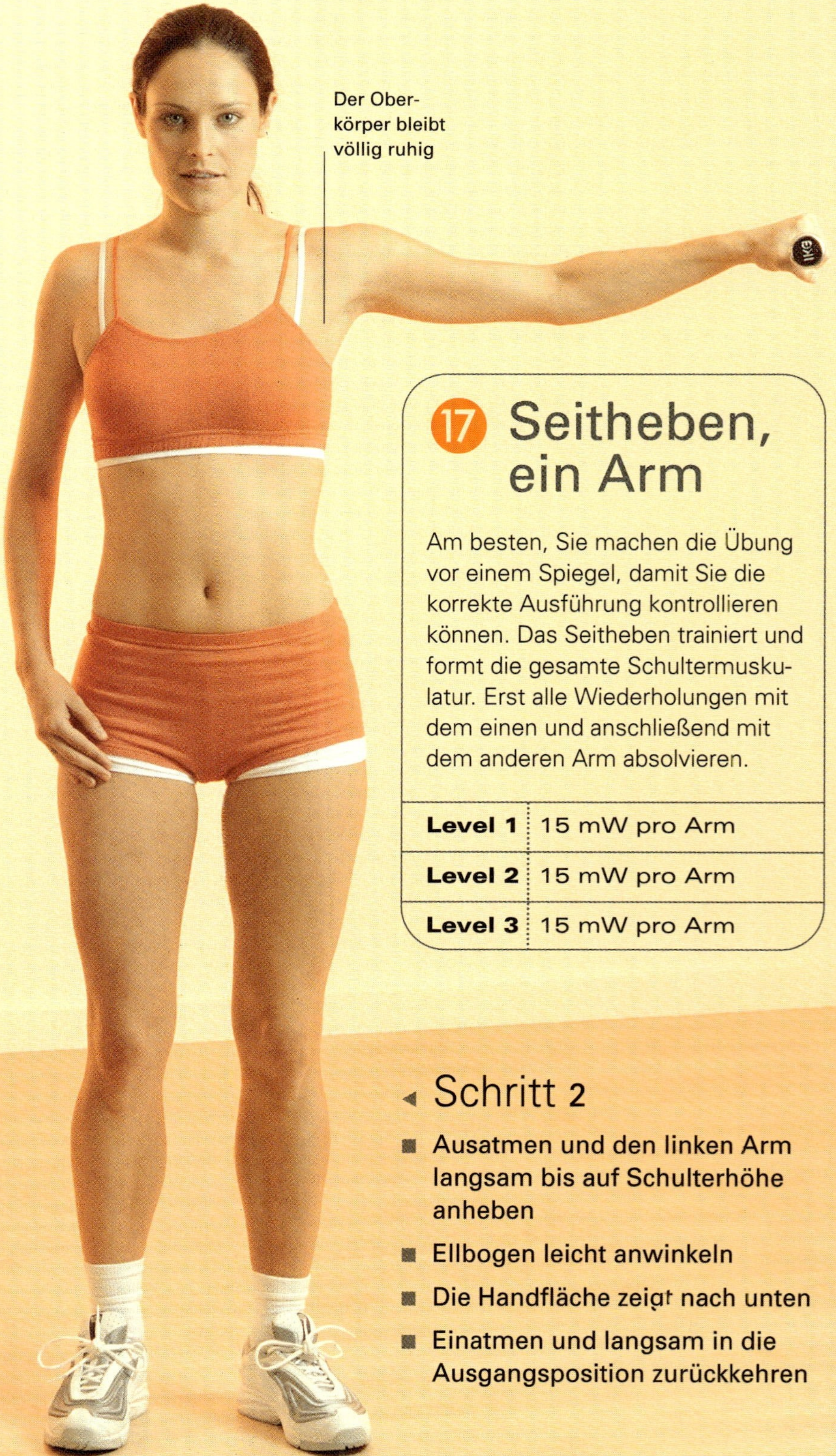

⑰ Seitheben, ein Arm

Am besten, Sie machen die Übung vor einem Spiegel, damit Sie die korrekte Ausführung kontrollieren können. Das Seitheben trainiert und formt die gesamte Schultermuskulatur. Erst alle Wiederholungen mit dem einen und anschließend mit dem anderen Arm absolvieren.

Level 1	15 mW pro Arm
Level 2	15 mW pro Arm
Level 3	15 mW pro Arm

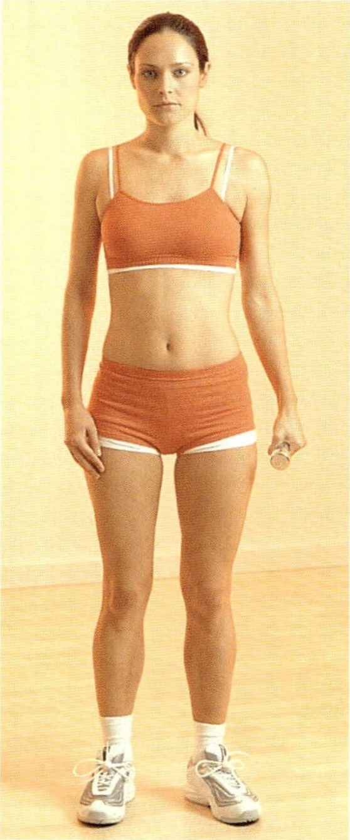

▲ Schritt 1

- Hantel in die linke Hand nehmen, die Handfläche zeigt nach innen
- Die Füße sind hüftbreit auseinander
- Knie leicht beugen
- Der rechte Arm hängt seitlich locker herab

◄ Schritt 2

- Ausatmen und den linken Arm langsam bis auf Schulterhöhe anheben
- Ellbogen leicht anwinkeln
- Die Handfläche zeigt nach unten
- Einatmen und langsam in die Ausgangsposition zurückkehren

18 Jump-Squat

Orientieren Sie sich beim Springen an einer Trainingsbank, damit die Übung auch intensiv genug ausfällt. Langsam auf- und abspringen, um die Knie nicht unnötig zu belasten. Geradeaus schauen.

Level 1	15 Wh.
Level 2	20 Wh.
Level 3	25 Wh.

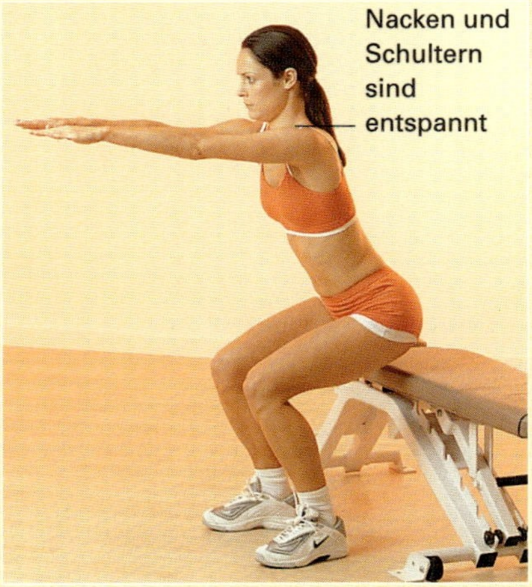

▲ Schritt 1

- Die Füße sind hüftbreit auseinander
- Arme nach vorn strecken
- Auf Bankhöhe in die Hocke gehen

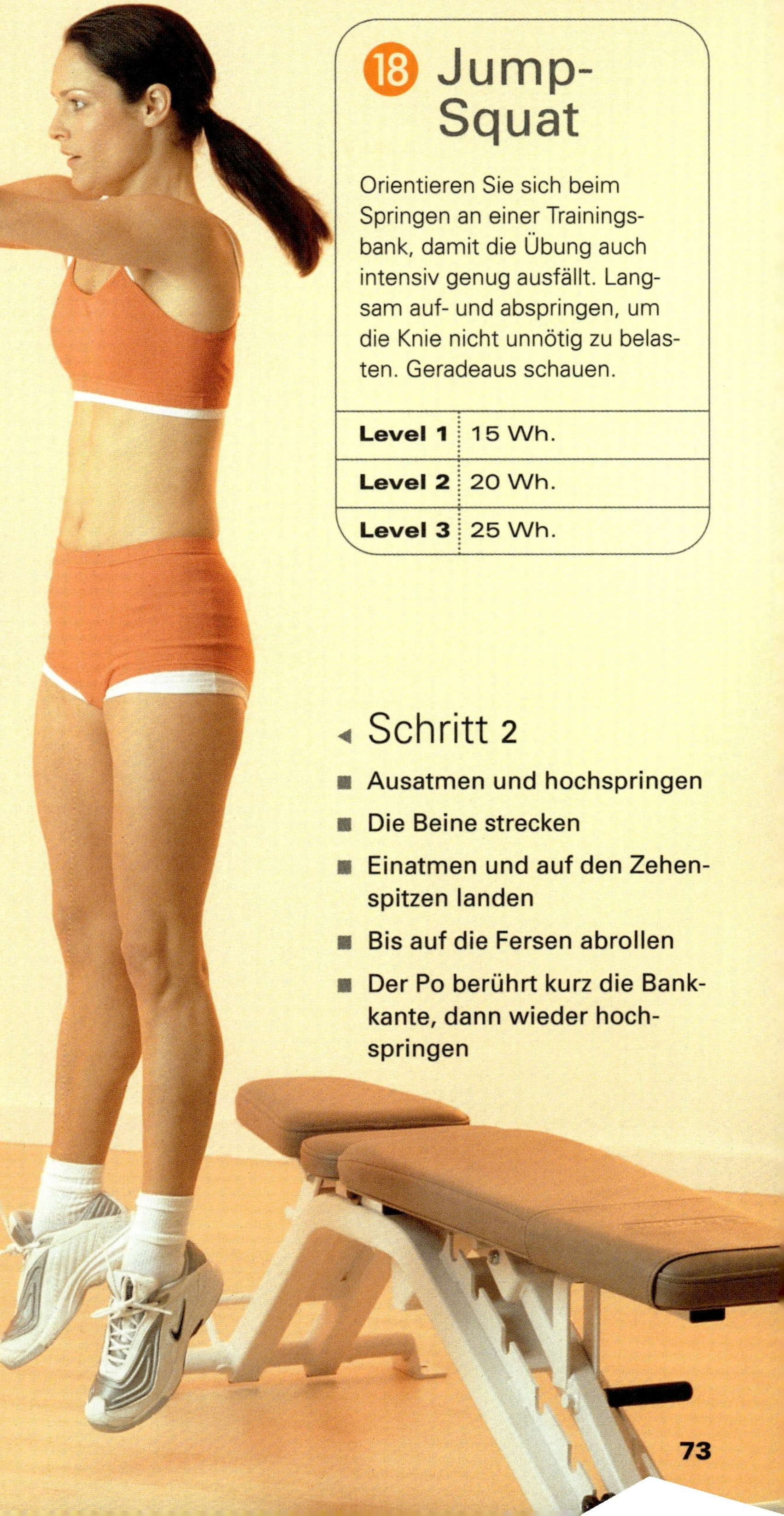

◀ Schritt 2

- Ausatmen und hochspringen
- Die Beine strecken
- Einatmen und auf den Zehenspitzen landen
- Bis auf die Fersen abrollen
- Der Po berührt kurz die Bankkante, dann wieder hochspringen

Schritt 1

- Legen Sie sich auf den Bauch
- Die Hände befinden sich neben dem Kopf
- Die Zehen sind gestreckt

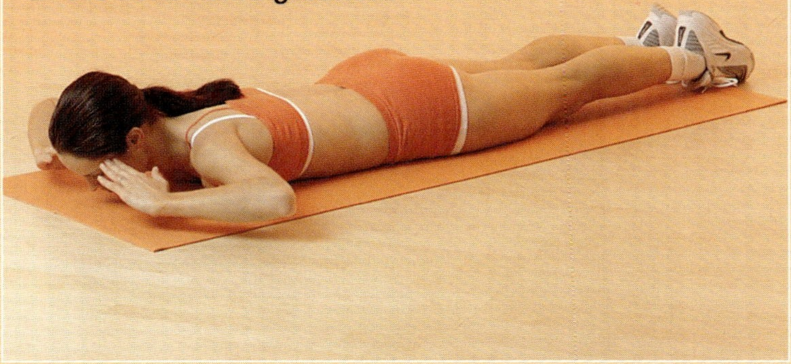

19 Rücken-strecken

Ein kräftiger Rücken ist für das Training mit Gewichten unerlässlich. Dafür sorgt diese Übung. Außerdem unterstützt sie eine gute Haltung. Bewegungen langsam und kontrolliert ausführen, nur dann ist das Training effektiv.

Level 1	15 Wh.
Level 2	20 Wh.
Level 3	30 Wh.

Schritt 2

- Ausatmen und mit Kopf und Oberkörper vom Boden hochkommen
- Hüften und Zehen in den Boden pressen
- Position eine Sek. halten
- Ausatmen und in die Ausgangsposition zurückkehren

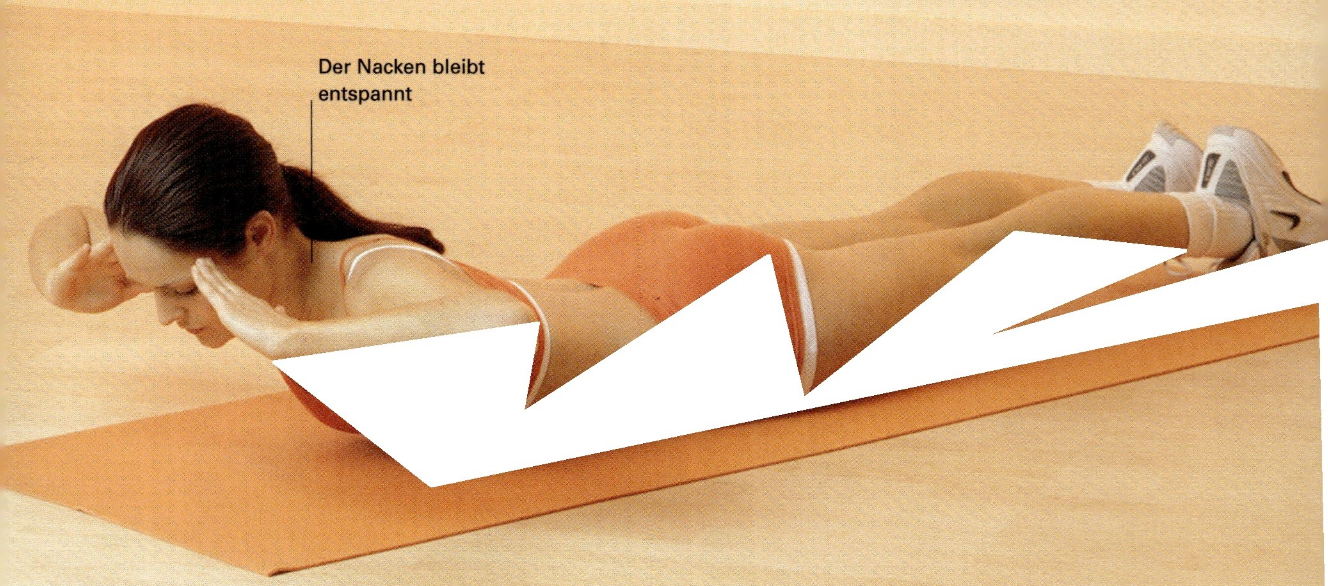

Schritt 1

- Legen Sie sich auf den Rücken
- Fersen auf die Kante einer Trainingsbank legen
- Handflächen in den Boden pressen

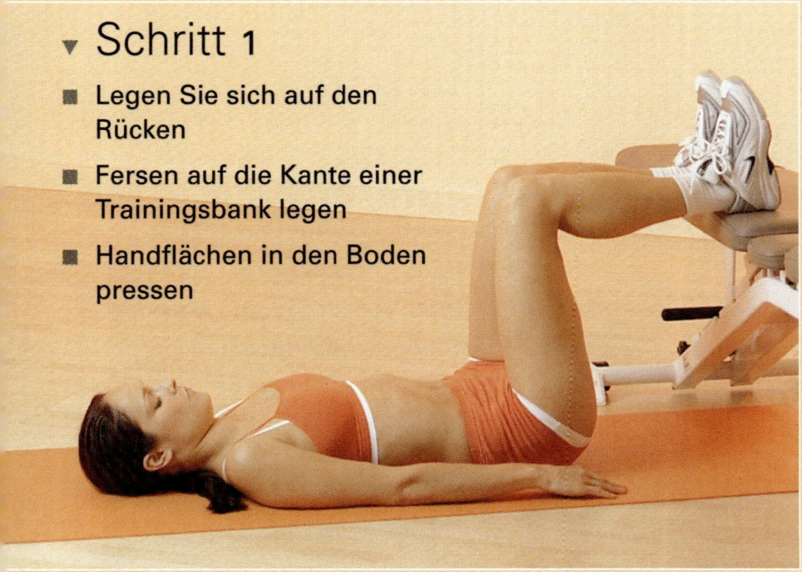

20 Becken-Lift

Diese abschließende Übung ist ein intensives Training für Po und Beinrückseiten. Die Zehen strecken, um die Übung zu intensivieren. Zähne zusammenbeißen, gleich ist es geschafft!

Level 1	20 Wh.
Level 2	25 Wh.
Level 3	30 Wh.

Schritt 2

- Ausatmen und Becken hochstemmen
- Pomuskeln ganz fest anspannen
- Einatmen und langsam in die Ausgangsposition zurückkehren

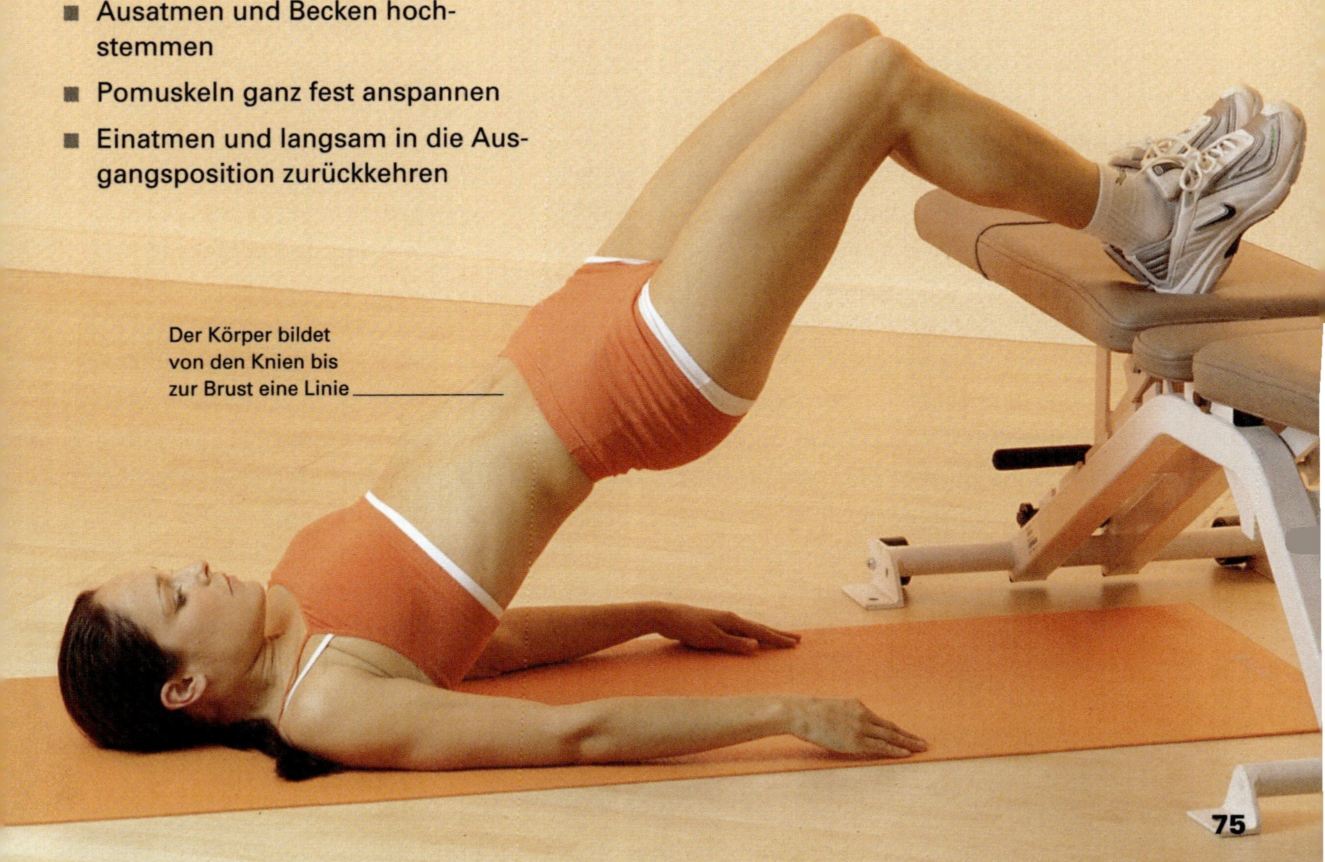
Der Körper bildet von den Knien bis zur Brust eine Linie

Fragen & Antworten

Unter »Muskeln definieren« stellen sich viele vor, dass es den Körper so verändert, dass man sich kaum noch wiedererkennt. Doch keine Angst: Nur weil man das Programm zur Muskeldefinition absolviert, wird man noch lange nicht zum Muskelprotz! Folgende Fragen und Antworten dürften Sie in dieser Hinsicht beruhigen.

F **Ich habe Angst, eventuell zu muskulös zu werden. Kann mir das bei diesem Programm passieren?**

A Viele Leute, und vor allem Frauen, haben Vorbehalte, was das Widerstandstraining anbelangt. Sie befürchten, dass sie durch das Gewichtheben schon bald aussehen wie ein Bodybuilder. Eine verständliche Sorge, die aber komplett unbegründet ist. Es ist nämlich sehr schwer, richtig viel Muskelmasse aufzubauen. Das gilt vor allem für Frauen, die einen wesentlich niedrigeren Testosteronspiegel haben als Männer.

Wer sich einfach nur schön definierte, straffe Muskeln statt Muskelpakete wünscht, muss lediglich darauf achten, ein Fitnessprogramm zu absolvieren, bei dem mit leichten Gewichten, aber vielen Wiederholungen trainiert wird – genau wie es das hier vorgestellte Programm vorschreibt. Dieses Workout verhilft Ihnen zu einem dauerhaft schönen Muskeltonus, ohne dass Sie befürchten müssen, übertrieben viel Muskelmasse aufzubauen.

Anfangs mag Ihnen das vielleicht so vorkommen, weil sich noch Fettpölsterchen über dem Muskelgewebe befinden. Doch wenn Sie das Programm genau befolgen und viermal die Woche trainieren, verbrennen Sie viele Kalorien und die Fettpölsterchen schmelzen dahin. Mit etwas Geduld bekommen Sie schon bald die fitte, sportliche Figur, die Sie anstreben.

F **Wie sollten sich meine Muskeln anfühlen, während ich dieses Programm absolviere?**

A Beim Programm zur Muskeldefinition müssen die Muskeln richtig intensiv beansprucht werden. Das bedeutet, dass Sie mit jedem Satz näher an Ihre Grenzen kommen, bis Sie an einen Punkt gelangen, den man Overload nennt *(s. unten)*. Wenn bei den Armbeugen 20 Wiederholungen vorgegeben sind, müssen Sie so trainieren, dass Sie die letzten drei bis vier Wiederholungen gerade noch bewältigen. Wer das Gefühl hat, er könnte länger durchhalten, macht etwas falsch.

F **Was versteht man eigentlich unter Overload-Training? Kann es zu Muskelverletzungen führen?**

A Overload-Training bedeutet, den Körper dazu zu bringen, seine natürlichen Grenzen zu überwinden. Wenn der Muskel einen Satz nicht mehr absolvieren kann und immer ineffektiver arbeitet, tritt der Overload-Effekt ein. Er verursacht ein positives »Muskeltrauma«, das den Körper zwingt, fitter zu werden, um die extreme Anstrengung doch noch zu bewältigen. Das hört sich vielleicht extrem an, ist aber eine ganz normale Phase, wenn man ein Fitnessprogramm absolviert. Wenn Sie wirkliche Erfolge sehen wollen, sollten Sie stets overload trainieren.

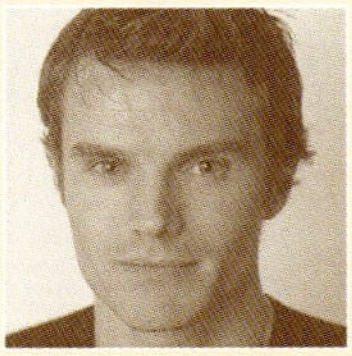

Mit dem **Programm zur Muskeldefinition** bekommen Sie **schöne straffe Muskeln** und keine Muskelpakete.

F **Ich würde gern mehr trainieren, als es das Programm vorschreibt. Darf ich das tun?**

A Wenn Sie vorhaben, das Programm um ein aerobisches Training zu erweitern, kann ich Ihnen eine 20–40-minütige Trainingssession empfehlen, allerdings nicht öfter als drei- bis viermal die Woche. Damit haben Sie bereits ein beträchtliches Wochenpensum vor sich. Damit Sie das auch durchhalten, benötigen Sie einiges an Energie. Achten Sie deshalb darauf, auch entsprechend viele Kalorien zu sich zu nehmen. Dass Ihnen das zusätzliche Training schaden kann, brauchen Sie allerdings nicht zu befürchten. Und dass Sie überhaupt mehr trainieren können, liegt nur an der PHA-Methode, die es möglich macht, den Aufwand für das Widerstandstraining zu halbieren.

F **Ist es sinnvoll, zu Energydrinks zu greifen, oder wäre es besser, während und nach dem Sport einfach bloß Wasser zu trinken?**

A Wer unter 60 Minuten am Stück trainiert, für den ist Wasser die erste Wahl. Wenn Sie also eines der in diesem Buch vorgestellten PHA-Programme absolvieren, sollten Sie nur Wasser trinken. Wenn Sie die Workouts jedoch um ein Herz-Kreislauf-Training ergänzen, etwa Joggen oder Rudern, und dadurch länger als eine Stunde am Stück trainieren, kann ich ein kohlenhydrathaltiges Getränk durchaus empfehlen. Das füllt die Energiereserven wieder auf. Im Handel wird eine Vielzahl ganz unterschiedlicher Getränke angeboten. Achten Sie darauf, dass es neben kurzkettigen Kohlenhydraten wie Glukose und Fruktose auch langkettige Kohlenhydrate wie Maltodextrin enthält. Viele Billigdrinks enthalten nur erstgenannte Zutaten, die Ihnen zwar einen kurzen Energieschub geben, aber die Bedürfnisse Ihres Körpers nicht stillen können. Wenn Sie bei starker Hitze trainieren, sollten Sie ein Getränk wählen, das außerdem Elektrolyte enthält. Damit können Sie einer Dehydrierung besser vorbeugen als nur mit Wasser.

F **Muss ich das Programm sofort abbrechen, wenn ich schwanger bin, oder darf ich weitertrainieren?**

A In diesem Fall sollten Sie unbedingt einen Arzt aufsuchen und sich individuell beraten lassen. Als Schwangere sollten Sie vor allem solche Übungen vermeiden, die den Blutdruck deutlich erhöhen. Aus diesem Grund kommt das Muskelaufbauprogramm für Sie nicht infrage. Wenn Sie mit einer Pulsuhr trainieren und darauf achten, dass Ihr Puls die 145 BPM nicht überschreitet, dürften die anderen Programme kein Problem für Sie darstellen. Trotzdem: Holen Sie vorher unbedingt ärztlichen Rat ein.

Übungen für unterwegs

Für diese Workout-Alternative habe ich ein paar Übungen aus dem ursprünglichen Programm abgeändert, damit Sie auch unterwegs weitertrainieren können. Das Prinzip bleibt jedoch das Gleiche. Je vier Übungen bilden einen Satz, der einmal wiederholt wird. Vor jedem neuen Satz 30 Sek. pausieren. Schnell von einer Übung zur anderen übergehen, damit der Puls oben bleibt.

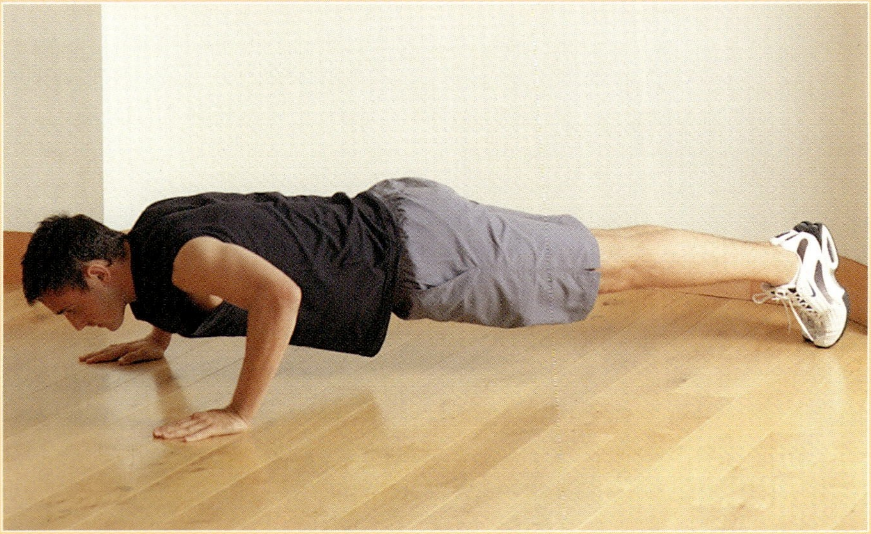

1 Liegestütze

- Stützen Sie sich auf Zehen und Hände
- Hände mehr als schulterbreit auseinander
- Einatmen, Arme beugen, bis Ellbogen einen rechten Winkel bilden
- Ausatmen und sich hochstemmen
- Level 1/2/3 = 20/25/30 Wh. oder »Liegestütze« auf S. 30

2 Super-Ausfallschritt, s. S. 57

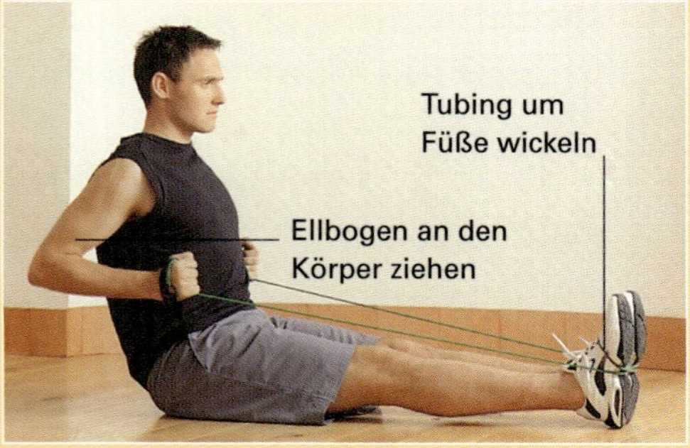
Tubing um Füße wickeln
Ellbogen an den Körper ziehen

5 Rudern im Sitzen

- Aufrecht sitzen, Beine strecken
- Griffe zur Taille ziehen
- Level 1/2/3 = 20/25/30 Wh.

6 Squat, s. S. 61

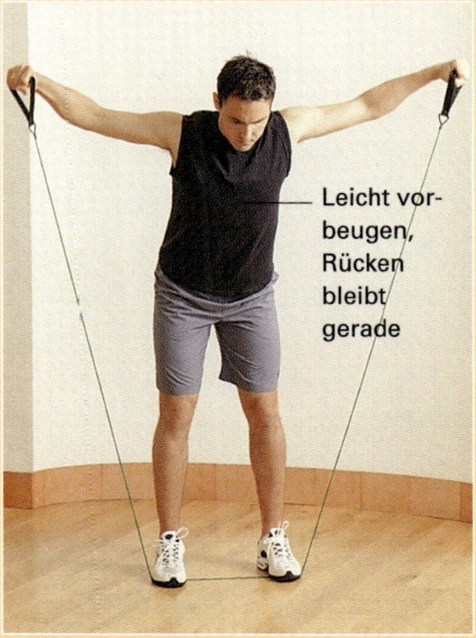
Leicht vorbeugen, Rücken bleibt gerade

7 Flying nach hinten

- Füße auf Tubing, hüftbreit auseinander
- Griffe halten, Handflächen nach innen
- Ausatmen, Arme bis auf Schulterhöhe zur Seite strecken
- Einatmen, in die Ausgangsposition zurückkehren
- Level 1/2/3 = 20/25/30 Wh.

=		
	1	s. normales Workout
	1	Übungen für unterwegs

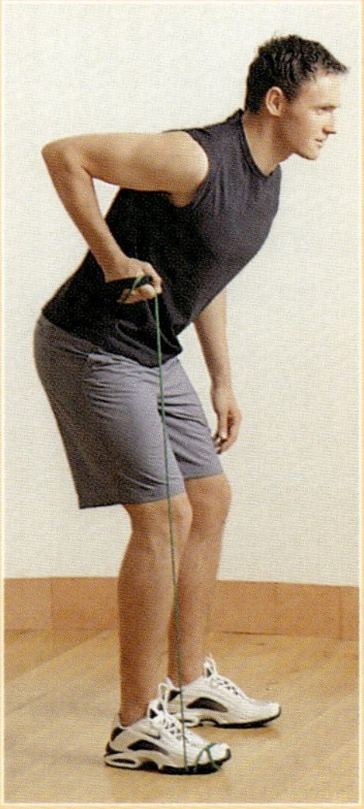

3 Rudern mit einem Arm

- Ein Tubingende um den rechten Fuß wickeln, das andere um die rechte Hand spannen
- Knie leicht anwinkeln, etwas vorbeugen
- Ausatmen, ziehen, bis Ober- und Unterarm einen rechten Winkel bilden
- Einatmen, locker lassen
- Level 1/2/3 = 15/20/25 Wh. pro Seite

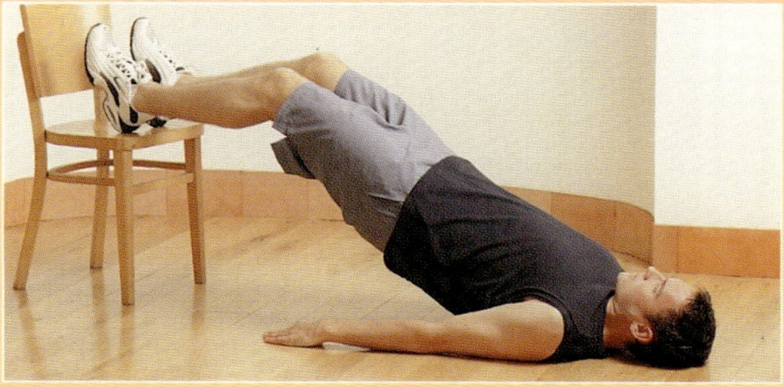

4 Becken-Lift mit Stuhl

- Auf den Rücken legen, Arme strecken
- Füße auf einen Stuhl stützen, ausatmen
- Becken heben, Oberkörper bildet eine Linie
- Einatmen, in die Ausgangsposition zurückkehren
- Level 1/2/3 = 20/25/30 Wh.

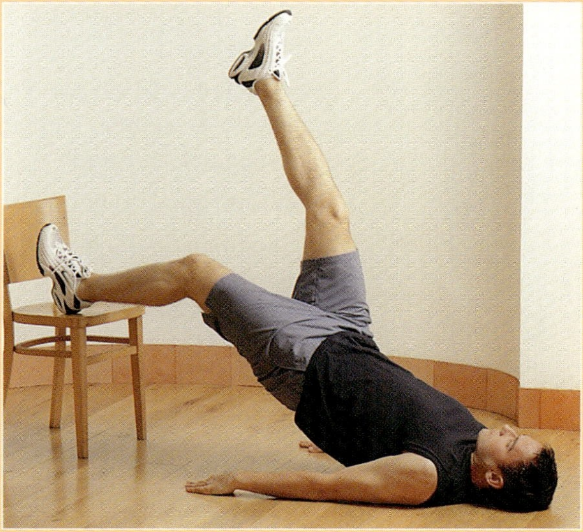

8 Becken-Lift mit einem Bein

- Auf den Rücken legen, Arme strecken
- Linken Fuß auf einen Stuhl stützen
- Ausatmen, rechten Fuß in die Luft strecken
- Becken heben, Oberkörper bildet eine Linie
- Einatmen, in die Ausgangsposition zurückkehren
- Level 1/2/3 = 15/20/25 Wh. pro Seite

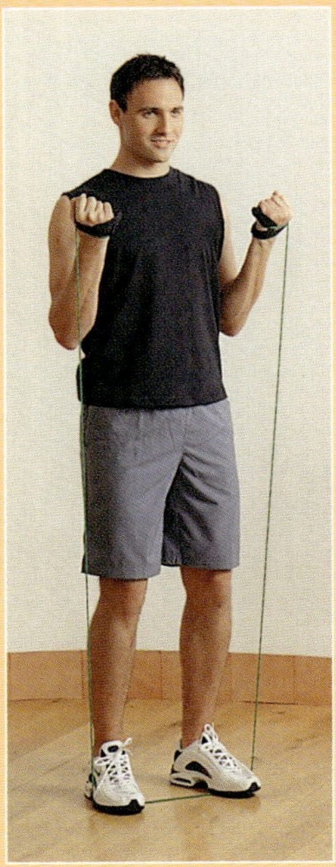

9 Armbeugen

- Füße auf Tubing, hüftbreit auseinander
- Tubing um Handgelenke wickeln, spannen
- Handflächen nach vorn
- Ausatmen, Hände auf Schulterhöhe
- Einatmen, entspannen
- Level 1/2/3 = 15/20/25 Wh.

10 Po-Lift, s. S. 65

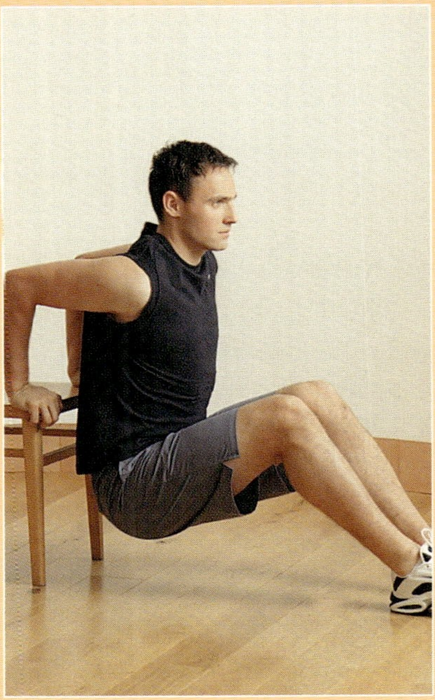

11 Trizeps-Dip

- Stuhlkante umfassen, Handflächen nach hinten
- Füße mit Abstand zum Stuhl aufstellen
- Einatmen, in die Hocke gehen, Ellbogen bildet einen rechten Winkel
- Ausatmen, Arme fast durchstrecken
- Level 1/2/3 = 15/20/25 Wh.

12 Bauchpressen intensiv, s. S. 67

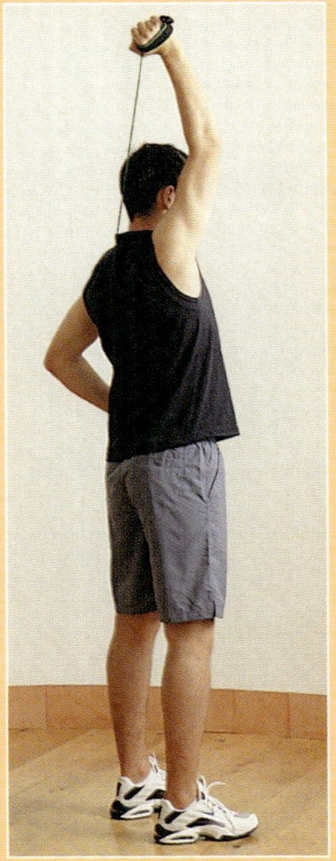

15 Trizepsstrecken über den Kopf

- Tubingmitte mit der linken Hand festhalten
- Rechte Hand hält den Griff, Arm strecken
- Ellbogen anwinkeln, Hand wandert hinter den Rücken
- Ausatmen, Arm strecken
- Arm nicht durchstrecken
- Einatmen, entspannen
- Level 1/2/3 = 15/20/25 Wh. pro Seite

16 Beckenheben, s. S. 71

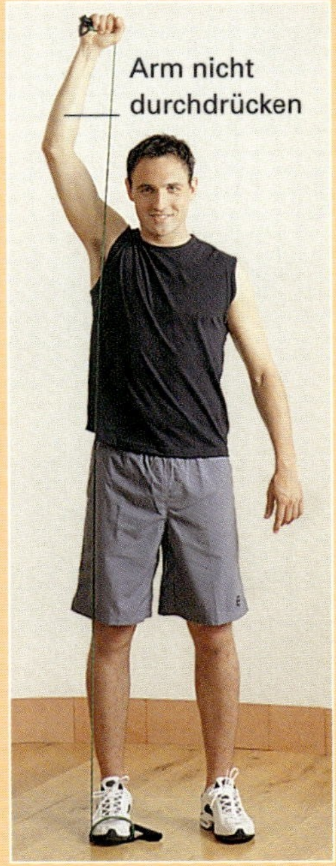

17 Nackendrücken mit einem Arm

- Füße hüftbreit auseinander
- Tubingende um rechten Fuß wickeln
- Anderen Griff mit der rechten Hand nehmen und auf Schulterhöhe halten
- Ausatmen, Arm strecken
- Einatmen, in die Ausgangsposition zurückkehren
- Level 1/2/3 = 15/20/25 Wh. pro Seite

18 Jump-Squat, s. S. 73
19 Rückenstrecken, s. S. 74

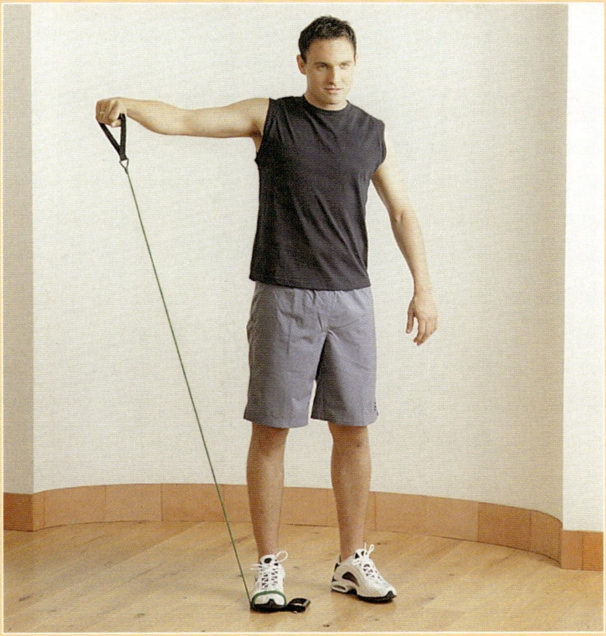

13 Seitheben, ein Arm

- Die Füße sind hüftbreit auseinander
- Ein Tubingende um den rechten Fuß wickeln
- Griff in rechte Hand nehmen, Handfläche nach innen, Bauchmuskeln anspannen und ausatmen
- Rechten Arm langsam auf Schulterhöhe heben
- Einatmen und in die Ausgangsposition zurückkehren
- Level 1/2/3 = 10/15/20 Wh. pro Seite

14 Brücke mit Beinheben, s. S. 69

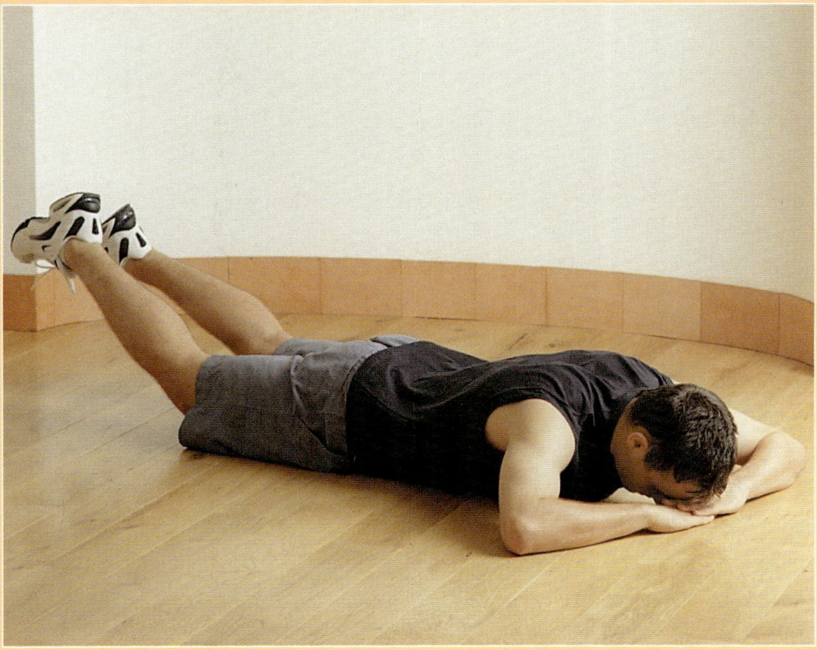

20 Beinheben

- Auf den Bauch legen
- Schultern entspannen, Kopf ruht auf den Händen
- Bauchmuskeln anspannen und ausatmen
- Beide Beine so hoch wie möglich heben
- Einatmen und entspannen
- Level 1/2/3 = 15/20/25 Wh.

Tagebuch

Viele lassen die Gewichte unverändert und erhöhen stattdessen die Wiederholungen. Aber richtig effektiv wird es nur, wenn man die Gewichte erhöht, sodass die angegebenen Wiederholungen schwer fallen.

	Datum:		Datum:		Datum:	
Übung	**Gewicht**	**Wh.**	**Gewicht**	**Wh.**	**Gewicht**	**Wh.**
Brustpressen Satz 1						
Super-Ausfallschritt Satz 1						
Rückenzug Satz 1						
Beinbeugen Satz 1						
Brustpressen Satz 2						
Super-Ausfallschritt Satz 2						
Rückenzug Satz 2						
Beinbeugen Satz 2						
Flying Satz 1						
Squat Satz 1						
Rudern Satz 1						
Beinbeugen mit Ball Satz 1						
Flying Satz 2						
Squat Satz 2						
Rudern Satz 2						
Beinbeugen mit Ball Satz 2						
Pull-down, ein Arm Satz 1						
Po-Lift Satz 1						
Trizeps-Dip Satz 1						
Bauchpressen intensiv Satz 1						

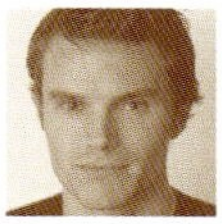

Nur **hartes Training** führt zur **Traumfigur**.

Übung (Fortsetzung)	**Gewicht**	**Wh.**	**Gewicht**	**Wh.**	**Gewicht**	**Wh.**
Pull-down, ein Arm Satz 2						
Po-Lift Satz 2						
Trizeps-Dip Satz 2						
Bauchpressen intensiv Satz 2						
Armbeugen Satz 1						
Brücke mit Beinheben Satz 1						
Trizeps-Push-down Satz 1						
Beckenheben Satz 1						
Armbeugen Satz 2						
Brücke mit Beinheben Satz 2						
Trizeps-Push-down Satz 2						
Beckenheben Satz 2						
Seitheben, ein Arm Satz 1						
Jump-Squat Satz 1						
Rückenstrecken Satz 1						
Beckenlift Satz 1						
Seitheben, ein Arm Satz 2						
Jump-Squat Satz 2						
Rückenstrecken Satz 2						
Becken-Lift Satz 2						

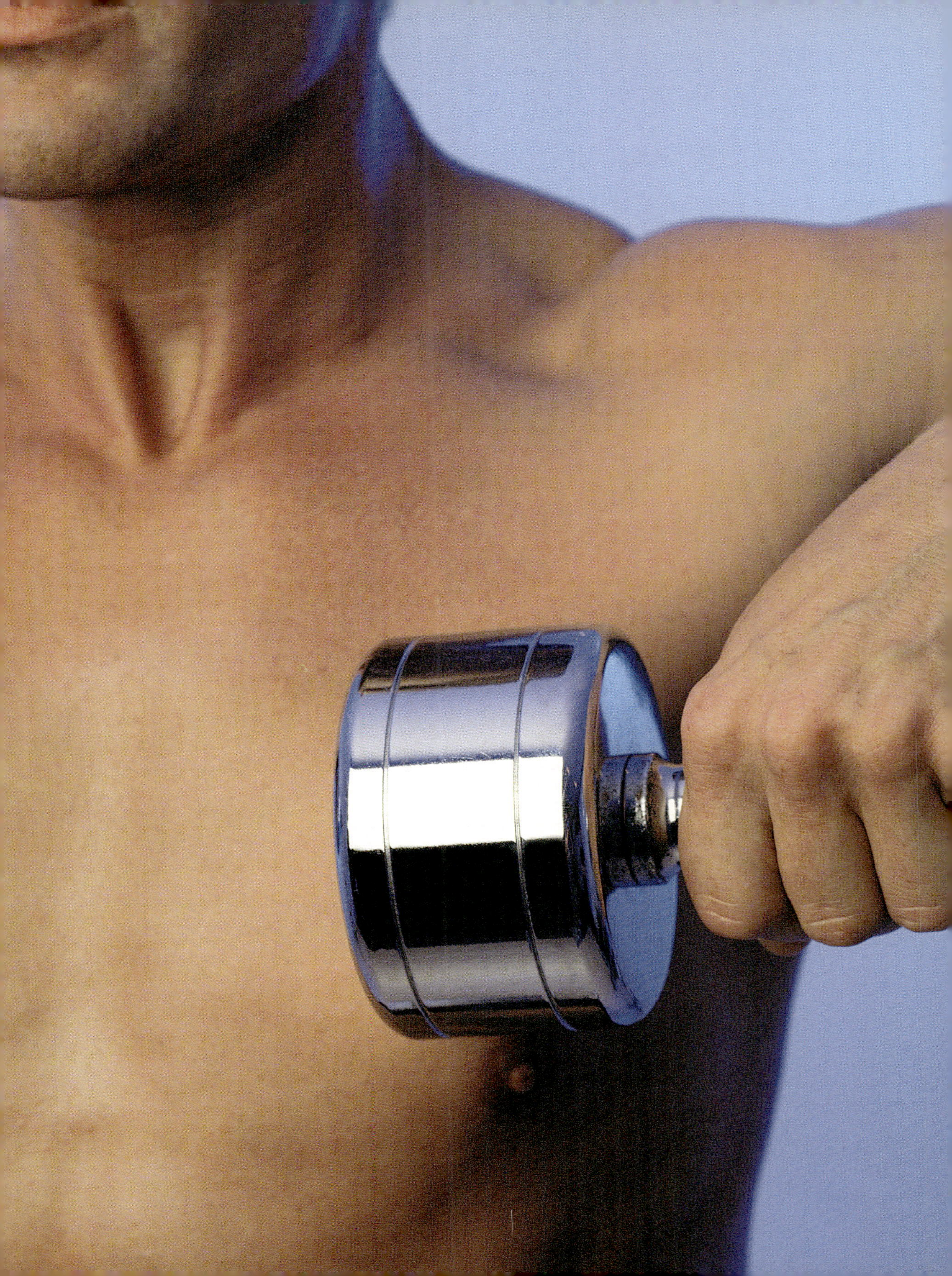

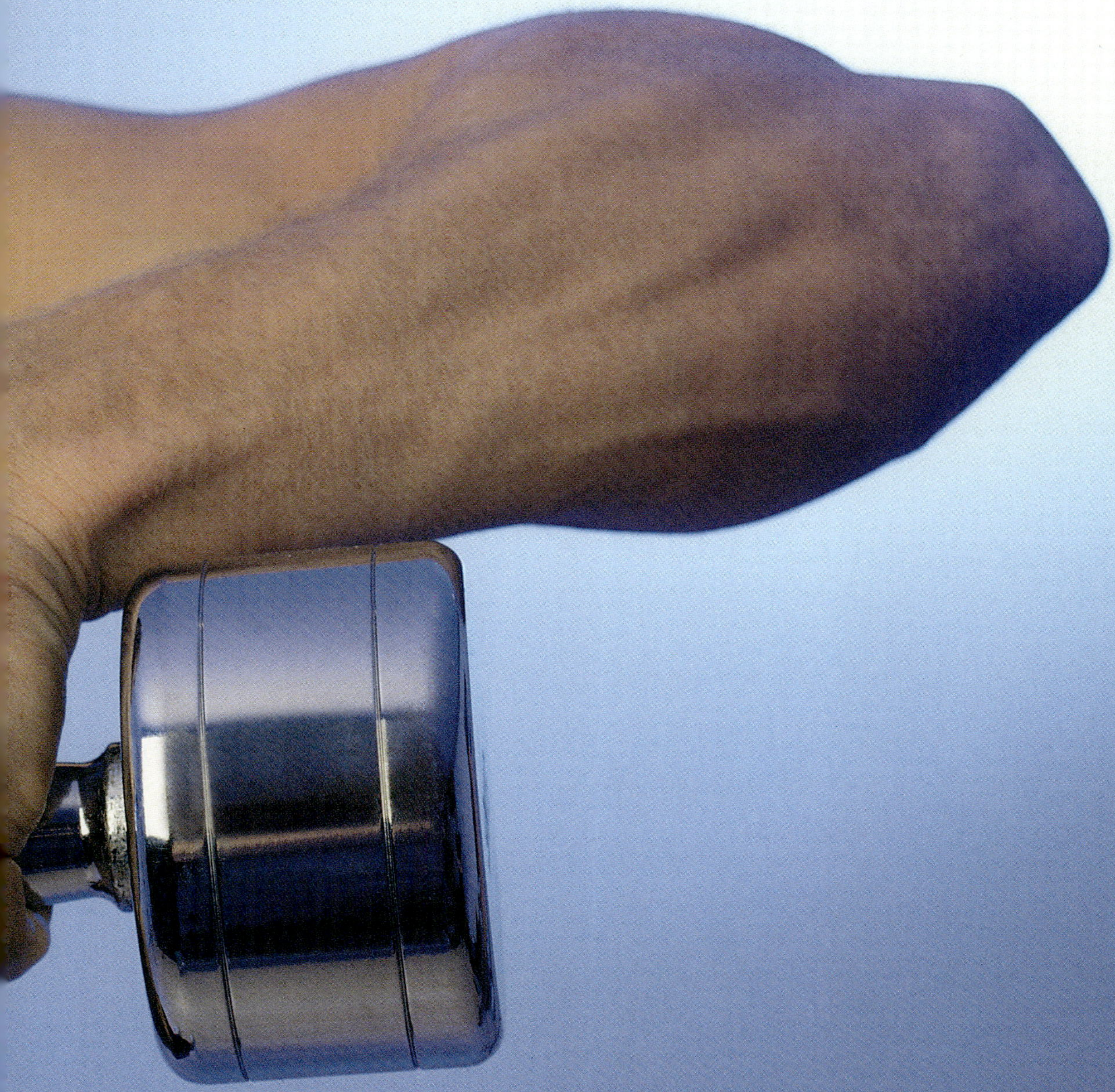

Workout 3

Muskeln aufbauen

Das Programm

Wenn Sie sich einen kräftigen, muskulösen Körper wünschen, wartet nun ein hartes Training auf Sie, das allerdings umso größere Erfolge bringt. Bis der Körper Muskeln aufbaut, dauert es in der Regel eine Weile, aber bei diesem PHA-Programm brauchen Sie nur viermal die Woche 40 Minuten lang trainieren und bekommen trotzdem fantastisch definierte Muskeln.

Warum zwei Workouts?

Wer Muskeln aufbauen möchte, muss diese maximal belasten. Indem Sie zwei verschiedene Workouts im Wechsel absolvieren, bekommt jede Körperregion ein gezieltes Overload-Training, von dem sie sich anschließend ein paar Tage erholen kann, bevor dieselben Partien erneut gefordert werden. Workout 3a trainiert Brustmuskeln, Trizeps, Pomuskeln und Schenkelbeuger, während sich Workout 3b Bizeps, Rücken, Quadrizeps und Schultermuskeln vornimmt.

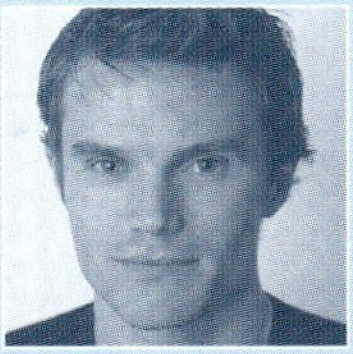

Wir müssen jede **Muskelgruppe** des Körpers **intensiv trainieren.**

Die Theorie hinter den Workouts

Mein PHA-Programm sieht vor, dass zunächst eine bestimmte Partie des Oberkörpers mithilfe von zwei schnell aufeinander folgenden, sich ergänzenden Übungen trainiert wird. Gleich danach geht es mit einer Übung für den Unterkörper weiter, damit das Blut gemäß der PHA-Methode in die andere Körperhälfte gepumpt wird. Da Sie jeden Muskel des Oberkörpers mit schweren Gewichten intensiv trainieren müssen, beginnen wir mit einer Übung, die eine bestimmte Muskelgruppe isoliert trainiert. Darauf folgt sofort eine weitere, bei der mehrere Muskelgruppen gefordert werden. Diese sich ergänzende Herangehensweise stellt sicher, dass die Muskelfasern ein gezieltes Overload-Training erhalten, um dann gleich darauf nochmal beansprucht zu werden – diesmal jedoch mit Unterstützung von anderen Muskeln. Dabei kommt es zu mikroskopisch kleinen Muskelfaserrissen, die den Aufbau kräftigerer, flexiblerer Muskeln unterstützen, sodass Sie im Lauf der Zeit mit immer schwereren Gewichten trainieren können.

Weitere Pluspunkte

Ein herkömmliches Muskelaufbautraining ist so zeitintensiv, dass Herz und Kreislauf dabei oft vernachlässigt werden. Das PHA-Training dagegen bringt Herz und Kreislauf wesentlich besser in Schwung als ein normales Widerstandstraining – Sie schlagen gewissermaßen zwei Fliegen mit einer Klappe. Verfechter des traditionellen Muskelaufbautrainings werden jetzt einwenden, dass sich der Körper zwischen zwei Sätzen ausruhen muss. Aber die Muskelbeanspruchung während des PHA-Programms zeigt, dass der aktive Regenerationsprozess, den die Arme durchlaufen, während die Beine weitertrainieren, das Ausscheiden von Milchsäure aus den Muskeln eher fördert.

Dieses Programm hilft Ihnen, den Trainingsaufwand zu halbieren und dennoch eine höchst attraktive, muskulöse Figur zu bekommen.

Workout 3 – viermal die Woche, sechs Wochen lang

Warm-up (*s. S. 16–19*)

Workout 3a	**Wh.**	**Workout 3b**	**Wh.**
Flying	10 mW	Langhantel-Armbeugen	10 mW
Brustpressen	8 mW	Klimmzug	bis zur Erschöpfung
Beinbeugen	10 mW	Beinstrecken	12 mW
Cable crossover	8 mW	Hammer Curl	12 mW
Liegestütze	bis zur Erschöpfung	Rudern aufrecht	8 mW
Kreuzheben	12 mW	Langhantel-Squat	10 mW
Trizepsstrecken	10 mW	Rudern im Sitzen	10 mW
Trizeps-Dip	bis zur Erschöpfung	Pull-down, ein Arm	10 mW pro Seite
Banksteigen	15 pro Bein	*Oberen Satz 2 x wiederholen, dann weiter*	
Oberen Satz 2 x wiederholen, dann weiter		Seitheben	12 mW
Bauchpressen intensiv	50	Super-Ausfallschritt	12 pro Bein
Bauchpressen schräg	30 pro Seite	Nackendrücken	10 mW
Rückenstrecken	25	Ausfallschritt fix	12 pro Bein
Beinheben nach hinten	25	Flying nach hinten	10 mW
Bauchpressen	50	*Oberen Satz 2 x wiederholen*	
Bauchpr. schräg isol.	30 pro Seite		
Bauchpressen intensiv 2	40		
Oberen Satz 2 x wiederholen			

Cool-down (*s. S. 20–23*)

Workouts 3a und 3b des Programms *Muskeln aufbauen* sind zwei 40-minütige Trainingssessions, die an zwei Tagen die Woche abwechselnd absolviert werden.

Welche Gewichte Sie nehmen müssen, können Sie leicht selbst feststellen: Sobald Ihnen eine Übung leicht fällt, das Gewicht um 10% erhöhen. Die angegebenen Wiederholungen auf keinen Fall überschreiten. Für unterwegs s. S. 124–127.

Wiederholung (Wh.): Eine komplette Übung von Anfang bis Ende.
Maximale Wiederholungen (mW): Die Anzahl Wiederholungen, die Sie gerade noch schaffen. Die Muskeln sollten dabei so erschöpft werden, dass Ihnen die letzten Wiederholungen unglaublich schwer fallen.
Bis zur Erschöpfung: Die Anzahl Wiederholungen, die Sie schaffen, bis die Muskeln schlapp machen und Sie mit der Übung nicht mehr fortfahren können.

Workout 3a im Überblick

Das Programm für unterwegs finden Sie auf den Seiten 124–127.

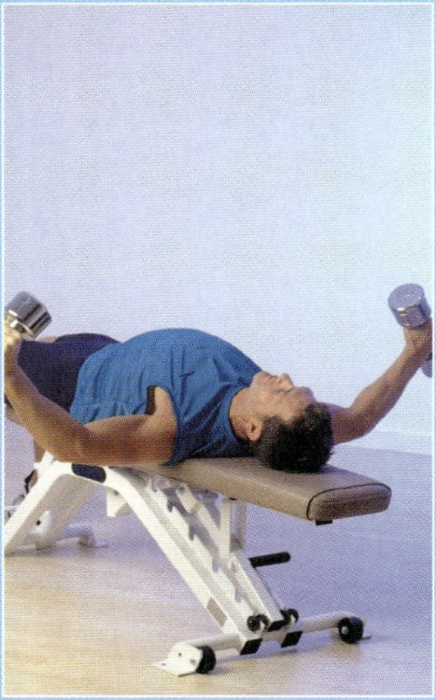

1 Flying *s. S. 93*

10 Wh. (3 Sek. pro Wh.)

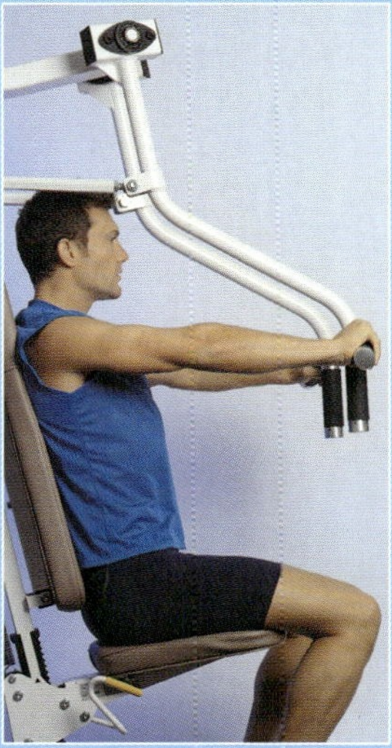

2 Brustpressen *s. S. 94*

8 Wh. (4 Sek. pro Wh.)

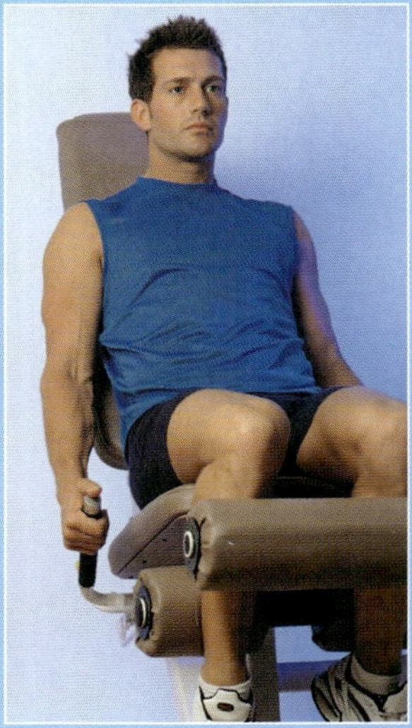

3 Beinbeugen *s. S. 95*

10 Wh. (3 Sek. pro Wh.)

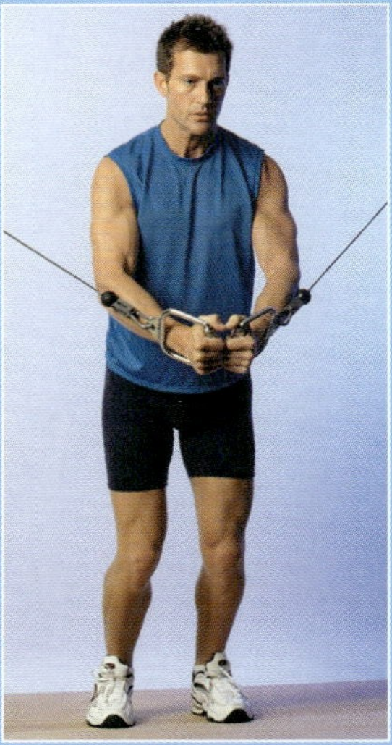

4 Cable-crossover *s. S. 96*

8 Wh. (4 Sek. pro Wh.)

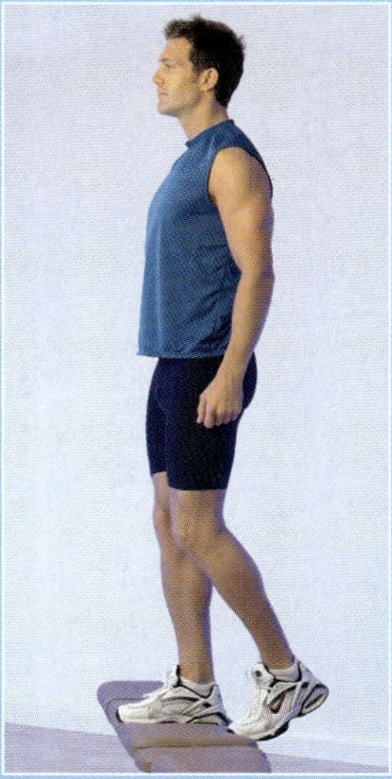

9 Banksteigen *s. S. 101* (pro Bein)

15 Wh. (4 Sek. pro Wh.)

1–9 2 x WIEDERHOLEN

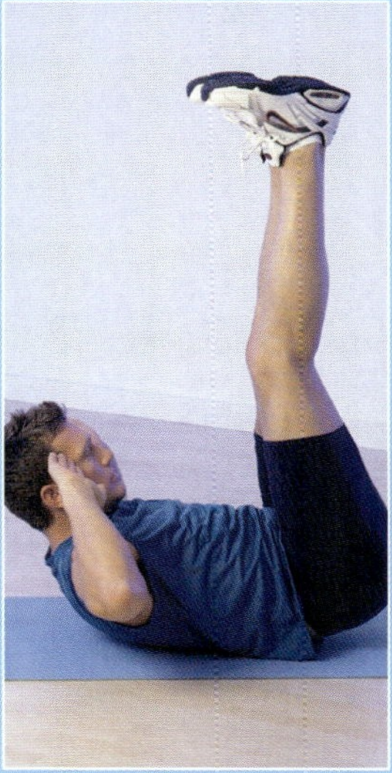

10 Bauchpressen intensiv *s. S. 102*

50 Wh. (2 Sek. pro Wh.)

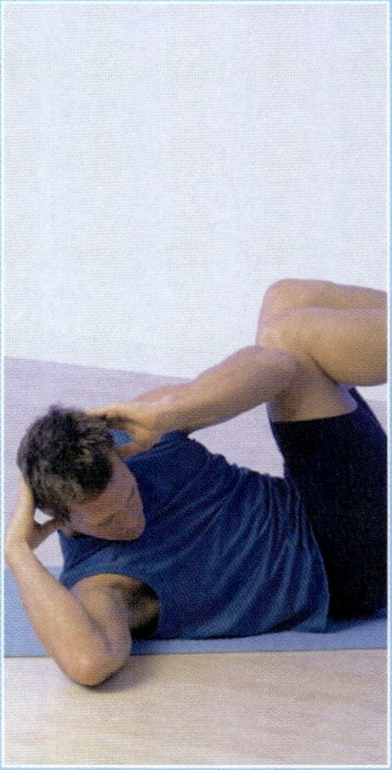

11 Bauchpressen schräg *s. S. 103* (pro Seite)

30 Wh. (1 Sek. pro Wh.)

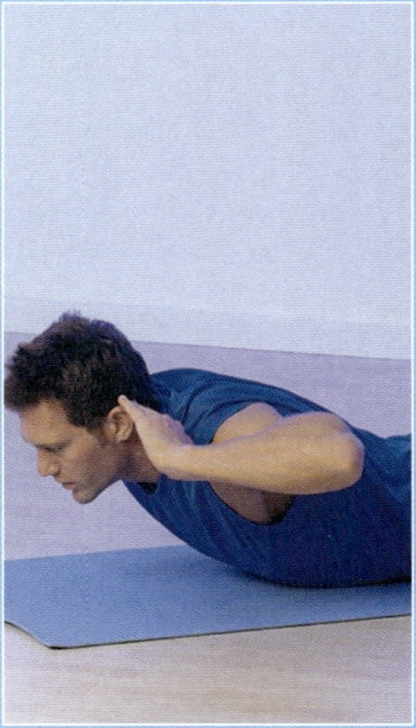

12 Rückenstrecken *s. S. 104*

25 Wh. (2 Sek. pro Wh.)

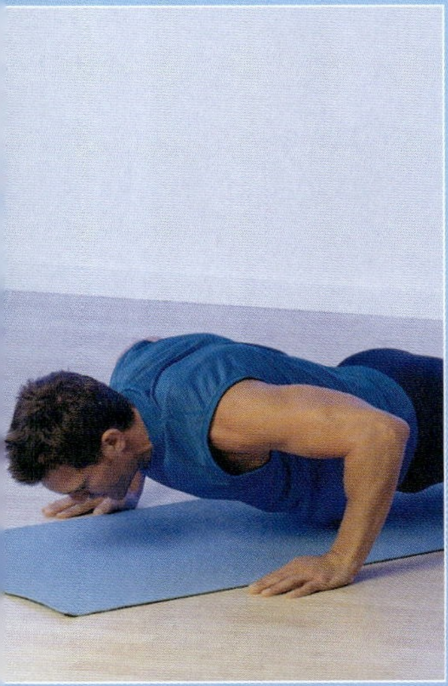

5 Liegestütze *s. S. 97*
bis zur Erschöpfung

(max. 60 Sek.)

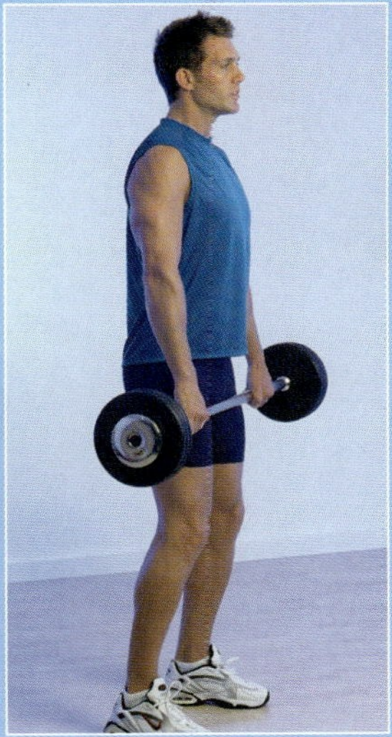

6 Kreuzheben *s. S. 98*

12 Wh. (3 Sek. pro Wh.)

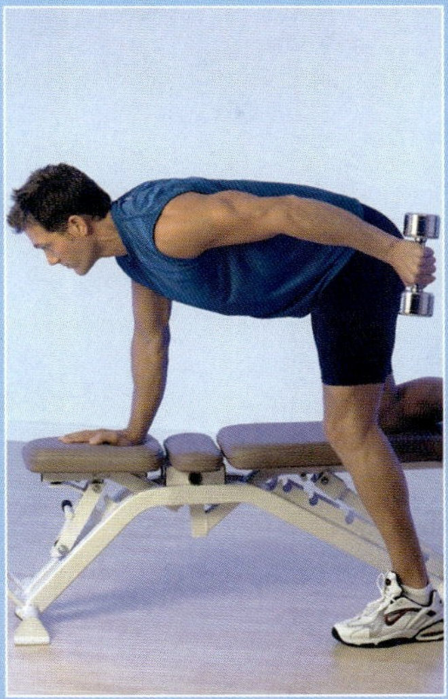

7 Trizepsstrecken
s. S. 99

10 Wh. (3 Sek. pro Wh.)

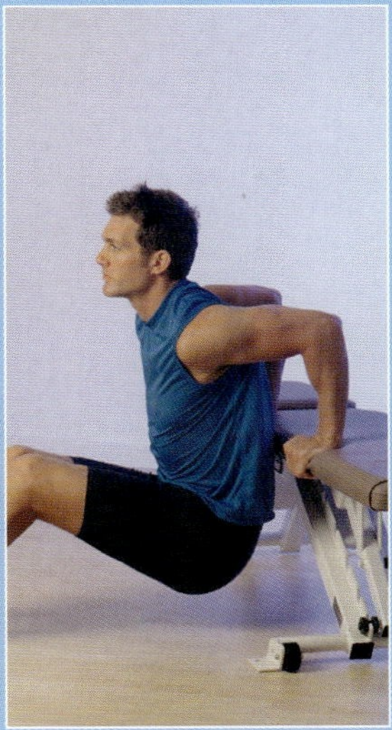

8 Trizeps-Dip *s. S. 100*
bis zur Erschöpfung

(max. 45 Sek.)

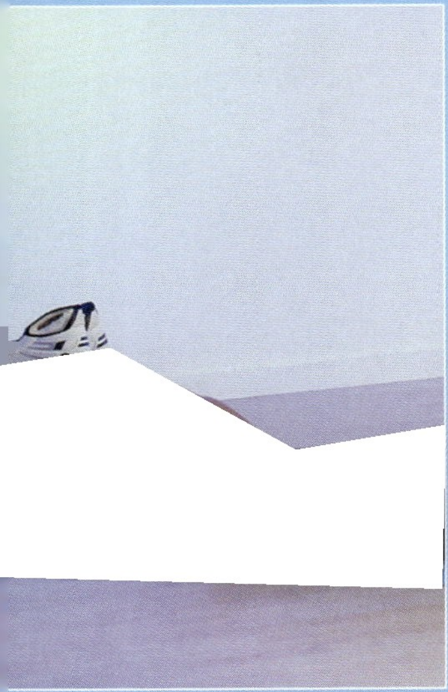

13 Beinheben nach hinten *s. S. 105*

25 Wh. (2 Sek. pro Wh.)

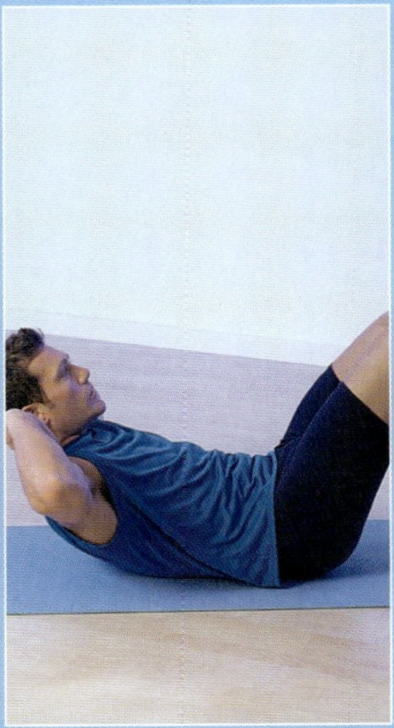

14 Bauchpressen
s. S. 106

50 Wh. (2 Sek. pro Wh.)

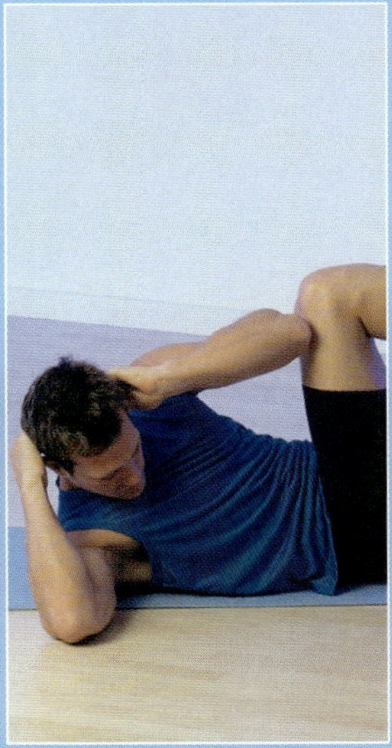

15 Bauchpressen schräg isol. *s. S. 107* (pro S.)

30 Wh. (2 Sek. pro Wh.)

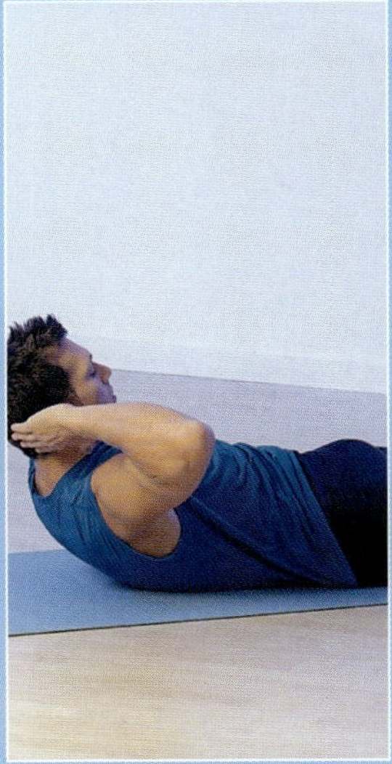

16 Bauchpressen intensiv 2 *s. S. 106*

40 Wh. (2 Sek. pro Wh.)

10–16 2 x WIEDERHOLEN

Workout 3b im Überblick

Das Programm für unterwegs finden Sie auf den Seiten 124–127.

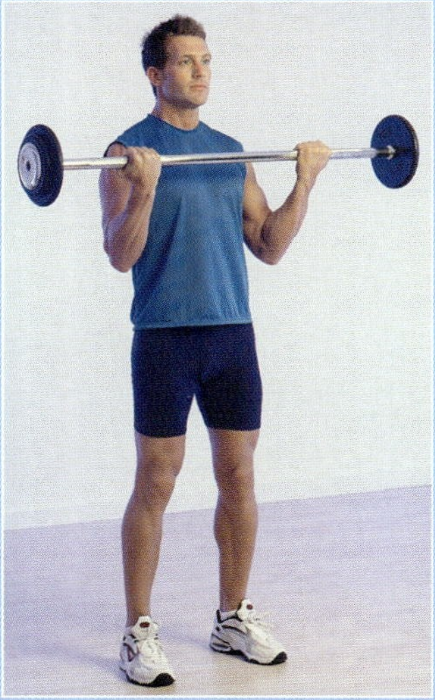

1 **Langhantel-Armbeugen** *s. S. 109*

10 Wh. (3 Sek. pro Wh.)

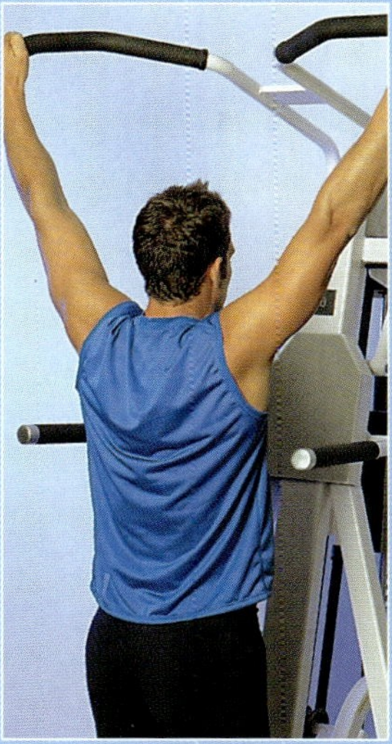

2 **Klimmzug** *s. S. 110 bis zur Erschöpfung*

(max. 30 Sek.)

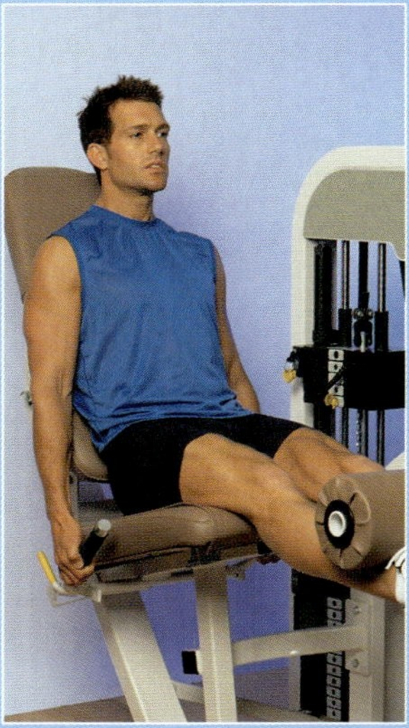

3 **Beinstrecken** *s. S. 111*

12 Wh. (3 Sek. pro Wh.)

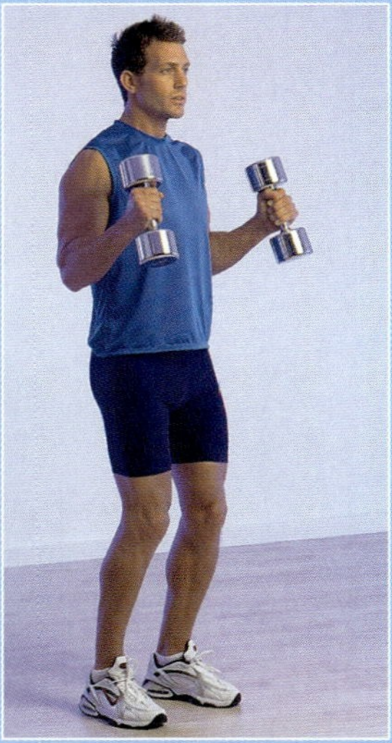

4 **Hammer Curl** *s. S. 112*

12 Wh. (3 Sek. pro Wh.)

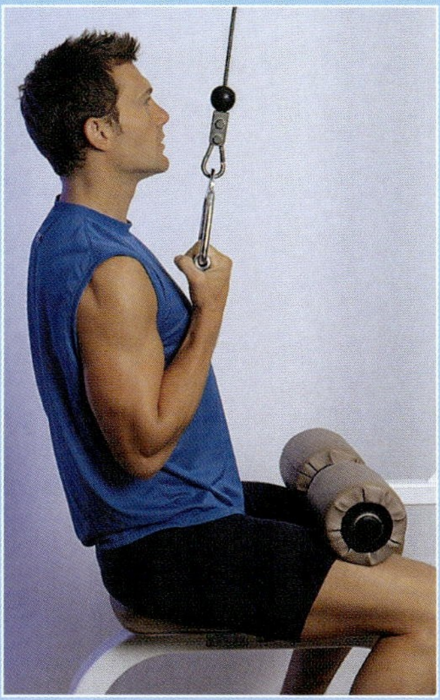

8 **Pull-down, ein Arm** *s. S. 116* (pro Seite)

10 Wh. (6 Sek. pro Wh.)

1–8 2 x WIEDERHOLEN

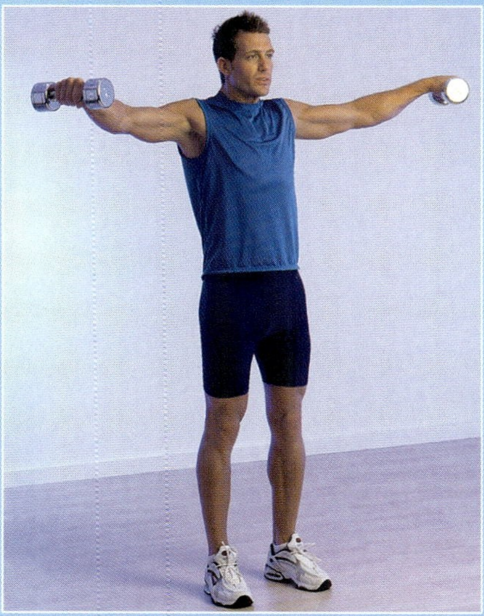

9 **Seitheben** *s. S. 117*

12 Wh. (3 Sek. pro Wh.)

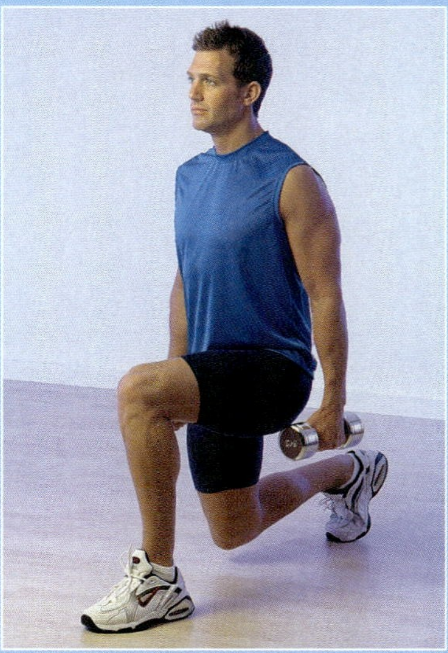

10 **Super-Ausfallschritt** *s. S. 118* (pro Bein)

12 Wh. (3 Sek. pro Wh.)

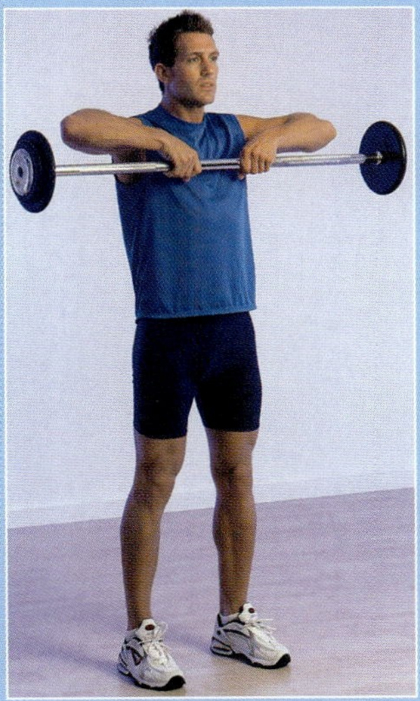

5 **Rudern aufrecht** *s. S. 113*

8 Wh. (4 Sek. pro Wh.)

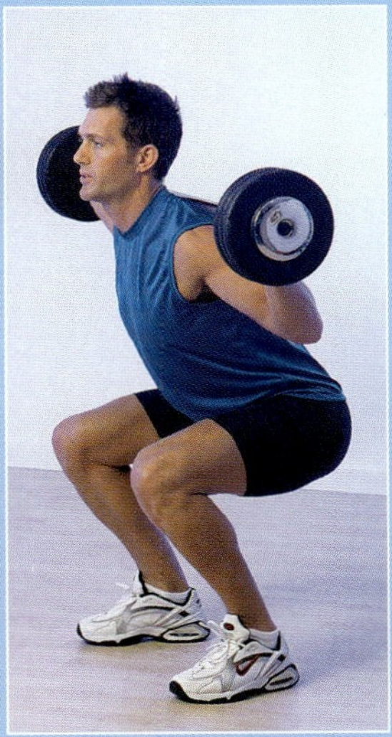

6 **Langhantel-Squat** *s. S. 114*

10 Wh. (3 Sek. pro Wh.)

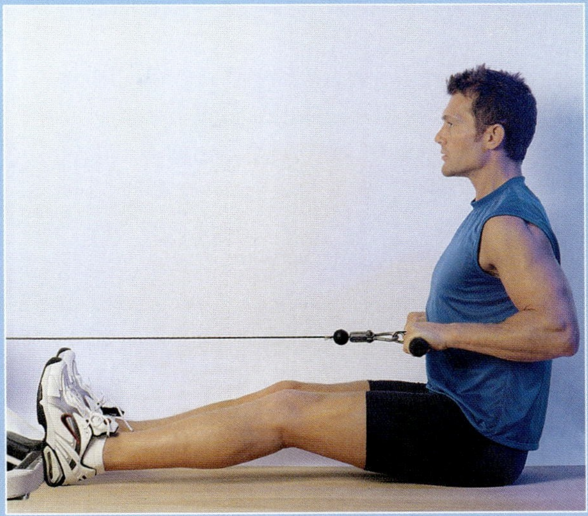

7 **Rudern im Sitzen** *s. S. 115*

10 Wh. (3 Sek. pro Wh.)

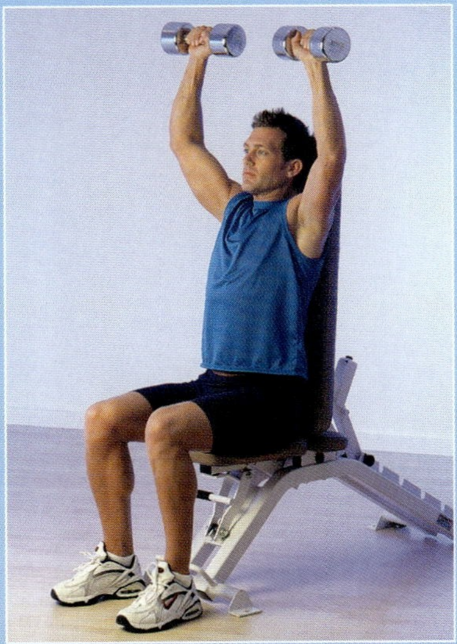

11 **Nackendrücken** *s. S. 119*

10 Wh. (3 Sek. pro Wh.)

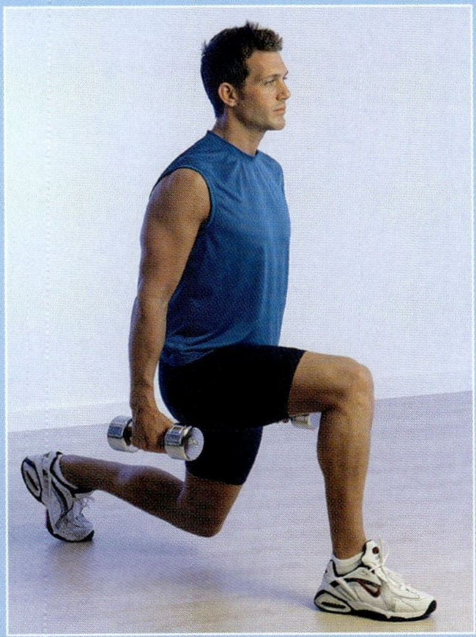

12 **Ausfallschritt fix** *s. S. 120* (pro Bein)

12 Wh. (2 Sek. pro Wh.)

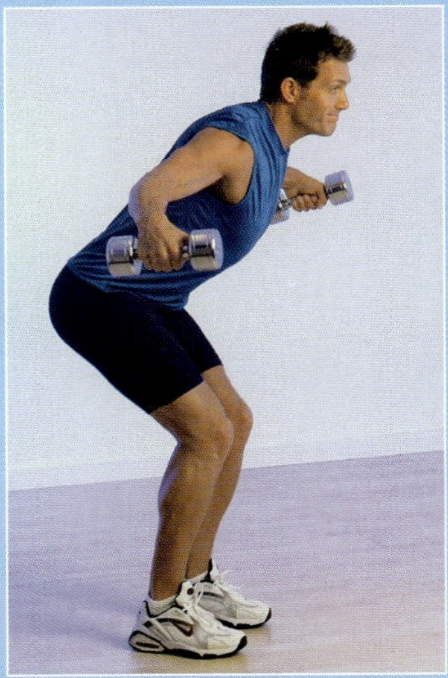

13 **Flying nach hinten** *s. S. 121*

10 Wh. (3 Sek. pro Wh.)

9–13 2 x WIEDERHOLEN

Workout 3a

Absolvieren Sie dieses Workout abwechselnd mit Workout 3b (*s. S. 108–121*) an zwei Tagen die Woche. Um die Muskeln des Oberkörpers intensiv zu trainieren, folgt dieses Workout einem leicht abgeänderten Schema. Am Anfang stehen zwei Übungen für den Oberkörper, gefolgt von einer Übung für den Unterkörper. Für jede Übung ist eine gewisse Anzahl Wiederholungen vorgesehen, die innerhalb eines gewissen Zeitraums absolviert werden muss. Sobald Ihnen die Übungen leichter fallen, sollten Sie die Gewichte erhöhen, nicht aber die Anzahl der Wiederholungen.

Workout 3a trainiert die folgenden Muskelgruppen:

- **Brust & Trizeps**
- **Schenkelbeuger & Pomuskeln**
- **Bauch & Rücken**

1 Flying

Zunächst werden die Brustmuskeln isoliert trainiert, um sie zu kräftigen und zu formen. Auch wenn Ihnen die Übung bereits vertraut ist, kommt es auf die korrekte Technik an! Die Bewegung regelmäßig kontrollieren.

Wh.	10 mW
Zeit	3 Sek. pro Wh.

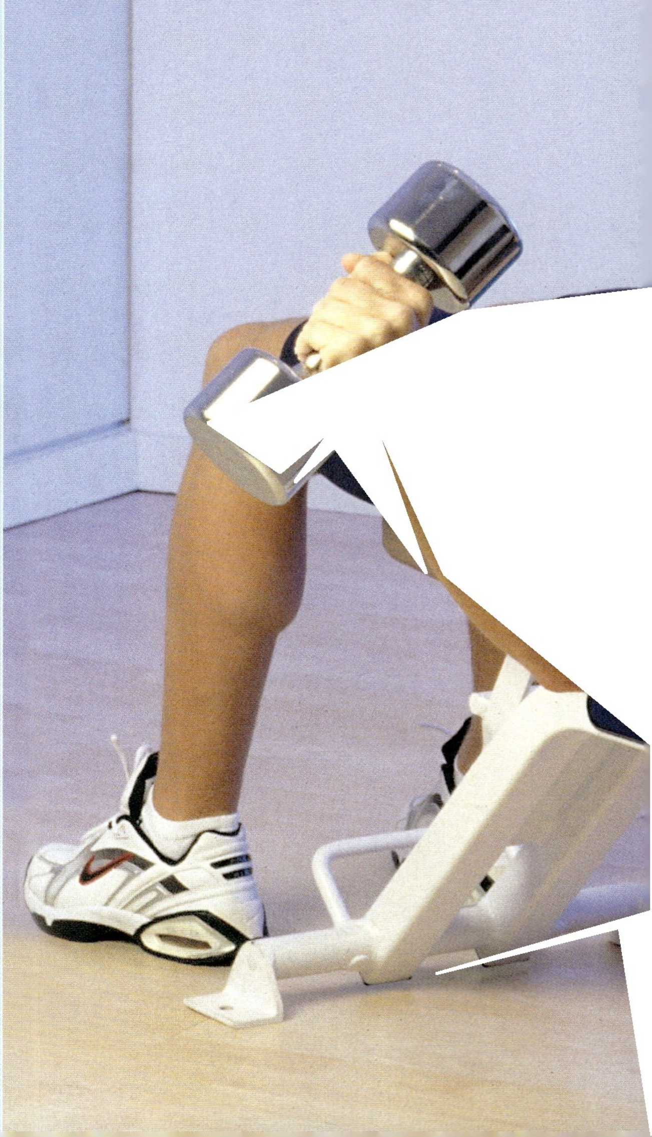

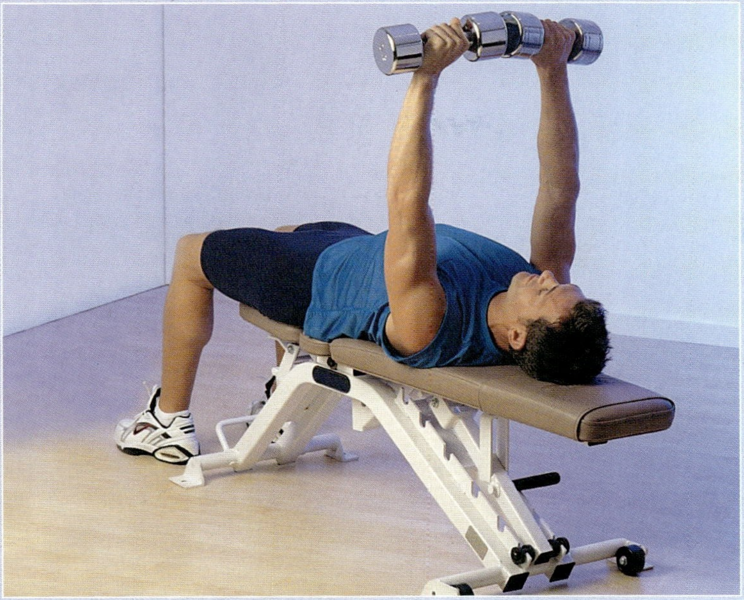

Schritt 1

- Legen Sie sich mit dem Rücken auf eine Trainingsbank
- Füße flach auf den Boden oder auf das Bankende stellen
- Jede Hand hält eine Hantel
- Arme über der Brust nach oben strecken

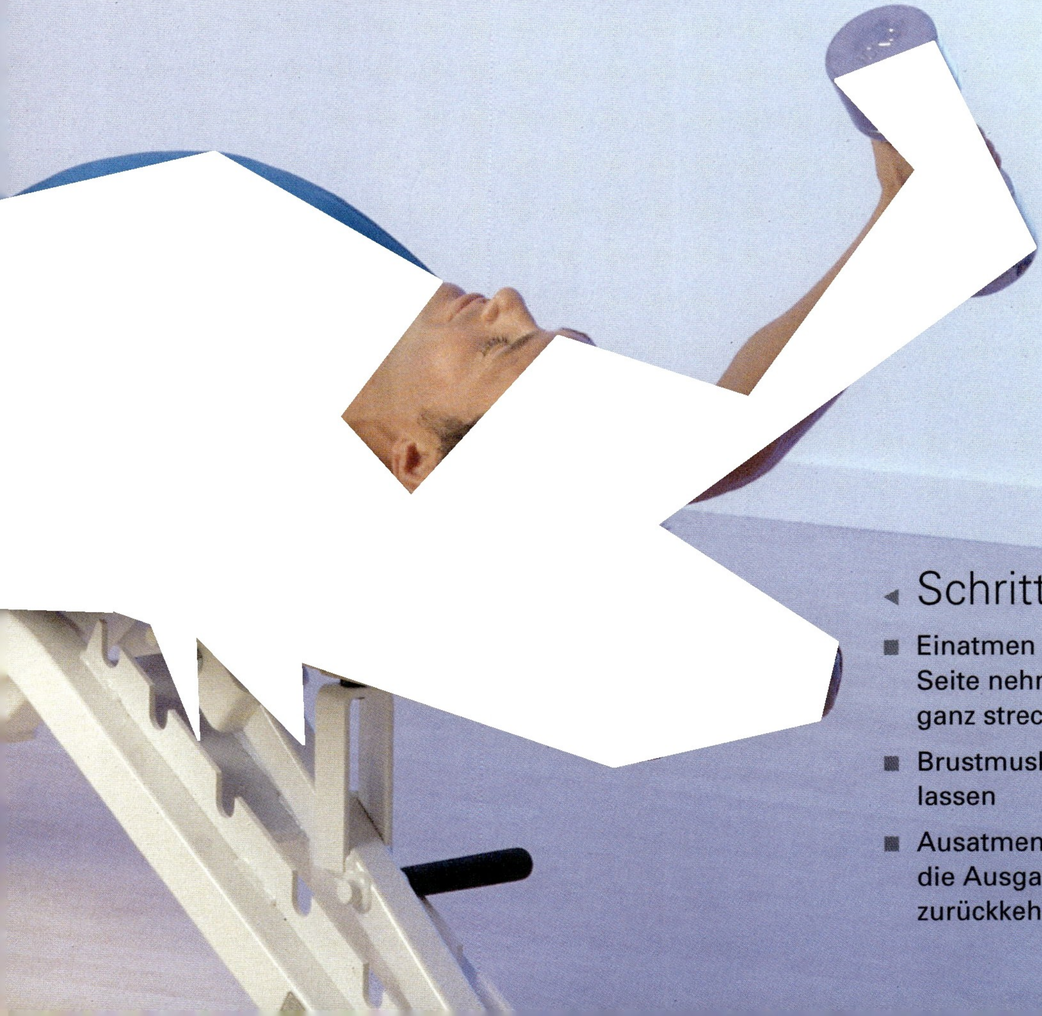

Schritt 2

- Einatmen und Arme zur Seite nehmen, beinahe ganz strecken
- Brustmuskeln spielen lassen
- Ausatmen und langsam in die Ausgangsposition zurückkehren

2 Brust-pressen

Übung zügig absolvieren und die Arme kräftig nach vorn drücken. Bewegungen trotzdem kontrolliert ausführen.

Wh.	8 mW
Zeit	4 Sek. pro Wh.

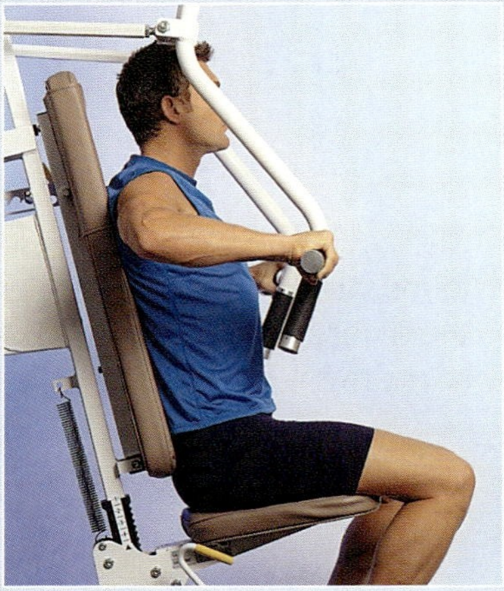

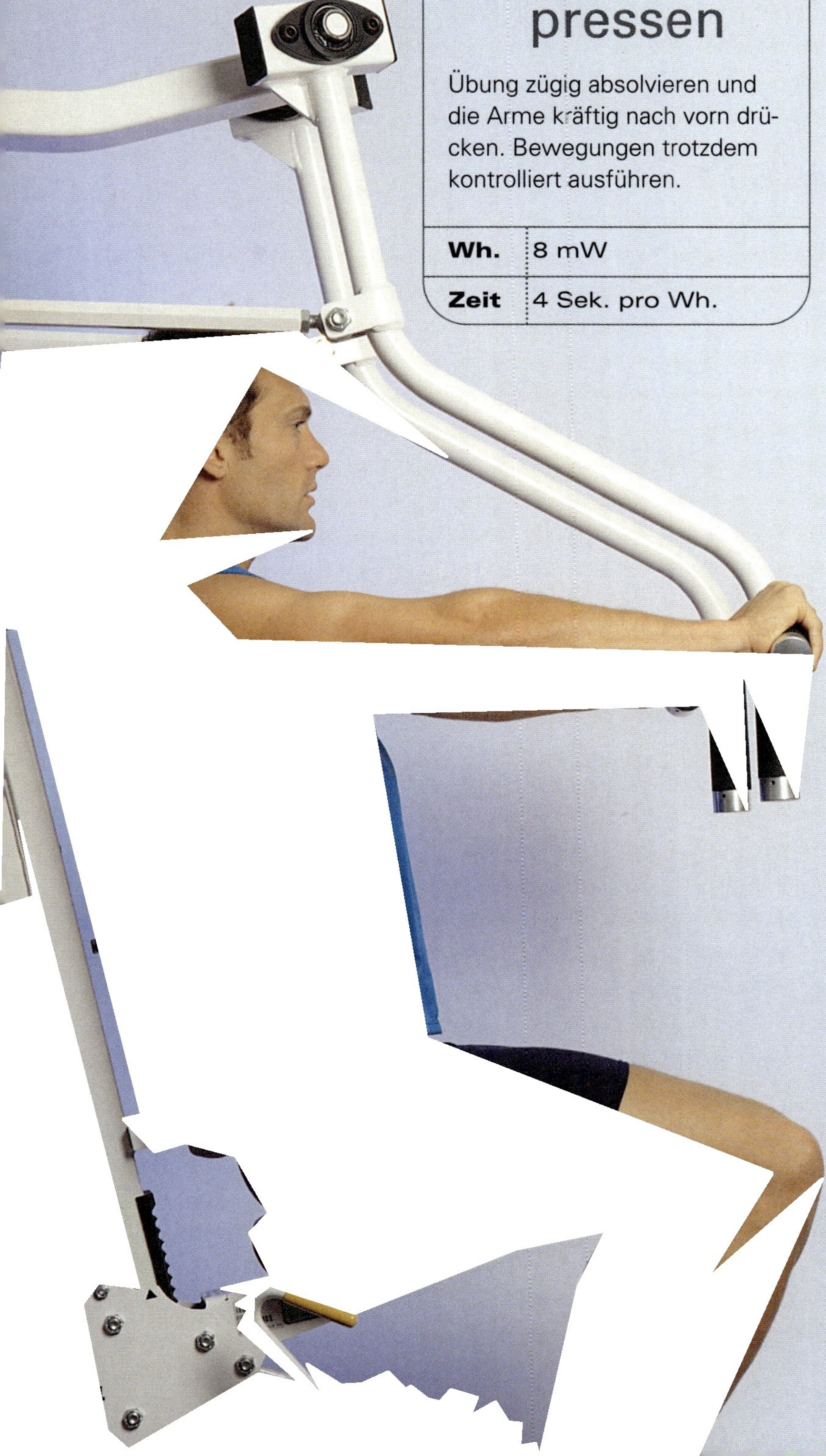

▲ Schritt 1

- An der Brustpressmaschine Platz nehmen, den unteren Rücken gut abstützen
- Die Griffe festhalten
- Ober- und Unterarme bilden rechte Winkel

◀ Schritt 2

- Ausatmen und Arme nach vorn drücken, bis sie fast gestreckt sind
- Geradeaus schauen
- Einatmen und langsam in die Ausgangsposition zurückkehren

3 Beinbeugen

Gleich mit dem Beinbeugen weitermachen, um mithilfe dieser Unterkörperübung die Schenkelrückseiten zu trainieren.

Wh.	10 mW
Zeit	3 Sek. pro Wh.

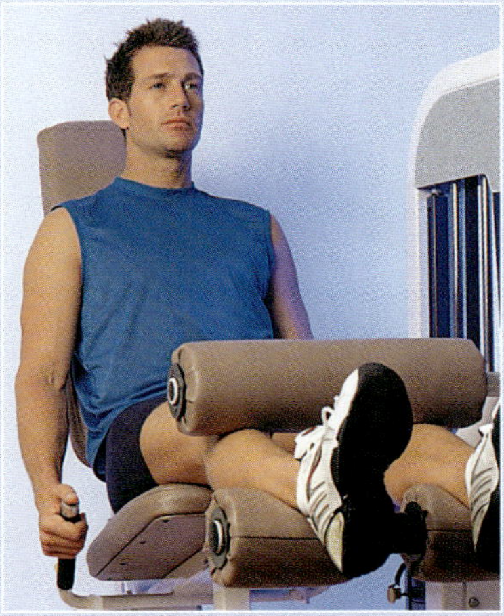

▲ Schritt 1

- So hinsetzen, dass der untere Rücken gestützt ist
- Beine strecken, die Knöchel liegen auf dem Beinpolster
- Das große Beinpolster vor die Schienbeine bringen

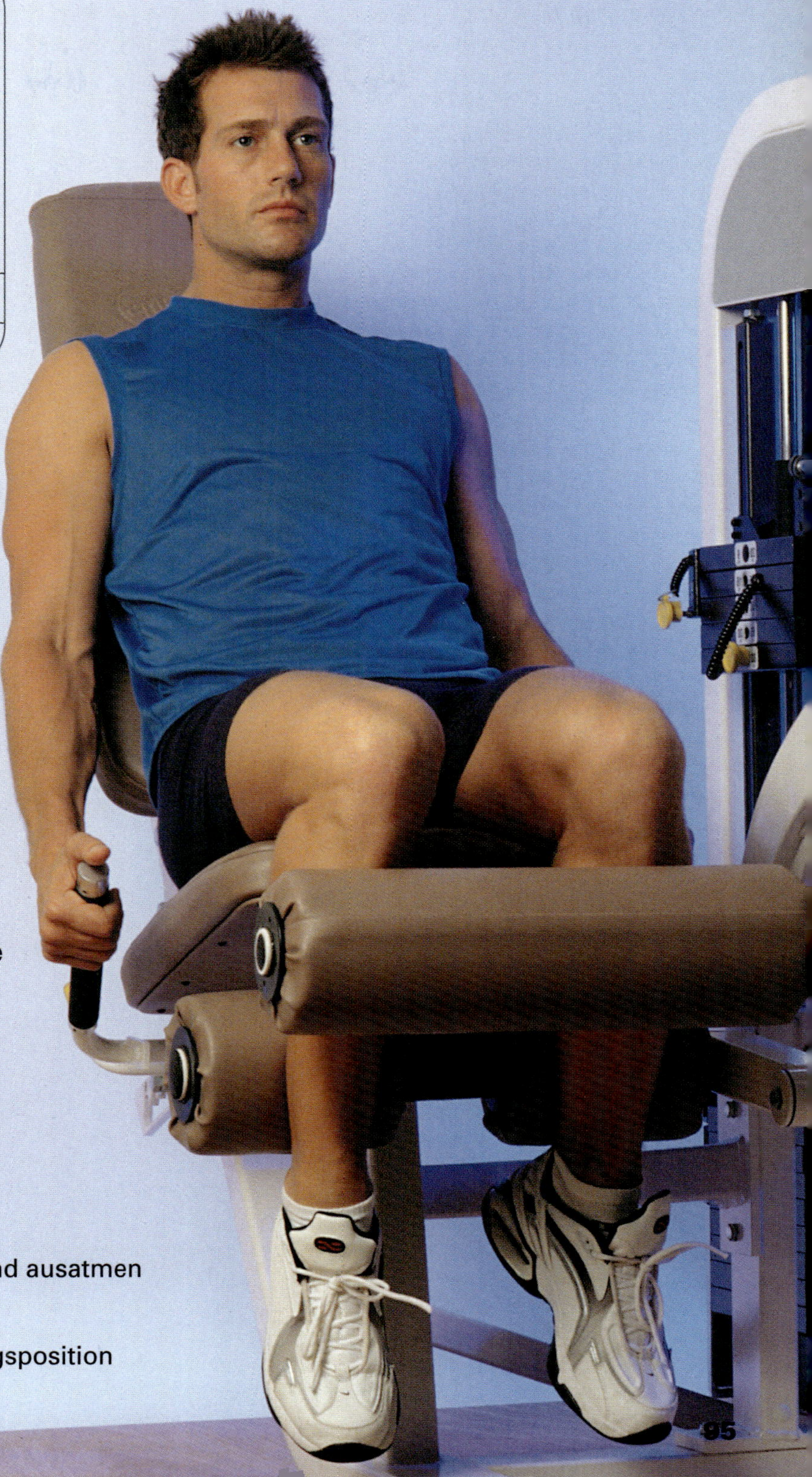

▶ Schritt 2

- Bauchmuskeln anspannen und ausatmen
- Fersen an den Po ziehen
- Einatmen und in die Ausgangsposition zurückkehren

4 Cable-crossover

Sollte es diese Maschine in Ihrem Fitnessstudio nicht geben, trainieren Sie die Arme einfach einzeln am Kabelzug.

Wh.	8 mW
Zeit	4 Sek. pro Wh.

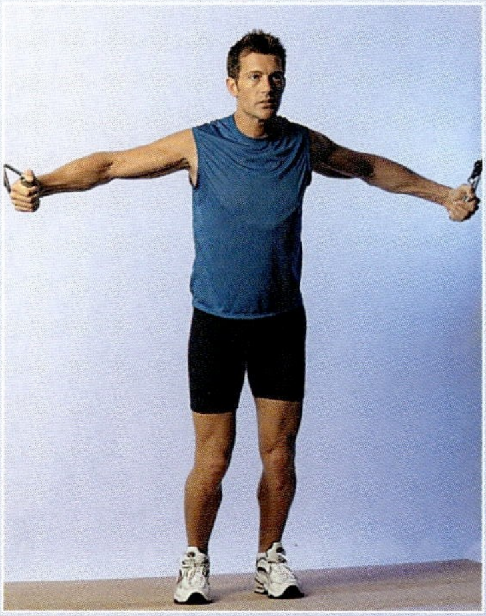

▲ Schritt 1

- So an den Kabelzug stellen, dass beide Griffe denselben Abstand zum Körper haben
- Griffe so fassen, dass die Handflächen nach innen zeigen
- Leicht vorbeugen und die Knie etwas anwinkeln

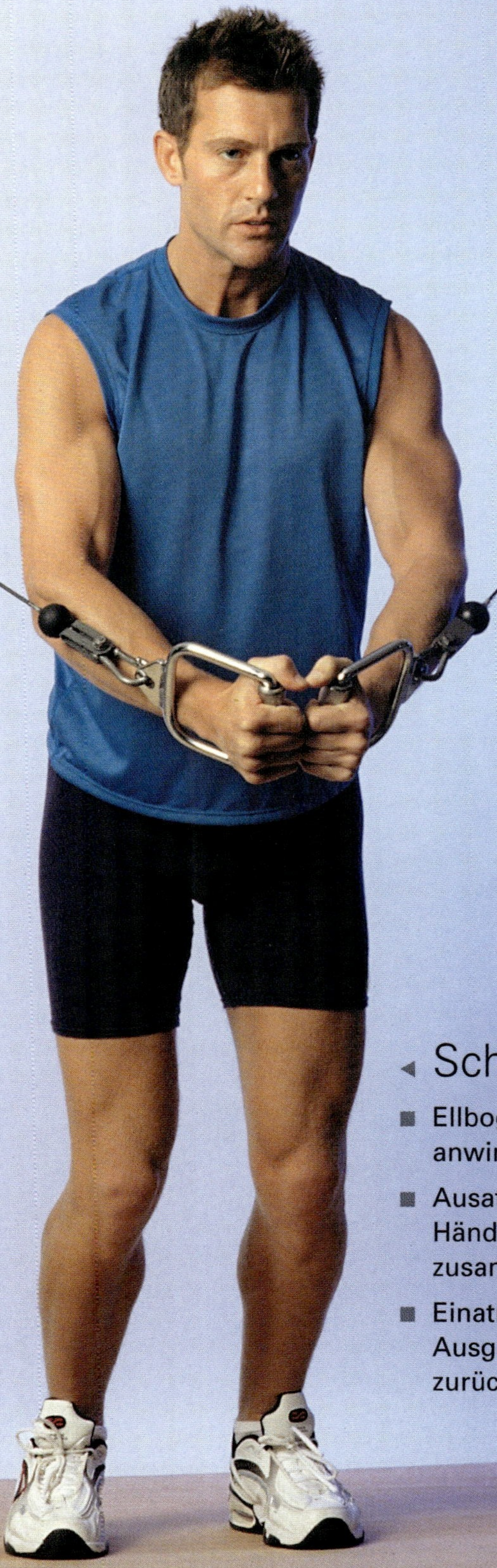

◄ Schritt 2

- Ellbogen leicht anwinkeln
- Ausatmen und die Hände vor dem Nabel zusammendrücken
- Einatmen und in die Ausgangsposition zurückkehren

5 Liegestütze

Eine einfache, aber effektive Übung, bei der man mit dem Gewicht des eigenen Körpers trainiert, um Brust-, Schultermuskeln und Trizeps zu kräftigen. Die Finger zeigen nach vorn, das Gewicht ruht auf den Händen, der Rücken bleibt gerade und die Bauchmuskeln sind angespannt.

Wh.	bis zur Erschöpfung
Zeit	max. 60 Sek.

Schritt 1

- Auf Hände und Zehenspitzen stellen
- Hände etwas weiter als schulterbreit auseinander
- Rücken und Beine strecken

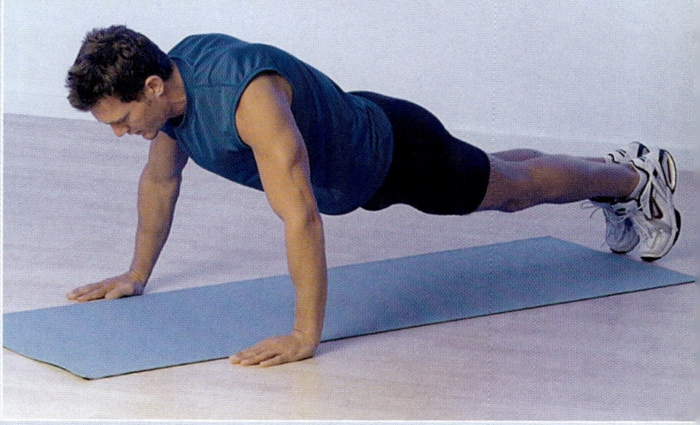

Schritt 2

- Einatmen und Oberkörper senken
- Ober- und Unterarme bilden einen rechten Winkel
- Ausatmen und sich wieder in die Ausgangsposition hochstemmen

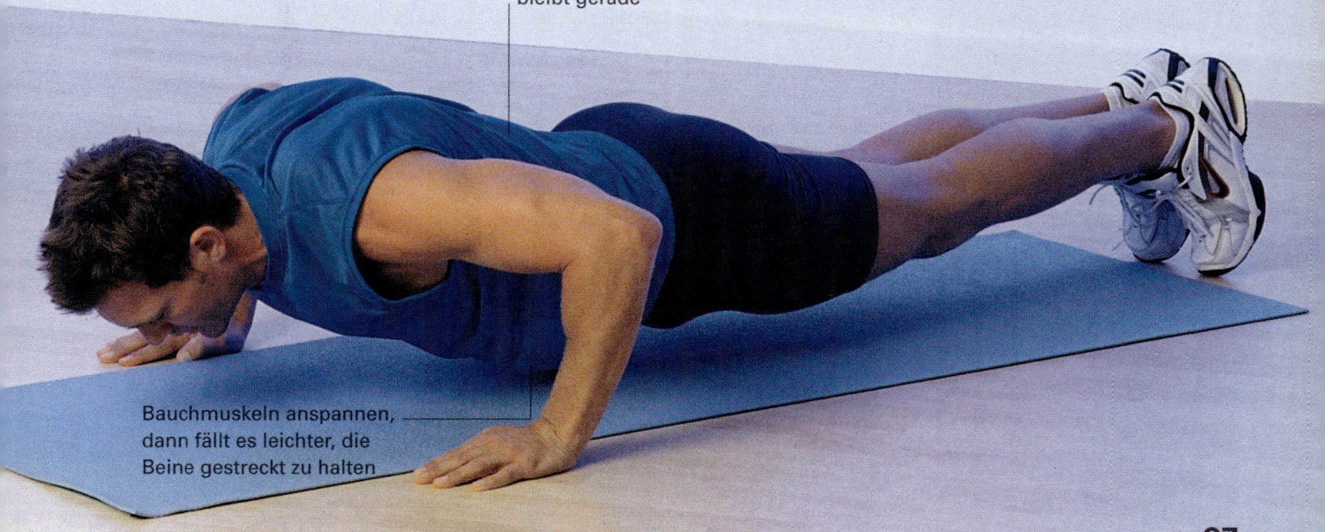
Der Rücken bleibt gerade
Bauchmuskeln anspannen, dann fällt es leichter, die Beine gestreckt zu halten

6 Kreuzheben

Diese Langhantelübung trainiert Brust-, Schultermuskeln, Bizeps und Trizeps. Warten Sie's ab – Sie werden staunen!

Wh.	12 mW
Zeit	3 Sek. pro Wh.

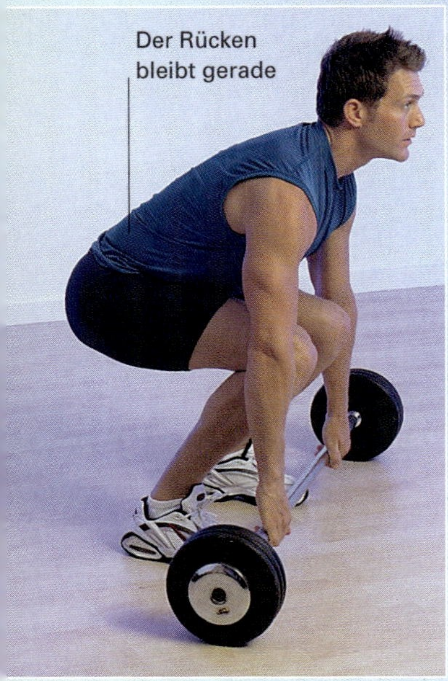

▲ Schritt 1

- Langhantel auf den Boden legen
- Die Füße stehen hüftbreit hinter der Langhantel
- Ober- und Unterschenkel bilden einen rechten Winkel
- Oberkörper vorbeugen
- Langhantel fassen, Hände sind schulterbreit auseinander
- Geradeaus schauen

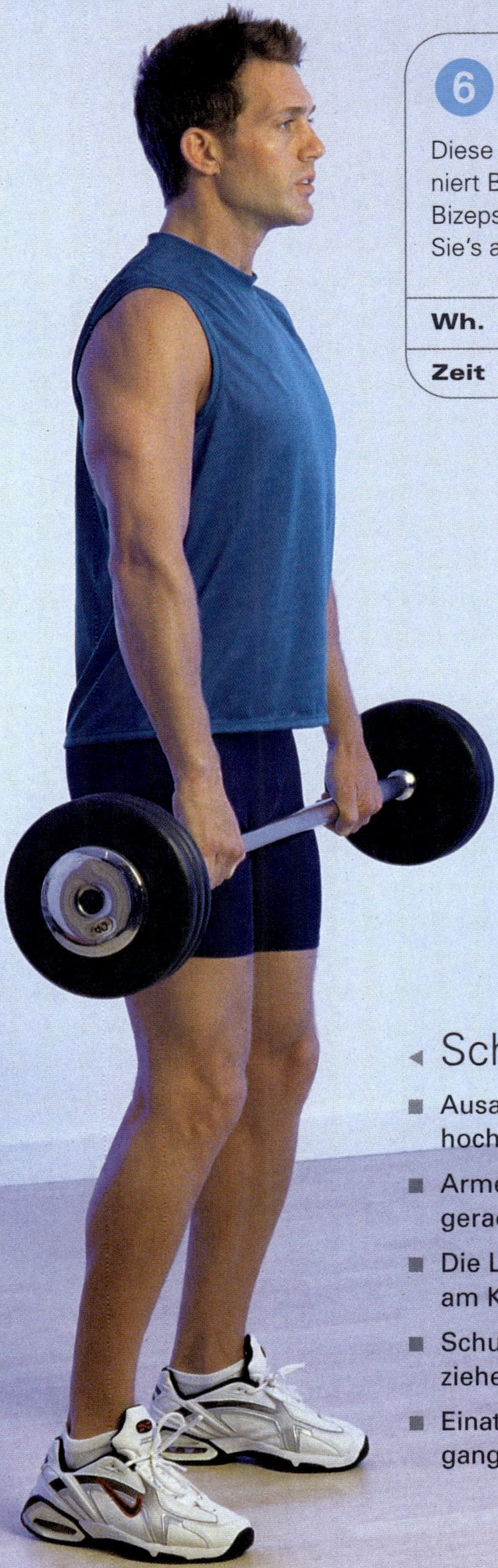

◂ Schritt 2

- Ausatmen und langsam hochkommen
- Arme und Rücken sind gerade
- Die Langhantel bleibt dicht am Körper
- Schulterblätter nach hinten ziehen
- Einatmen, langsam in die Ausgangsposition zurückkehren

7 Trizeps-strecken

Eine gezielte Übung für den Trizeps. Bauchmuskeln anspannen, der Rücken bleibt gerade. Alle Wh. erst mit dem einen, dann mit dem anderen Arm absolvieren.

Wh.	10 mW
Zeit	3 Sek. pro Wh.

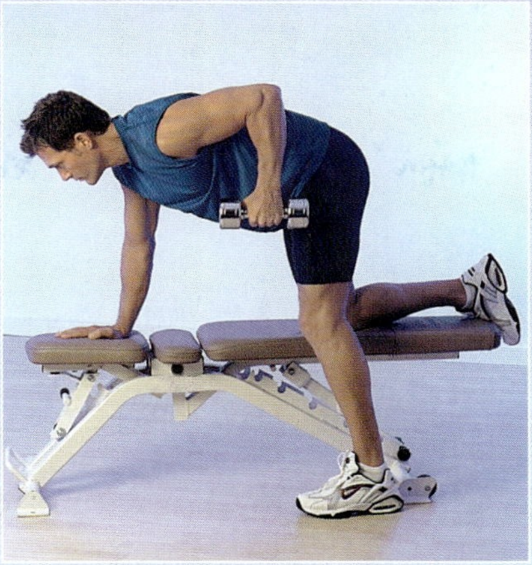

Schritt 1

- Rechte Hand und rechtes Knie auf die Bank stützen
- Der linke Fuß bleibt am Boden
- Eine Hantel in der linken Hand halten, Arm beugen, bis der Unterarm einen rechten Winkel zum Oberarm bildet

Der Oberarm bleibt parallel zum Boden

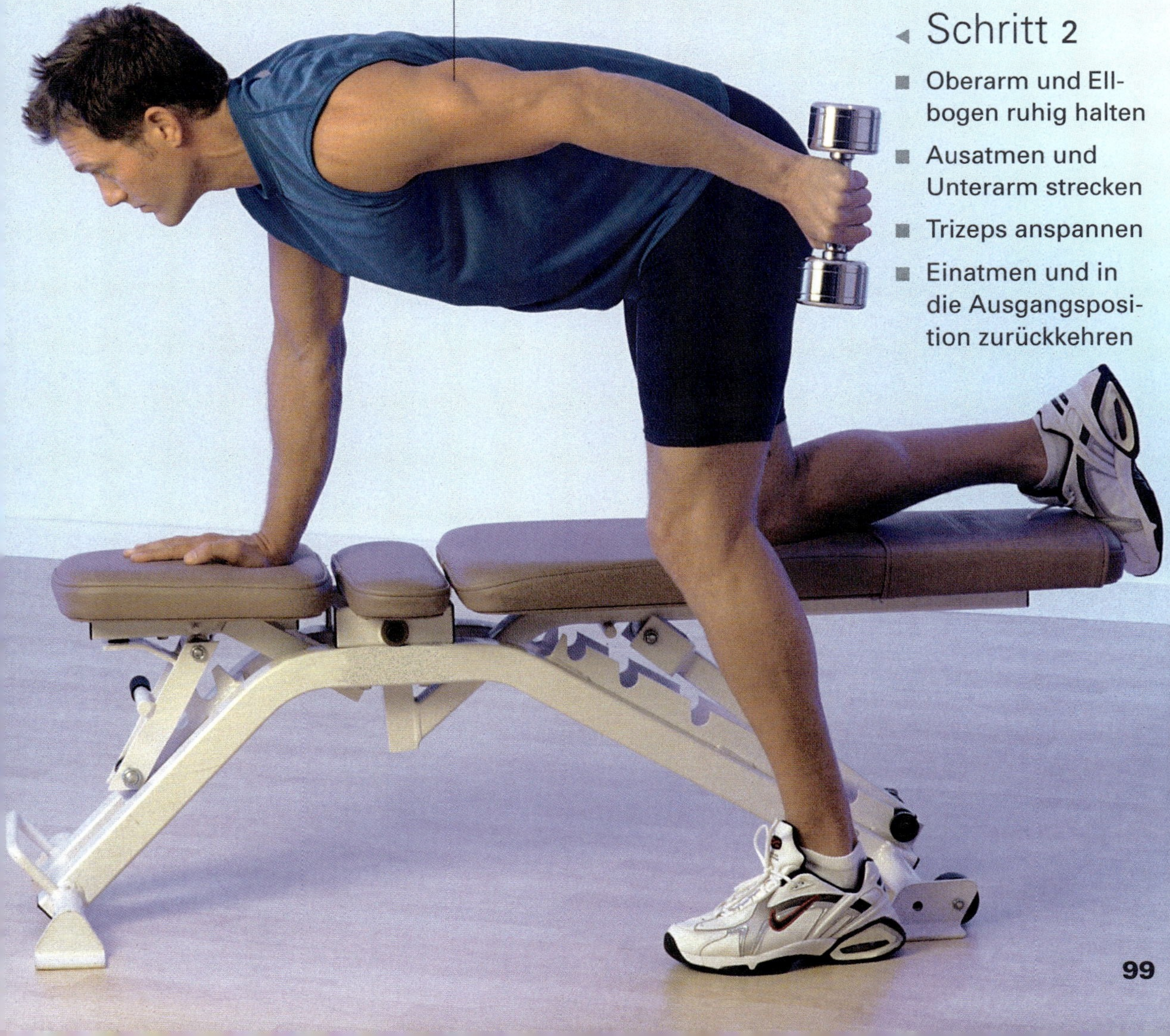

Schritt 2

- Oberarm und Ellbogen ruhig halten
- Ausatmen und Unterarm strecken
- Trizeps anspannen
- Einatmen und in die Ausgangsposition zurückkehren

8 Trizeps-Dip

Inzwischen sollten Ihre Armmuskeln gehörig brennen – diese Übung gibt ihnen den Rest. Sie ist hocheffizient, da sie sich Ihr Körpergewicht zunutze macht.

Wh.	bis zur Erschöpfung
Zeit	max. 45 Sek.

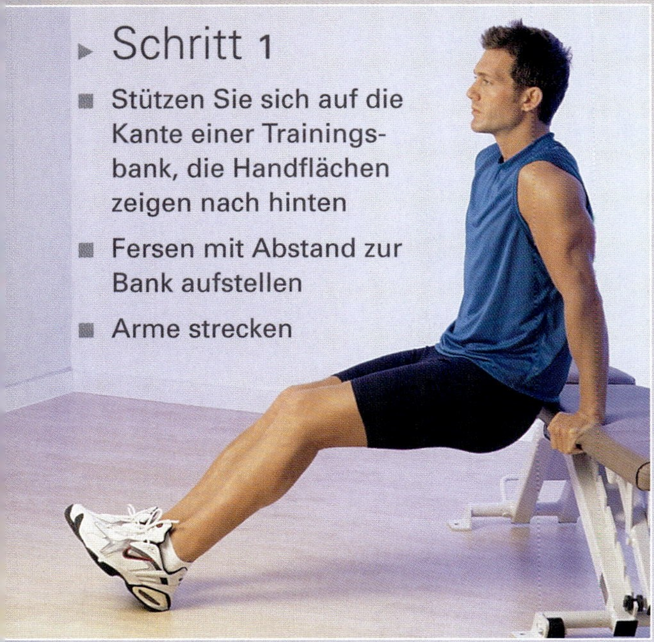

▸ Schritt 1

- Stützen Sie sich auf die Kante einer Trainingsbank, die Handflächen zeigen nach hinten
- Fersen mit Abstand zur Bank aufstellen
- Arme strecken

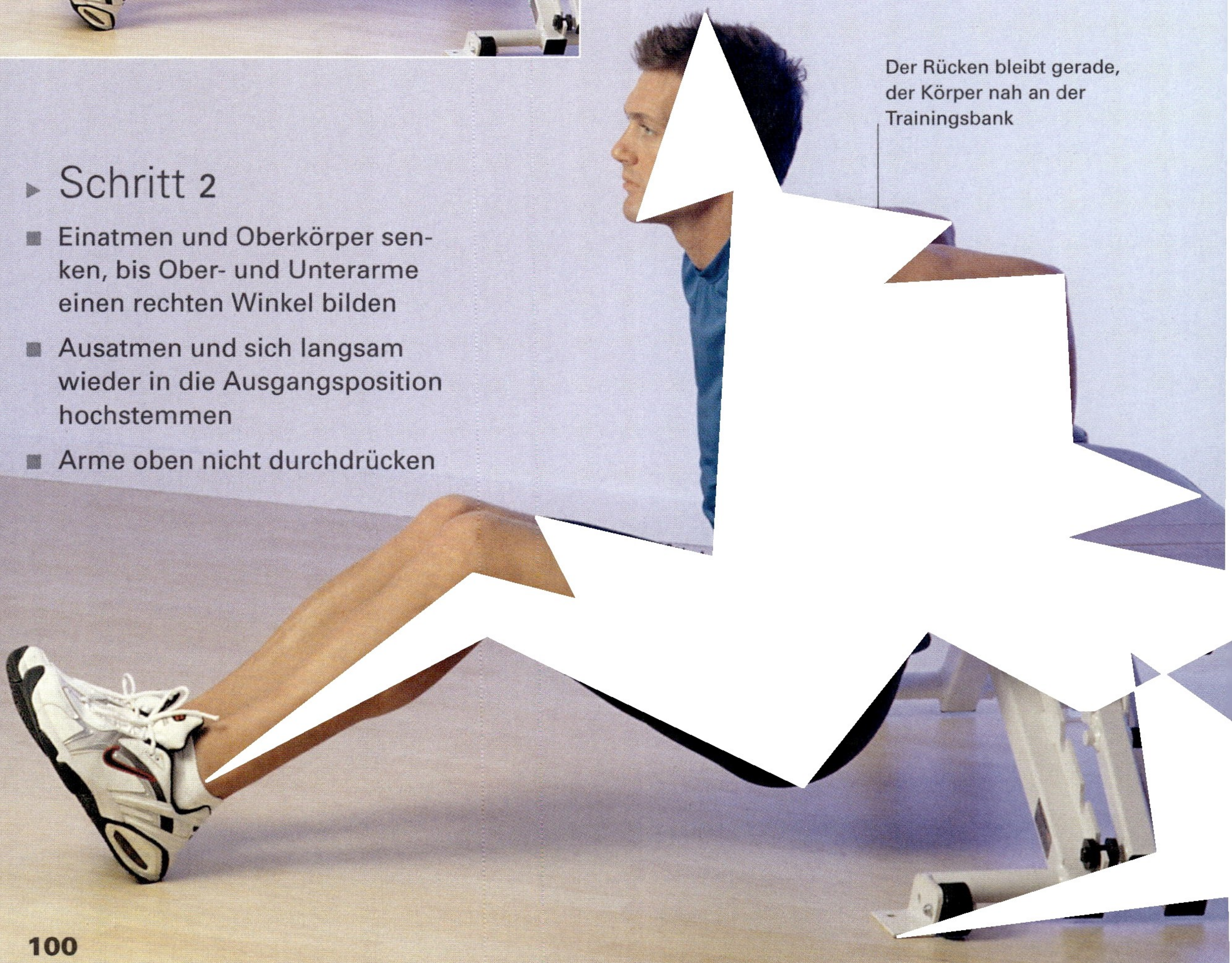

▸ Schritt 2

- Einatmen und Oberkörper senken, bis Ober- und Unterarme einen rechten Winkel bilden
- Ausatmen und sich langsam wieder in die Ausgangsposition hochstemmen
- Arme oben nicht durchdrücken

9 Banksteigen

Das Banksteigen trainiert nicht nur die Bein- und insbesondere die Pomuskeln, sondern bringt auch den Puls in die Höhe. 15-mal zuerst mit dem rechten Fuß hochsteigen, dann 15-mal zuerst mit dem linken Fuß.

Wh.	15 pro Bein
Zeit	4 Sek. pro Wh.

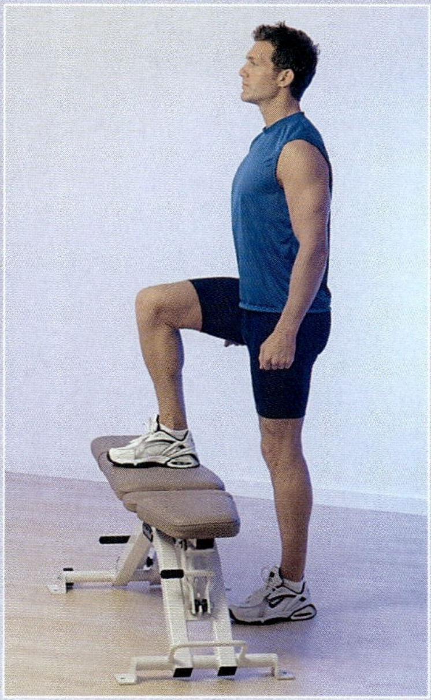

▲ Schritt 1

- Stellen Sie sich mit dem Gesicht zur Trainingsbank
- Der Rücken bleibt gerade
- Kopf und Nacken sind entspannt und bilden eine gerade Linie mit der Wirbelsäule
- Mit dem rechten Fuß auf die Bank steigen

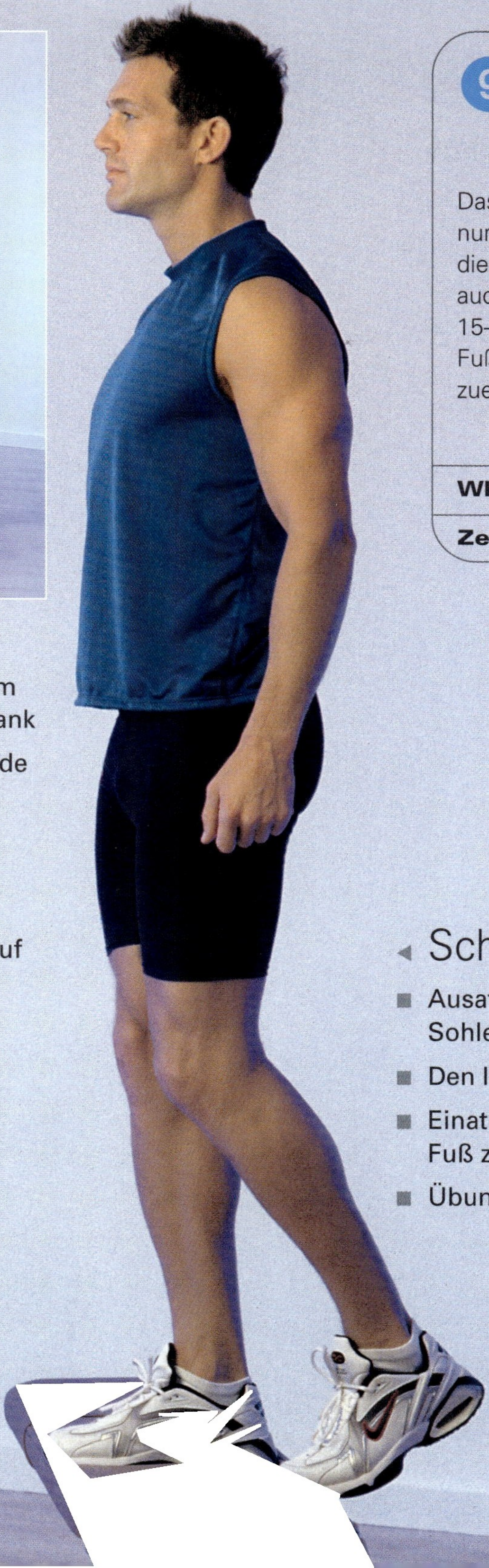

◀ Schritt 2

- Ausatmen, die gesamte rechte Sohle berührt die Bank
- Den linken Fuß nachziehen
- Einatmen und mit dem rechten Fuß zuerst heruntersteigen
- Übung ohne Pause wiederholen

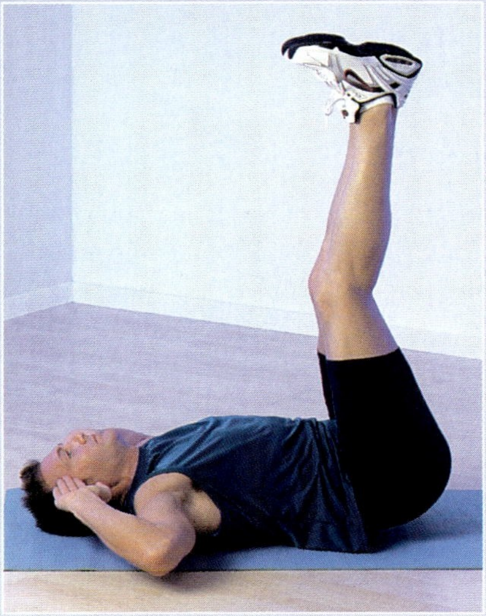

10 Bauchpressen intensiv

Diese fantastische Übung für die Bauchmuskeln ist wirklich hart. Aber bald sind sie so kräftig, dass Sie mit dieser Tortur fertig werden.

Wh.	50
Zeit	2 Sek. pro Wh.

▲ Schritt 1

- Legen Sie sich auf den Rücken
- Beine in die Luft strecken
- Die Hände befinden sich neben den Ohren
- Bauchmuskeln anspannen

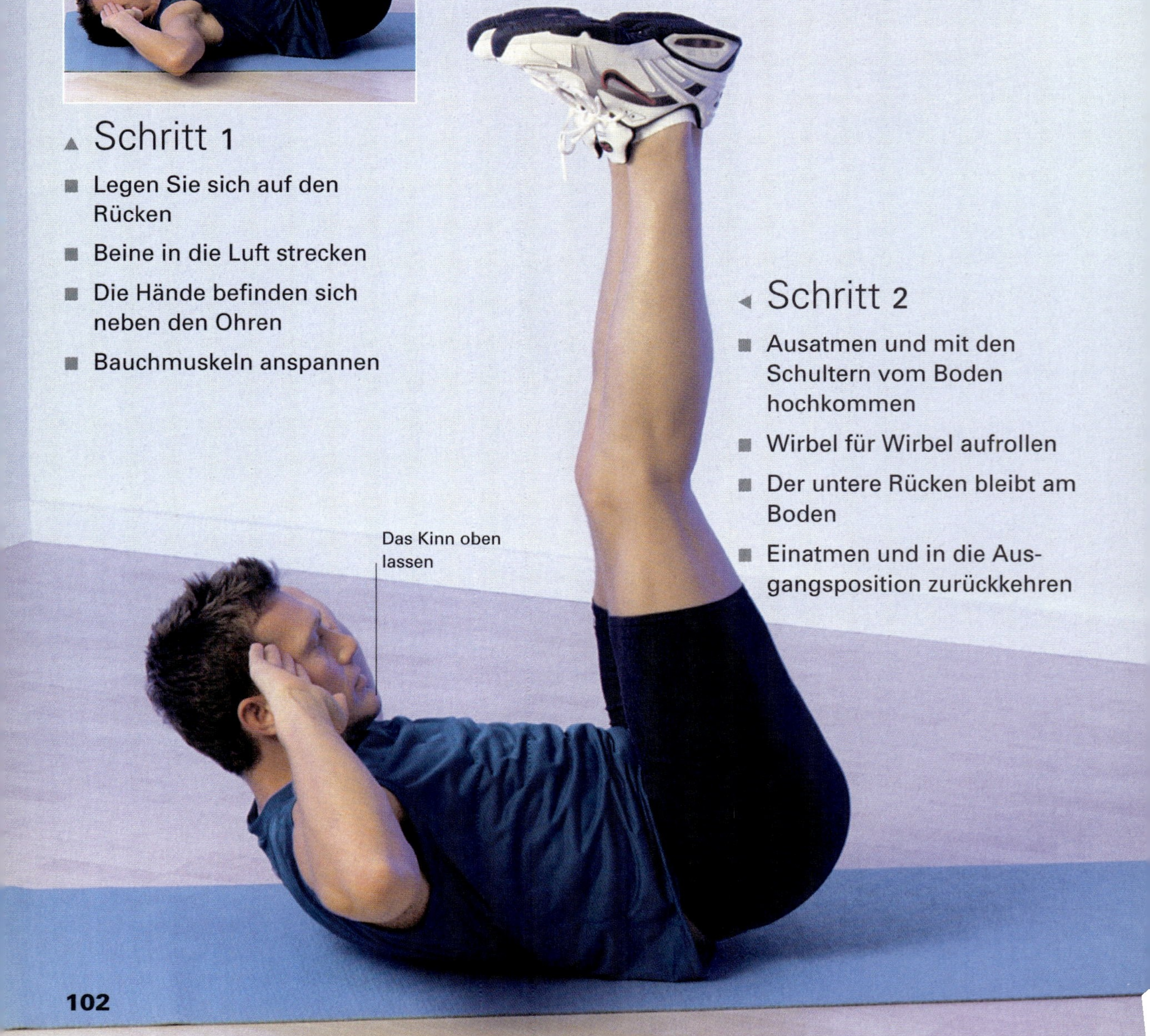

◂ Schritt 2

- Ausatmen und mit den Schultern vom Boden hochkommen
- Wirbel für Wirbel aufrollen
- Der untere Rücken bleibt am Boden
- Einatmen und in die Ausgangsposition zurückkehren

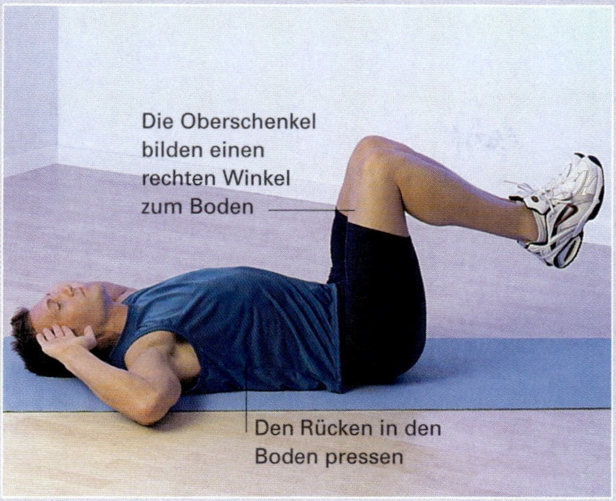
Die Oberschenkel bilden einen rechten Winkel zum Boden
Den Rücken in den Boden pressen

11 Bauchpressen schräg

Die geraden und schrägen Bauchmuskeln profitieren sehr von dieser Übung: Bauchmuskeln fest anspannen, um das Gleichgewicht nicht zu verlieren. Absolvieren Sie 60 Wiederholungen im Wechsel.

Wh.	30 pro Seite
Zeit	1 Sek. pro Wh.

▲ Schritt 1

- Legen Sie sich auf den Rücken
- Die Beine in die Luft strecken
- Die Knie anwinkeln
- Die Hände befinden sich neben den Ohren
- Die Bauchmuskeln anspannen

▼ Schritt 2

- Ausatmen und mit einer Schulter und einem Ellbogen hochkommen
- Der linke Ellbogen zeigt zum rechten Knie
- In die Ausgangsposition zurückkehren
- Übung auf der anderen Seite wiederholen

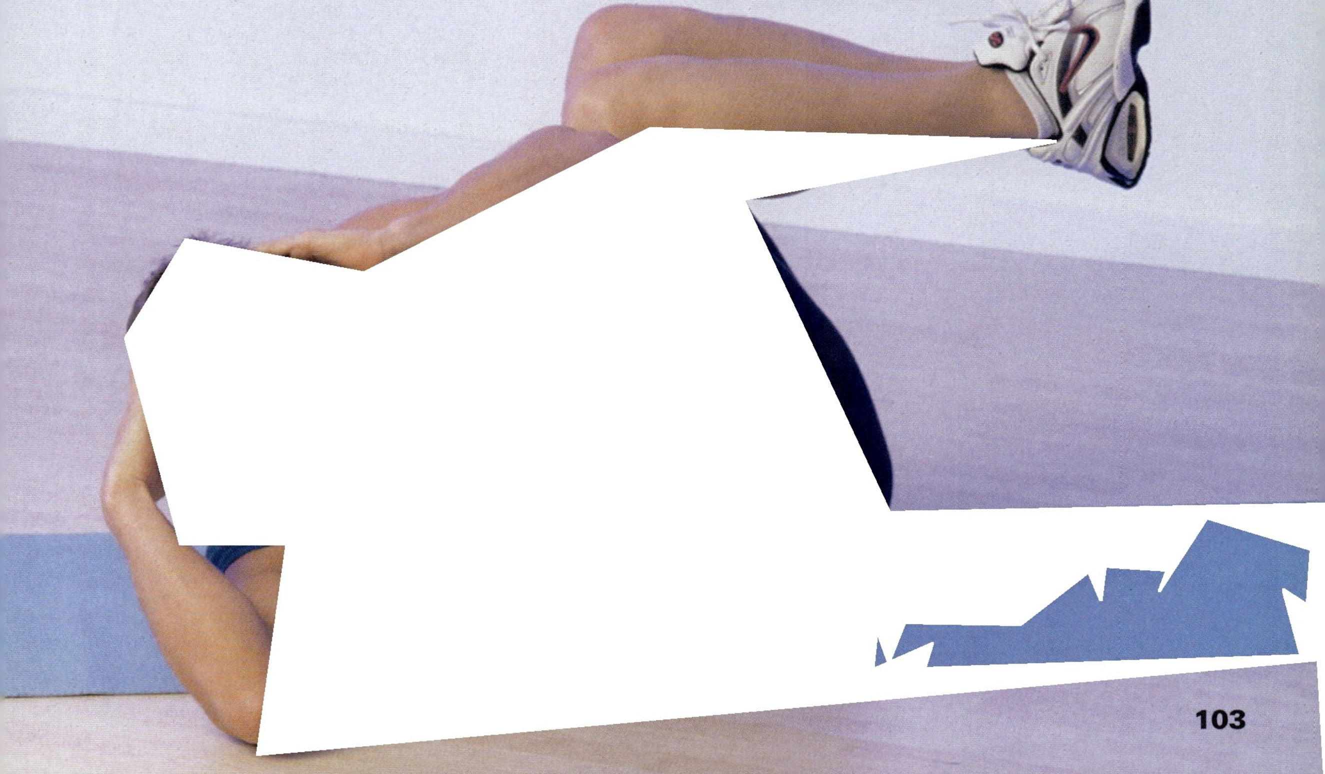

⑫ Rückenstrecken

Diese Übung ist hervorragend dazu geeignet, die untere Rückenmuskulatur zu kräftigen. Das schützt den Rücken und sorgt für eine bessere Haltung.

Wh.	25
Zeit	2 Sek. pro Wh.

Schritt 1

- Legen Sie sich auf den Bauch
- Die Hände befinden sich neben den Ohren
- Bauchmuskeln anspannen und Zehen strecken

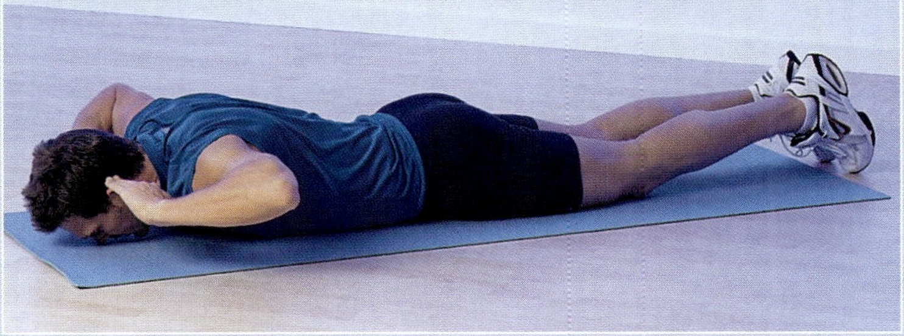

Schritt 2

- Ausatmen und mit Kopf und Oberkörper vom Boden hochkommen
- Hüften und Zehen in den Boden pressen
- Position 1 Sek. halten
- Einatmen und in die Ausgangsposition zurückkehren

13 Beinheben nach hinten

Diese Übung für den Unterkörper kräftigt den unteren Rücken und die Pomuskeln. Je besser Sie die Aufwärtsbewegung kontrollieren können, desto effektiver werden Sie Ihre Muskeln trainieren.

Wh.	25
Zeit	2 Sek. pro Wh.

Schritt 1

- Legen Sie sich auf den Bauch
- Die Stirn auf die Hände stützen
- Handflächen in den Boden pressen
- Bauchmuskeln anspannen

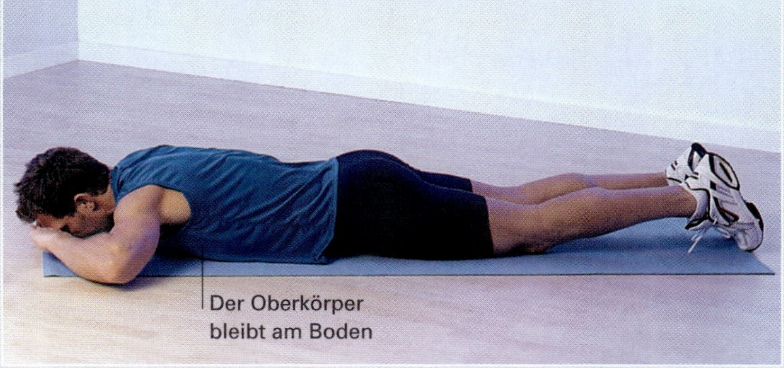

Schritt 2

- Ausatmen und beide Füße so hoch wie möglich in die Luft strecken
- Knie vom Boden lösen und Beine so weit strecken wie möglich
- Knie und Fersen bleiben zusammen
- Einatmen und in die Ausgangsposition zurückkehren

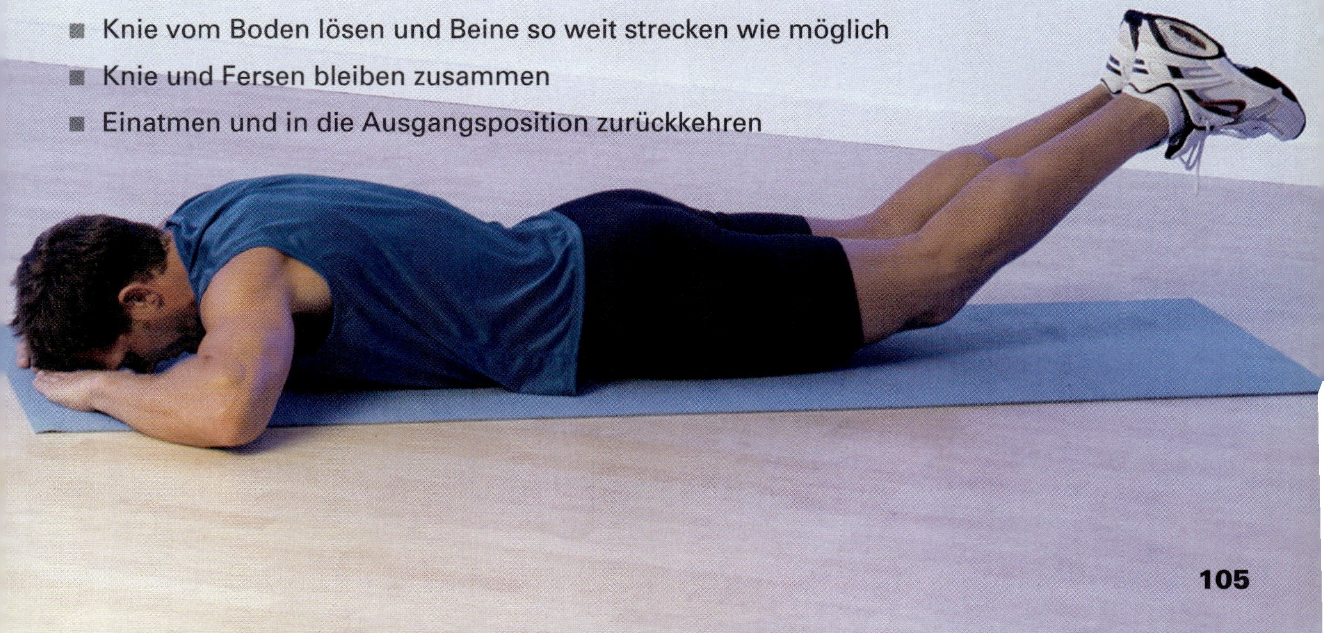

14 Bauchpressen normal & Bauchpressen intensiv 2

Das Bauchpressen ist eine höchst effektive Übung für die Bauchmuskeln. Wenn man mit gestreckten Beinen übt, trainiert man vor allem die unteren Bauchmuskeln.

Bauchpressen normal		intensiv 2	
Wh.	50	**Wh.**	40
Zeit	2 Sek. pro Wh.	**Zeit**	2 Sek. pro Wh.

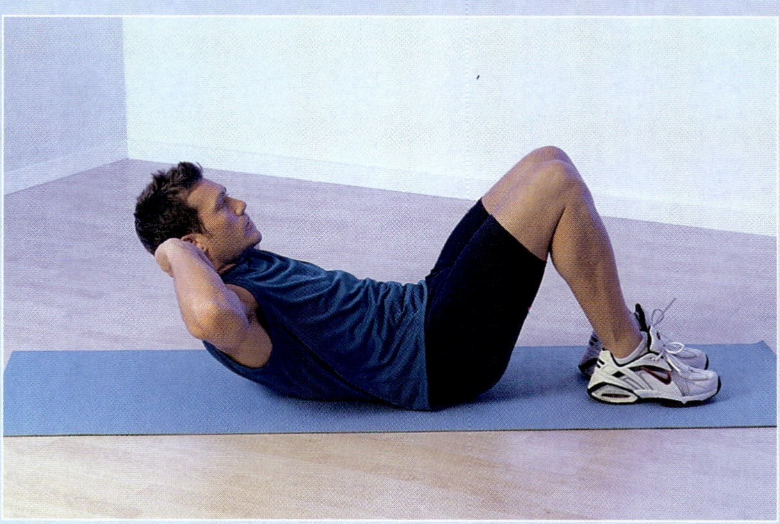

Normal

- Auf den Rücken legen
- Füße hüftbreit aufstellen
- Die Hände befinden sich neben den Ohren
- Bauchmuskeln anspannen
- Ausatmen und mit Schultern und Brustkorb vom Boden hochkommen
- Einatmen und in die Ausgangsposition zurückkehren

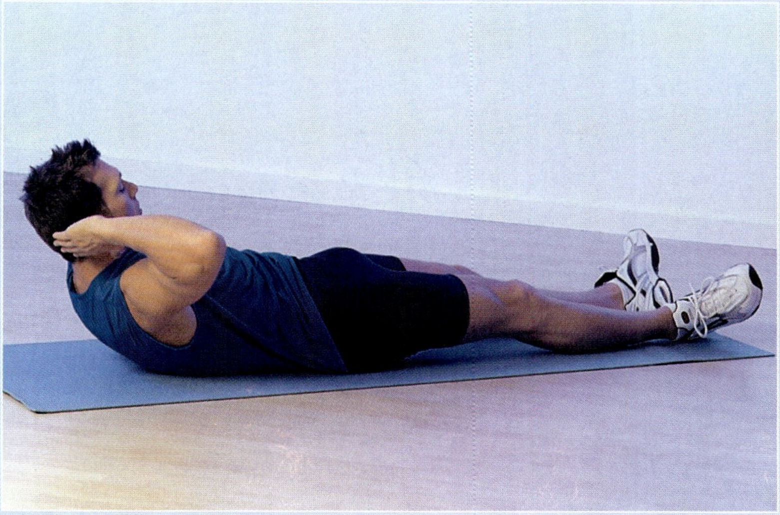

Intensiv 2

- Auf den Rücken legen
- Beine strecken
- Unteren Rücken in den Boden pressen
- Hände neben die Ohren
- Bauchmuskeln anspannen
- Ausatmen, mit Oberkörper vom Boden hochkommen
- Einatmen, zurück in die Ausgangsposition

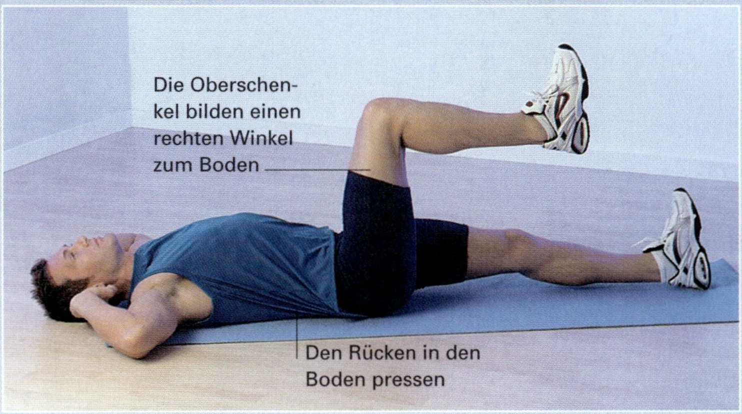

15 Bauchpressen schräg isoliert

Eine gezielte Übung für die schrägen Bauchmuskeln. Alle Wh. auf einer Seite ausführen, dann wechseln.

Wh.	30 Wh. pro Seite
Zeit	2 Sek. pro Wh.

▲ Schritt 1

- Auf den Rücken legen und die Beine strecken
- Das rechte Bein in die Luft strecken, Ober- und Unterschenkel bilden einen rechten Winkel
- Die Hände befinden sich neben den Ohren
- Bauchmuskeln anspannen

▼ Schritt 2

- Ausatmen und Oberkörper aus der Taille heraus nach rechts drehen
- Linken Ellbogen zum rechten Knie bringen
- Einatmen und in die Ausgangsposition zurückkehren

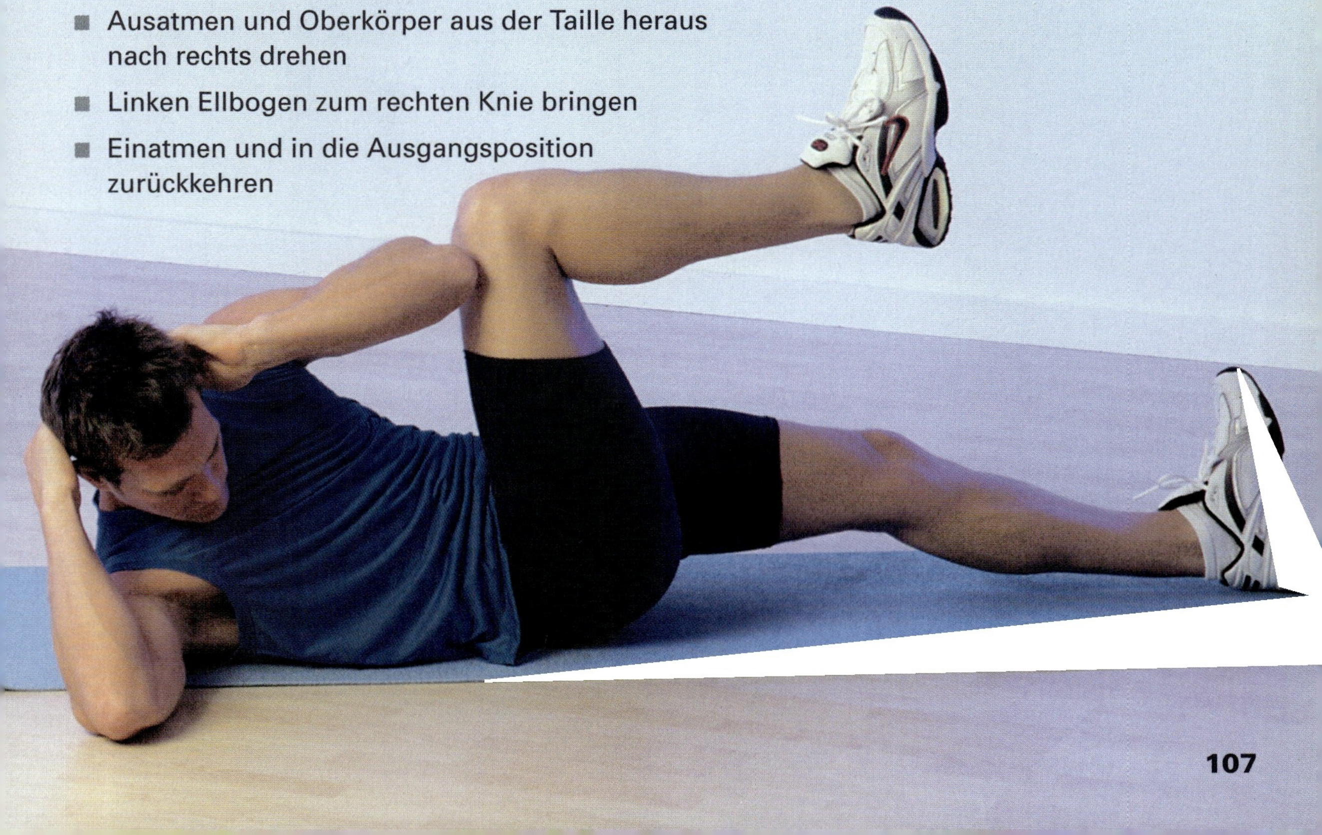

Workout 3b

Absolvieren Sie dieses Workout abwechselnd mit Workout 3a *(s. S. 92–107)* an zwei Tagen die Woche. Um die Muskeln des Oberkörpers intensiv zu trainieren, folgt dieses Workout einem leicht abgeänderten Schema. Am Anfang stehen zwei Übungen für den Oberkörper, gefolgt von einer Übung für den Unterkörper. Für jede Übung ist eine bestimmte Anzahl Wiederholungen vorgesehen, die innerhalb eines gewissen Zeitraums absolviert werden muss. Sobald Ihnen die Übungen leichter fallen, sollten Sie die Gewichte erhöhen, nicht aber die Anzahl der Wiederholungen.

Workout 3b trainiert die folgenden Muskelgruppen:

- **Bizeps**
- **Rücken**
- **Quadrizeps**
- **Schultern**

1 Langhantel-Armbeugen

Diese intensive Übung formt einen schönen Bizeps. Die Muskeln beim Heben der Langhantel auf Schulterhöhe spielen lassen. Der Rücken bleibt gerade, die Bauchmuskeln sind angespannt.

Wh.	10 mW
Zeit	3 Sek. pro Wh.

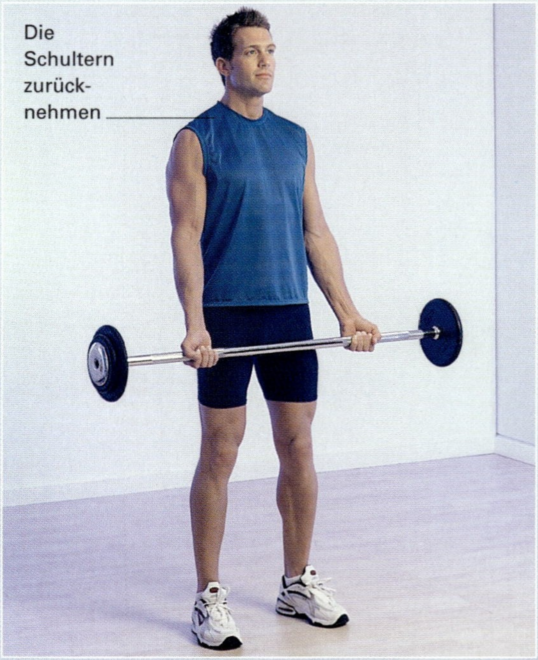

Schritt 1

- Die Füße sind hüftbreit auseinander
- Die Knie leicht beugen
- Eine Langhantel vor dem Körper halten
- Die Handflächen zeigen nach außen

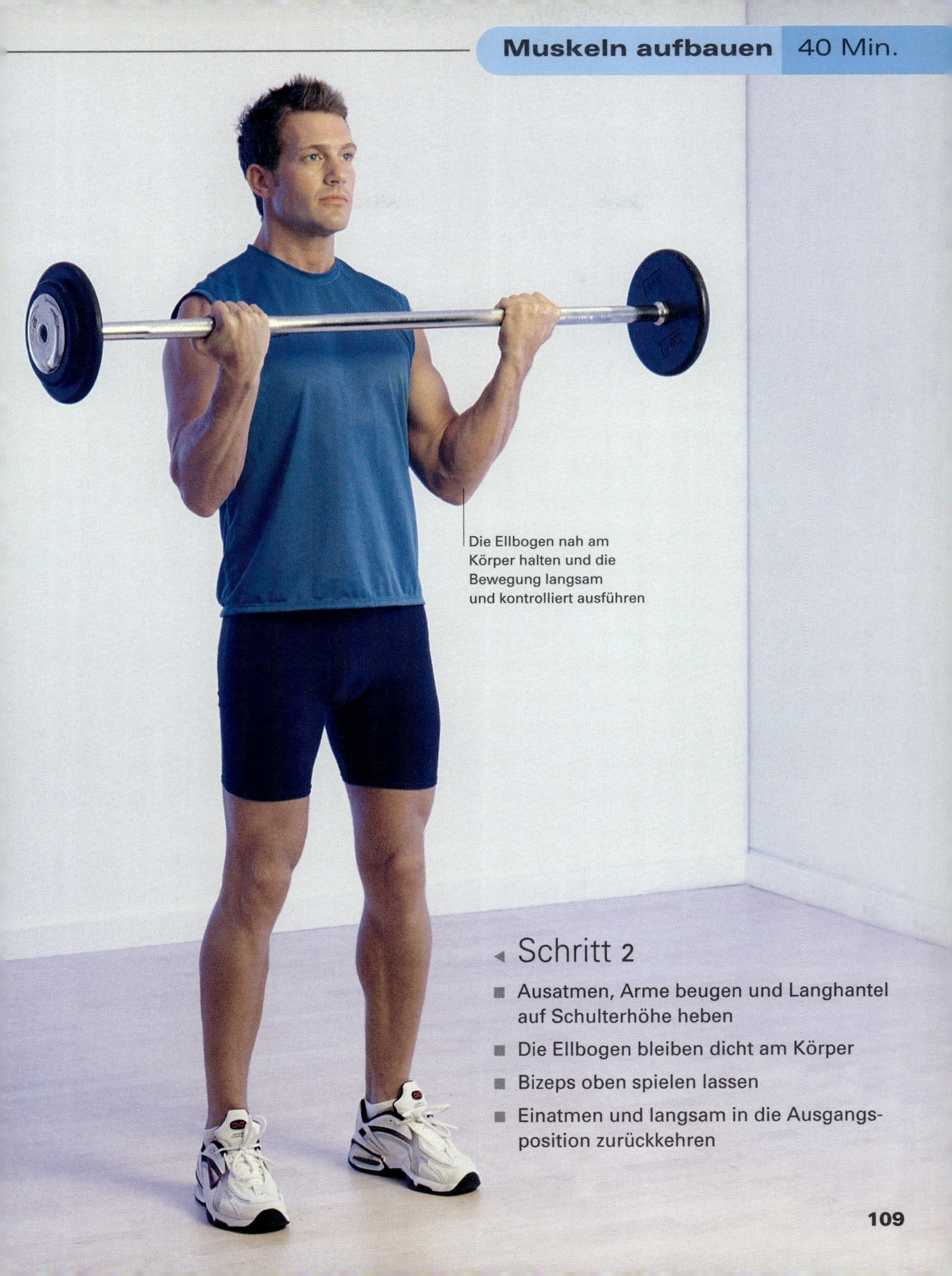

Die Ellbogen nah am Körper halten und die Bewegung langsam und kontrolliert ausführen

Schritt 2

- Ausatmen, Arme beugen und Langhantel auf Schulterhöhe heben
- Die Ellbogen bleiben dicht am Körper
- Bizeps oben spielen lassen
- Einatmen und langsam in die Ausgangsposition zurückkehren

2 Klimmzug

Bei dieser Übung für die großen Rückenmuskeln müssen Sie bis an Ihre Grenzen gehen. Wenn Sie fit genug sind, machen Sie echte Klimmzüge an der Stange.

Wh.	bis zur Erschöpfung
Zeit	max. 30 Sek.

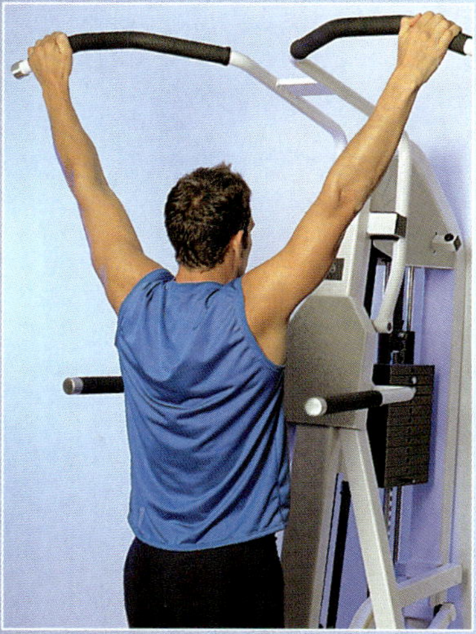

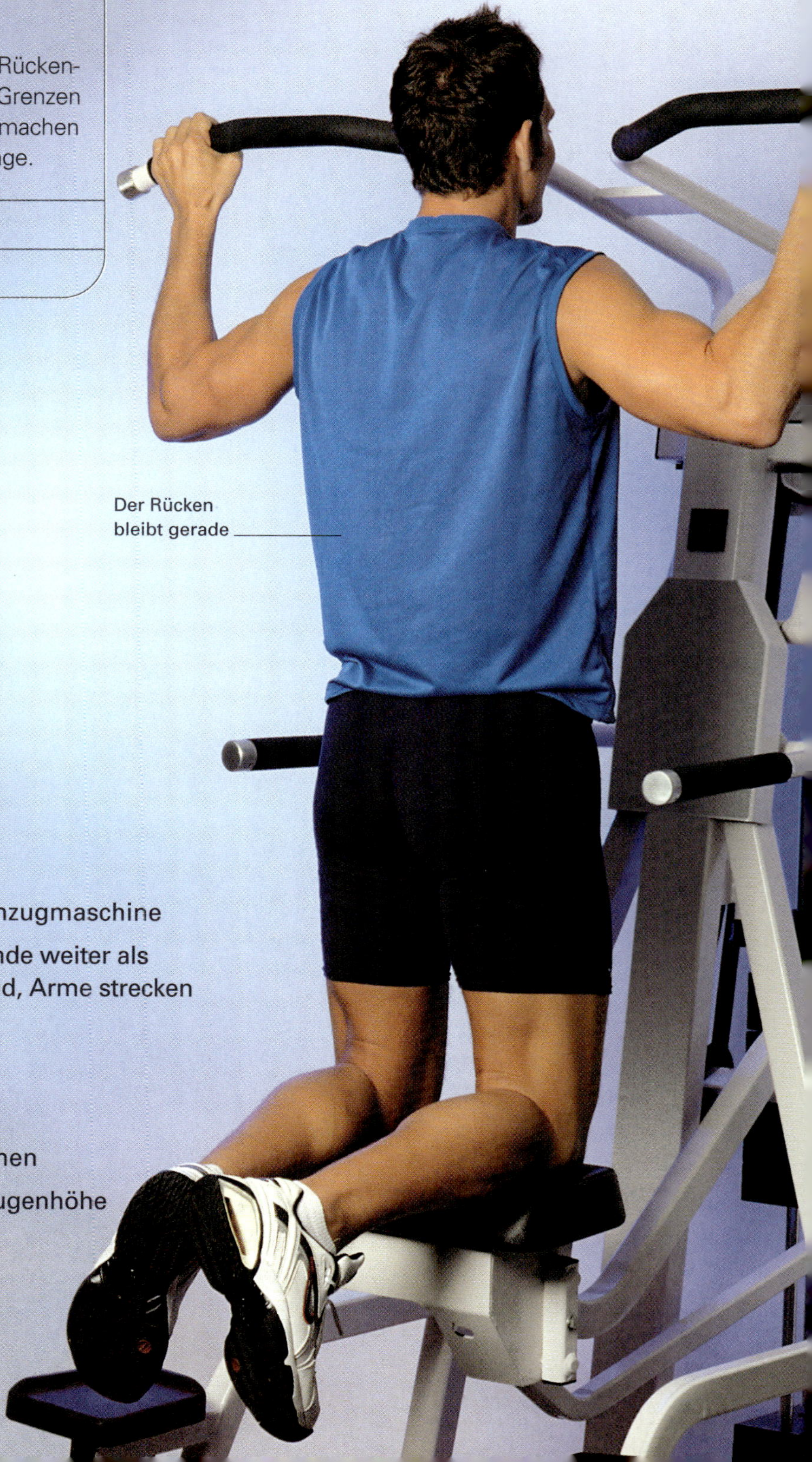

▲ Schritt 1

- Knien Sie sich auf die Klimmzugmaschine
- Griffe so halten, dass die Hände weiter als schulterbreit auseinander sind, Arme strecken
- Bauchmuskeln anspannen

► Schritt 2

- Ausatmen und sich hochziehen
- Innehalten, wenn Griff auf Augenhöhe
- Der Rücken bleibt gerade
- Einatmen, zurück in die Ausgangsposition

3 Bein- strecken

Diese intensive Übung trainiert den Quadrizeps. Bald werden Ihre Muskeln auf dieses Overload-Training reagieren. Die Gewichte zwischen den Wh. nie ganz sinken lassen.

Wh.	12 mW
Zeit	4 Sek. pro Wh.

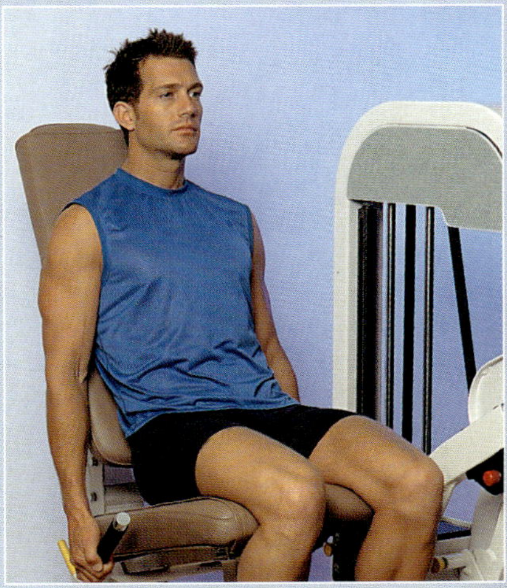

▲ Schritt 1

- So sitzen, dass der untere Rücken gestützt ist
- Knöchel hinter das Beinpolster bringen, sodass Ober- und Unterschenkel einen rechten Winkel bilden
- Bauchmuskeln anspannen und Zehen strecken

▼ Schritt 2

- Ausatmen und Beine strecken
- Einatmen und langsam in die Ausgangsposition zurückkehren

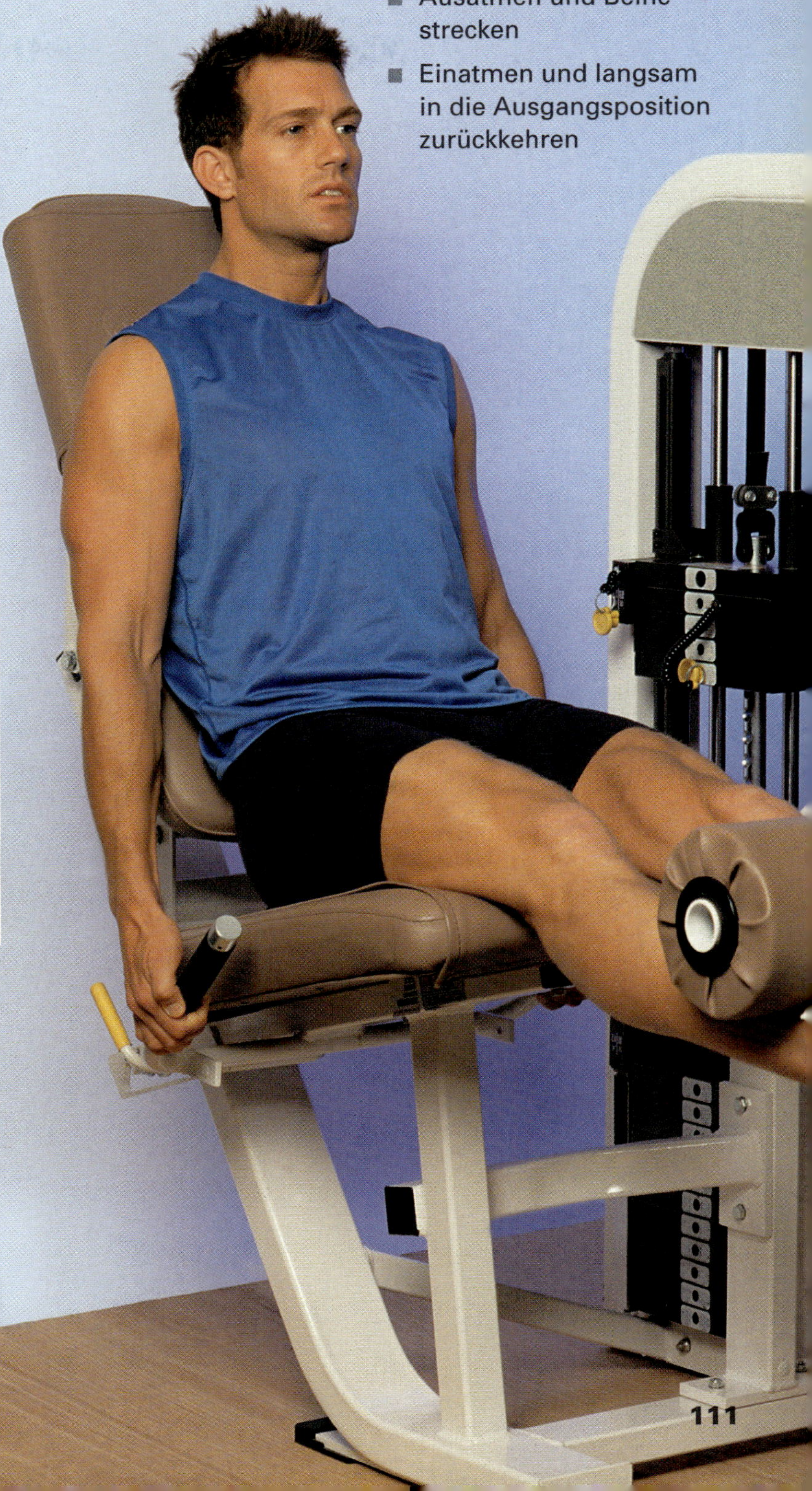

4 Hammer Curl

Diese Übungsvariante trainiert vor allem den äußeren Bizeps und sorgt für eine beeindruckende Muskelmasse.

Wh.	12 mW
Zeit	3 Sek. pro Wh.

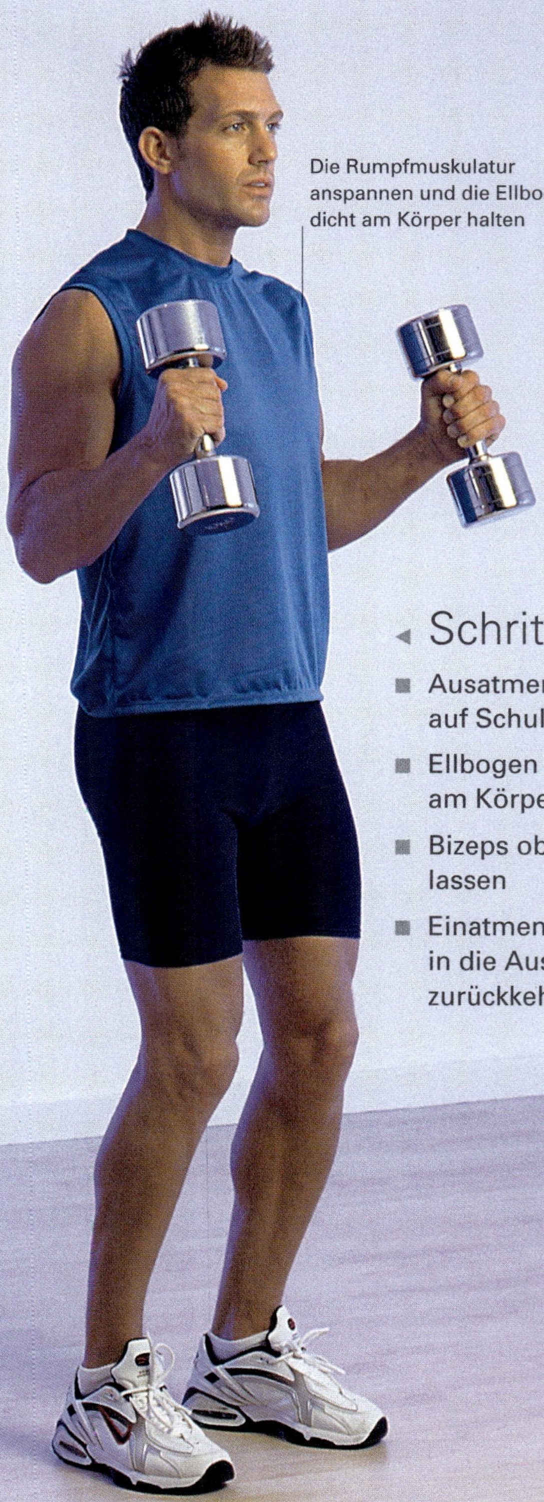
Die Rumpfmuskulatur anspannen und die Ellbogen dicht am Körper halten

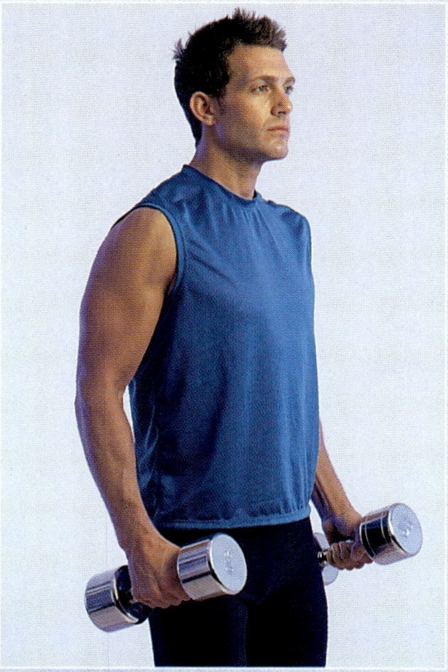

▲ Schritt 1

- Die Hanteln so halten, dass die Handflächen zum Körper zeigen
- Die Füße sind hüftbreit auseinander
- Die Knie leicht beugen

◄ Schritt 2

- Ausatmen und Hanteln auf Schulterhöhe heben
- Ellbogen bleiben dicht am Körper
- Bizeps oben spielen lassen
- Einatmen und langsam in die Ausgangsposition zurückkehren

5 Rudern aufrecht

Diese Übung trainiert die Schultern und den Bizeps und sorgt für eine tolle Muskeldefinition.

Wh.	8 mW
Zeit	4 Sek. pro Wh.

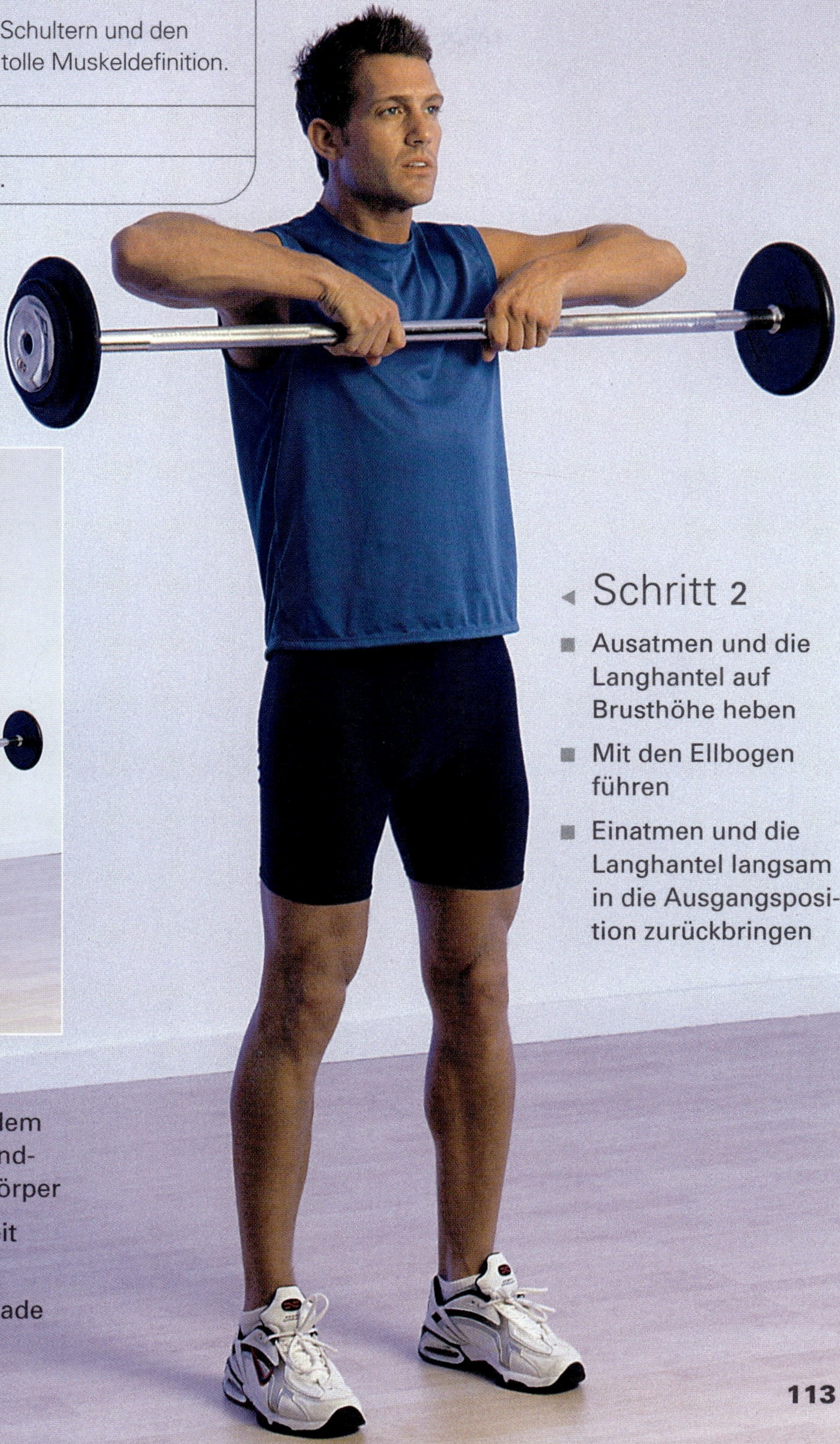

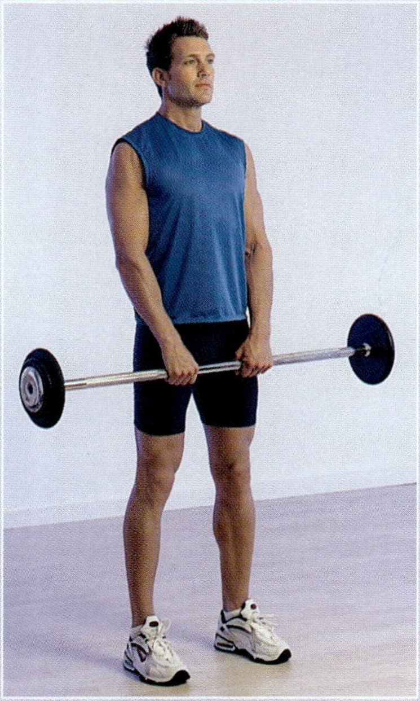

Schritt 1

- Eine Langhantel vor dem Körper halten, die Handflächen zeigen zum Körper
- Die Füße sind hüftbreit auseinander
- Der Rücken bleibt gerade

Schritt 2

- Ausatmen und die Langhantel auf Brusthöhe heben
- Mit den Ellbogen führen
- Einatmen und die Langhantel langsam in die Ausgangsposition zurückbringen

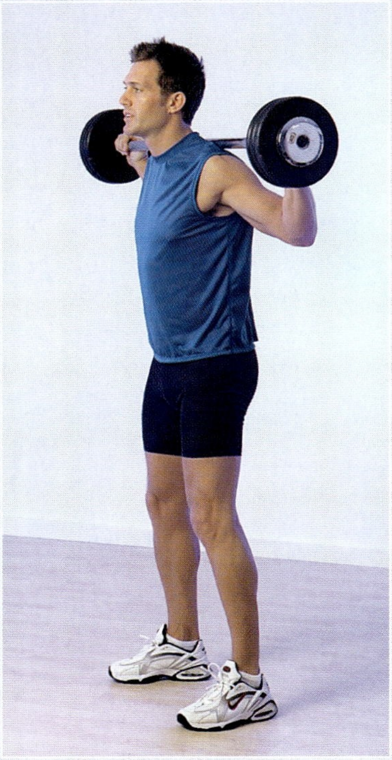

6 Langhantel-Squat

Diese Übung nimmt die Schenkel- und Pomuskeln hart ran. Die Langhantel sorgt dafür, dass sich die Beinmuskeln noch mehr anstrengen müssen, um das Gewicht zu stemmen.

Wh.	10 mW
Zeit	3 Sek. pro Wh.

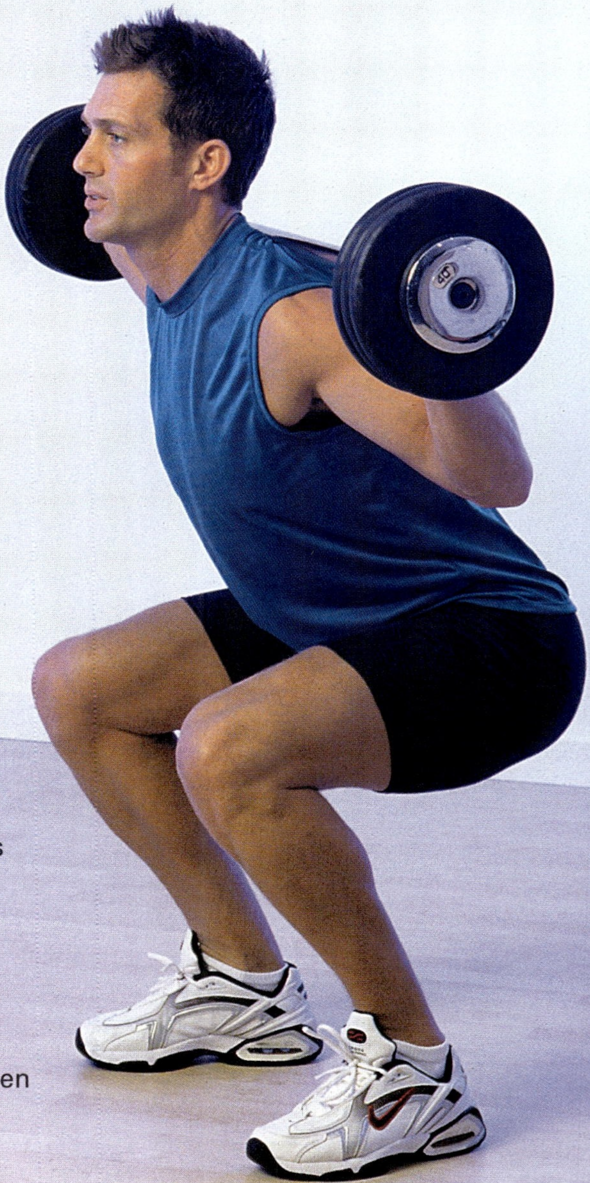

▲ Schritt 1

- Die Füße sind hüftbreit auseinander
- Die Langhantel über die Schultern legen
- Den Rücken gerade machen
- Die Bauchmuskeln anspannen

▶ Schritt 2

- Einatmen und Beine beugen, bis Ober- und Unterschenkel einen rechten Winkel bilden
- Der Rücken bleibt gerade
- Ausatmen und sich langsam mit den Fersen wieder in die Ausgangsposition zurückstemmen

Schritt 1

- Setzen Sie sich mit dem Gesicht zum Kabelzug
- Beine fast ganz strecken, die Fersen gegen den Kabelzug stemmen
- Griff mit beiden Händen fassen

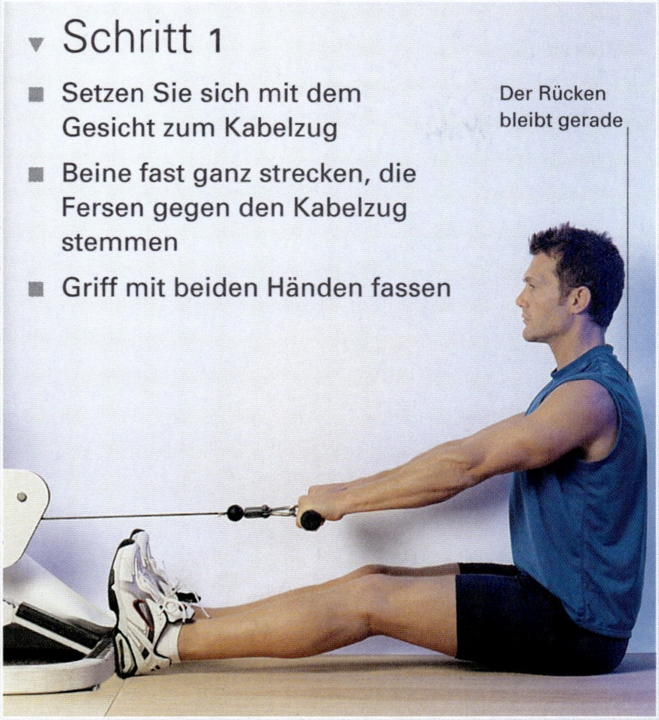

7 Rudern im Sitzen

Schnell am Kabelzug weitermachen, um die oberen Muskeln in der Rückenmitte zu trainieren. Die Ellbogen bleiben dicht am Körper, während die Arme kräftige Bewegungen vollführen.

Wh.	10 mW
Zeit	3 Sek. pro Wh.

Schritt 2

- Ausatmen und den Griff zum Oberkörper ziehen
- Die Ellbogen nah am Körper halten
- Position 1 Sek. halten
- Einatmen und in die Ausgangsposition zurückkehren

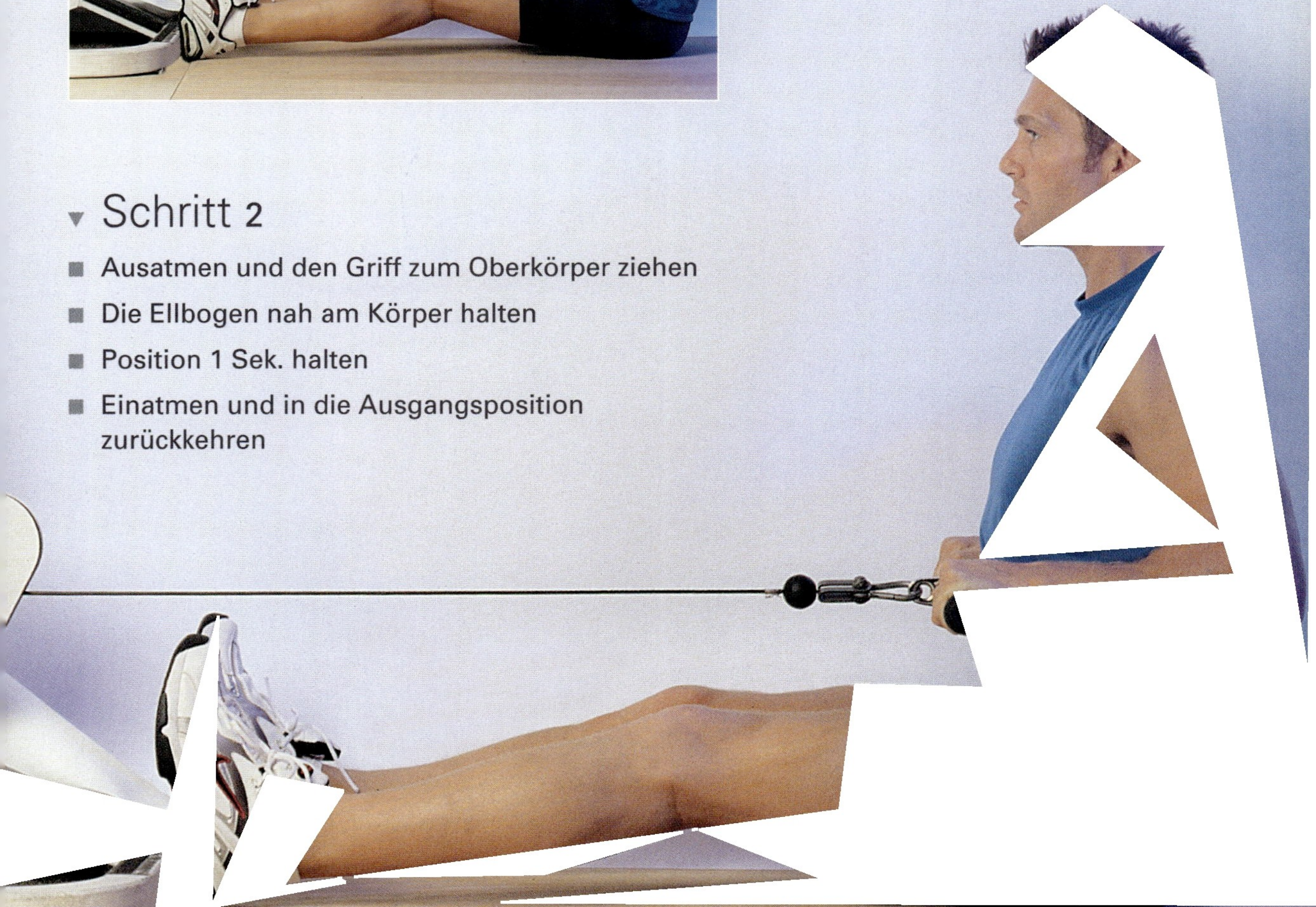

8 Pull-down, ein Arm

Diese Übung beansprucht zahlreiche Muskeln, die Ihren Oberkörper stabilisieren müssen, während Bizeps und Rückenmuskeln intensiv trainieren. Beim Pull-down nicht zurücklehnen!

Wh.	10 mW pro Seite
Zeit	6 Sek. pro Wh.

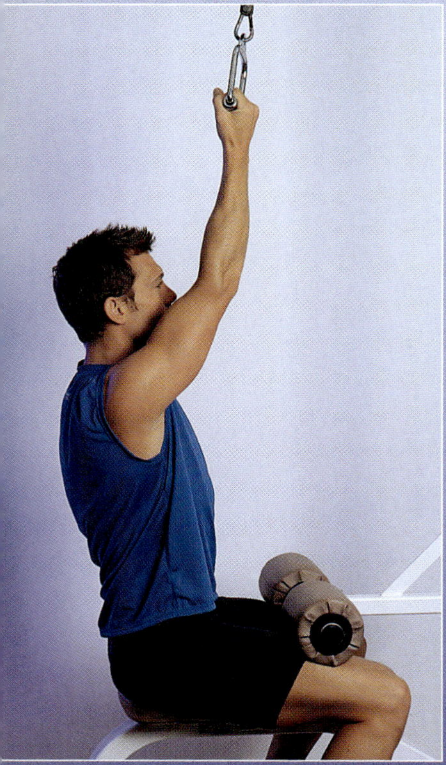

Schritt 1

- Mit dem Gesicht zur Pull-down-Maschine setzen
- Griff so halten, dass die Handflächen zum Körper zeigen
- Arm über den Kopf, aber nicht ganz durchstrecken
- Der Rücken bleibt gerade

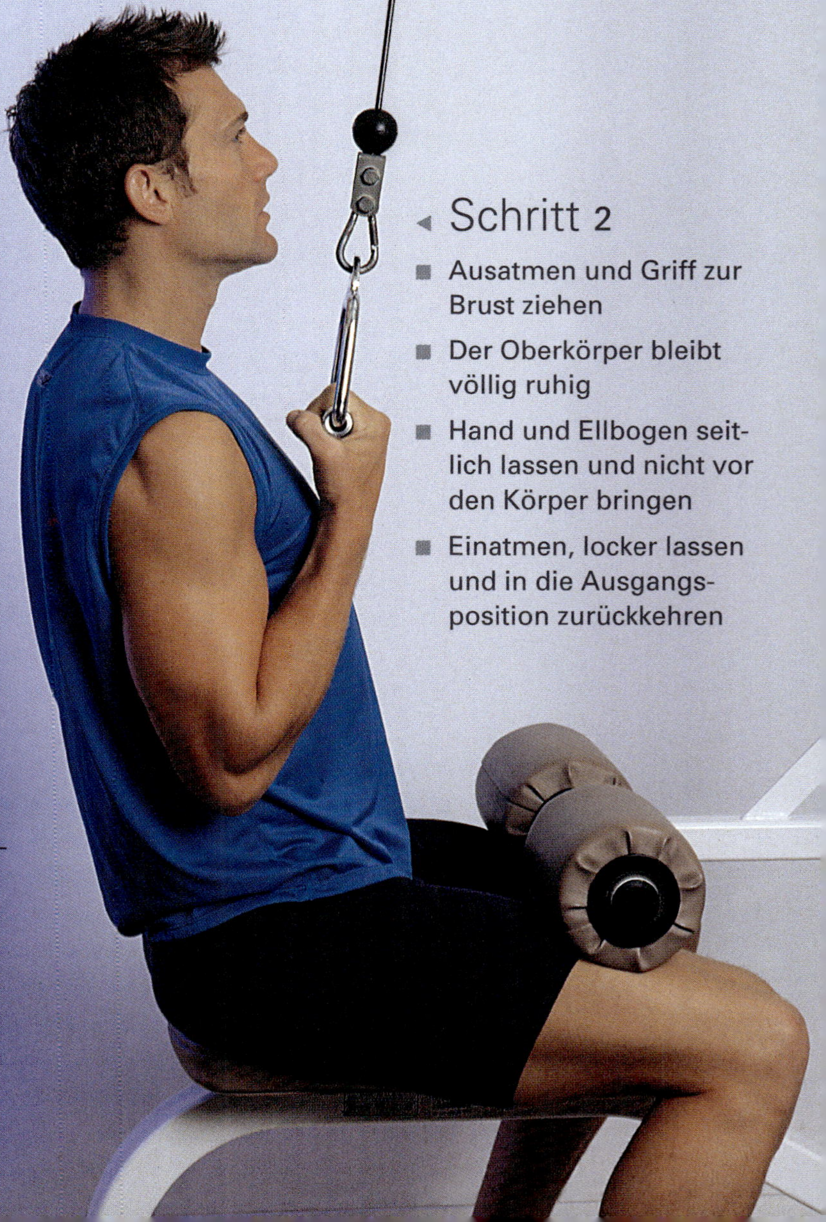

Schritt 2

- Ausatmen und Griff zur Brust ziehen
- Der Oberkörper bleibt völlig ruhig
- Hand und Ellbogen seitlich lassen und nicht vor den Körper bringen
- Einatmen, locker lassen und in die Ausgangsposition zurückkehren

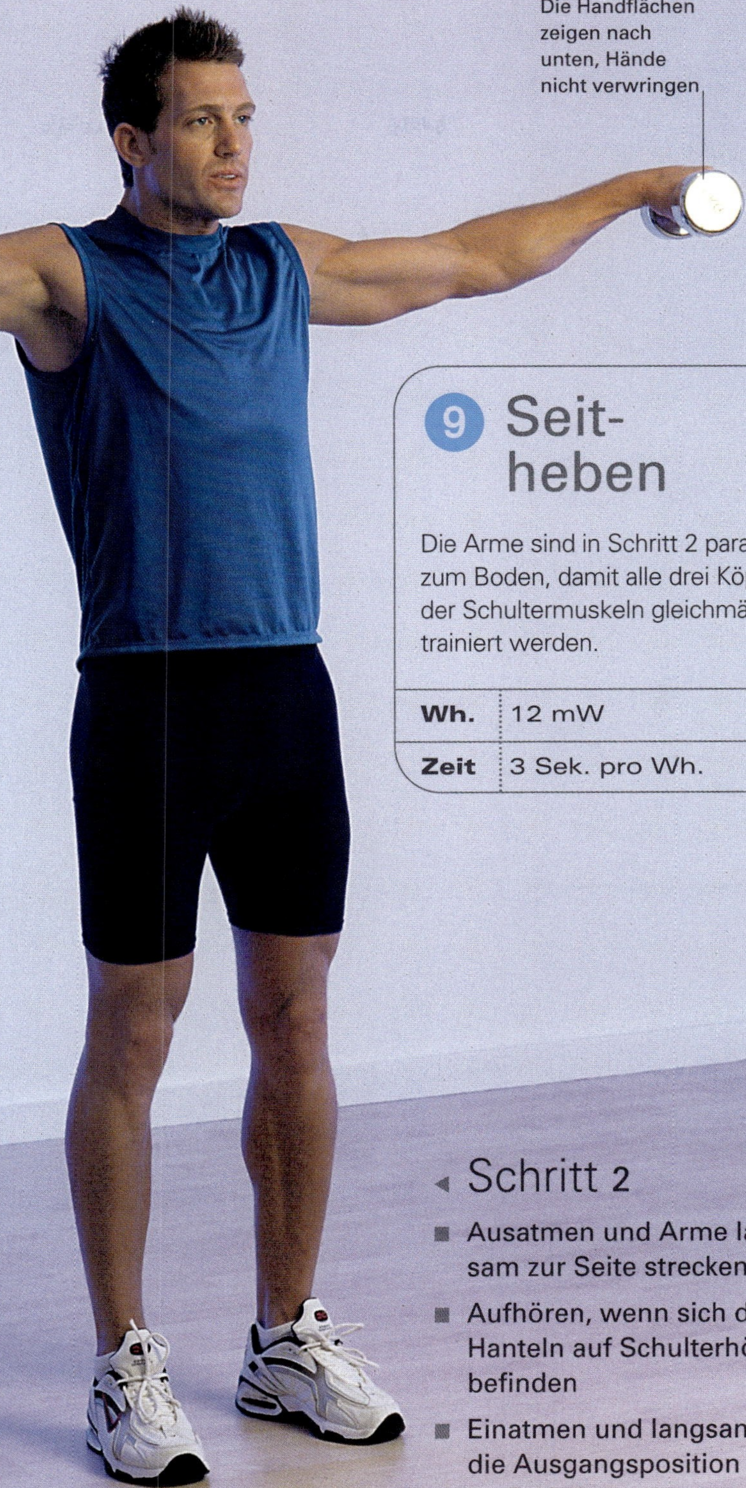

9 Seitheben

Die Arme sind in Schritt 2 parallel zum Boden, damit alle drei Köpfe der Schultermuskeln gleichmäßig trainiert werden.

Wh.	12 mW
Zeit	3 Sek. pro Wh.

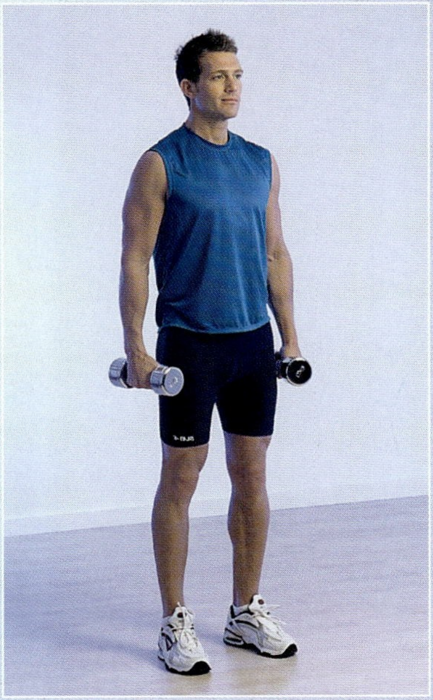

▲ Schritt 1

- Hanteln so halten, dass die Handflächen zum Körper zeigen
- Die Füße sind hüftbreit auseinander
- Die Knie leicht beugen
- Der Oberkörper bleibt still
- Bauchmuskeln anspannen

◄ Schritt 2

- Ausatmen und Arme langsam zur Seite strecken
- Aufhören, wenn sich die Hanteln auf Schulterhöhe befinden
- Einatmen und langsam in die Ausgangsposition zurückkehren

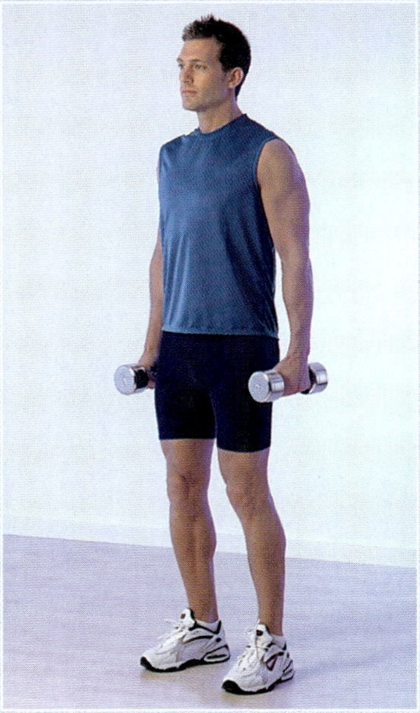

⑩ Super-Ausfallschritt

Diese Übung macht kräftige, schön geformte Beinmuskeln. Vor allem die Adduktoren, aber auch die Pomuskeln profitieren davon. In die Ausgangsposition zurückspringen, um die Übung zu intensivieren. Beide Beine abwechselnd trainieren.

Wh.	12 pro Bein
Zeit	3 Sek. pro Wh.

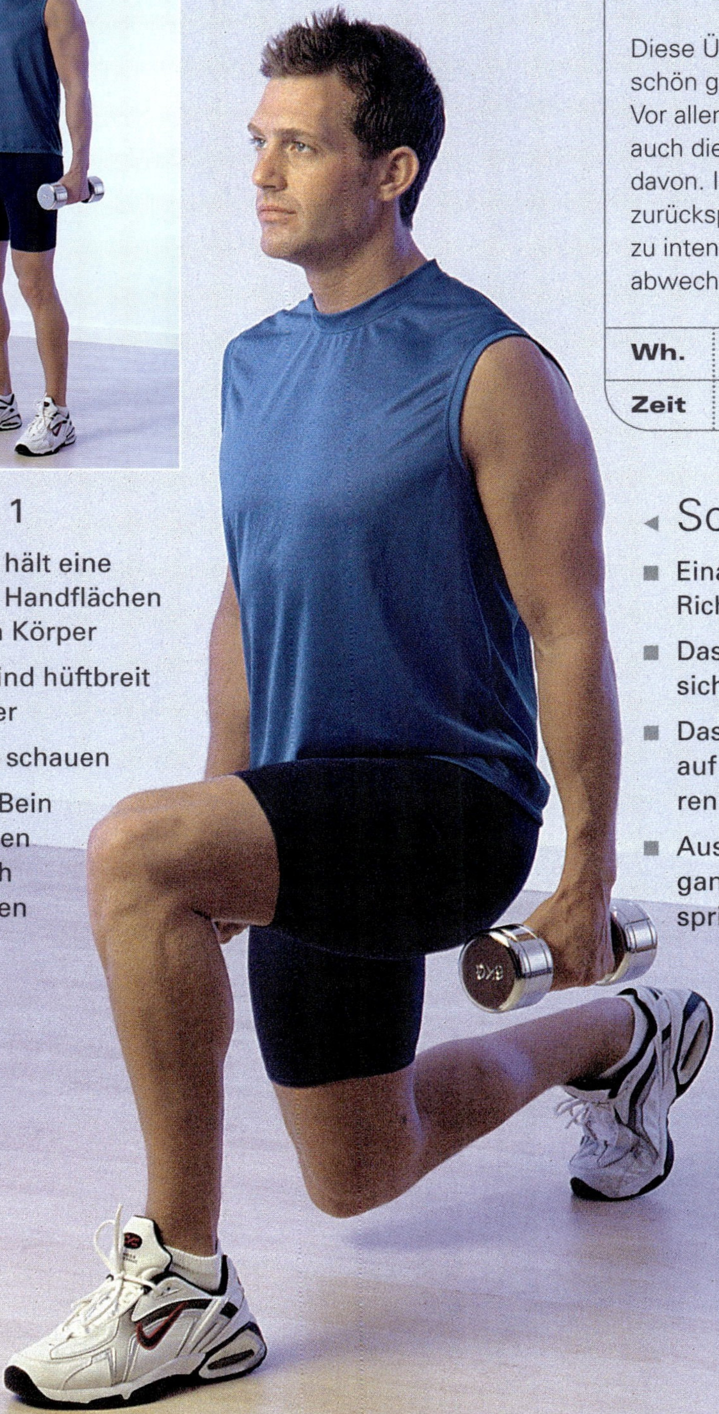

▲ Schritt 1

- Jede Hand hält eine Hantel, die Handflächen zeigen zum Körper
- Die Füße sind hüftbreit auseinander
- Geradeaus schauen
- Mit einem Bein einen großen Schritt nach vorn machen

◀ Schritt 2

- Einatmen, hinteres Knie in Richtung Boden senken
- Das vordere Knie befindet sich direkt über dem Fuß
- Das Körpergewicht ruht auf der Ferse des vorderen Fußes
- Ausatmen, in die Ausgangsposition zurückspringen

11 Nackendrücken

Weil Sie die Übung im Sitzen ausführen, können Sie den Rücken abstützen und sich ganz auf die Schultermuskeln konzentrieren. Wer auch den Trizeps stärker belasten möchte, übt im Stehen. Zügig und mit kräftigen Bewegungen trainieren.

Wh.	10 mW
Zeit	3 Sek. pro Wh.

Schritt 1

- Jede Hand hält eine Hantel
- So auf die Bank setzen, dass der Rücken gestützt wird
- Die Ellbogen zeigen zur Seite
- Ober- und Unterarme bilden einen rechten Winkel
- Bauchmuskeln anspannen

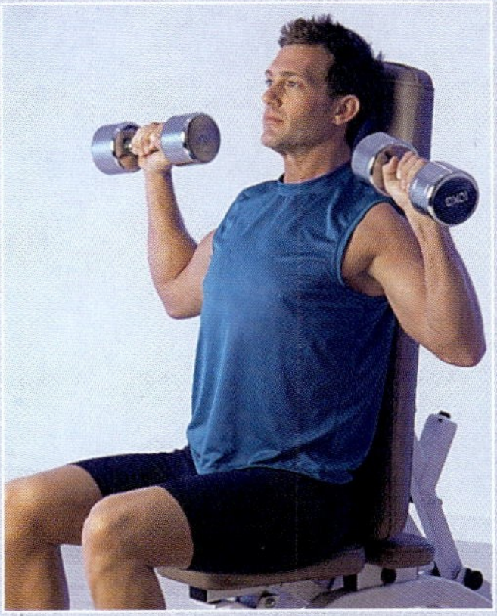

Schritt 2

- Ausatmen und die Arme über den Kopf strecken
- Hanteln hochdrücken, bis die Arme fast gestreckt sind
- Einatmen und in die Ausgangsposition zurückkehren

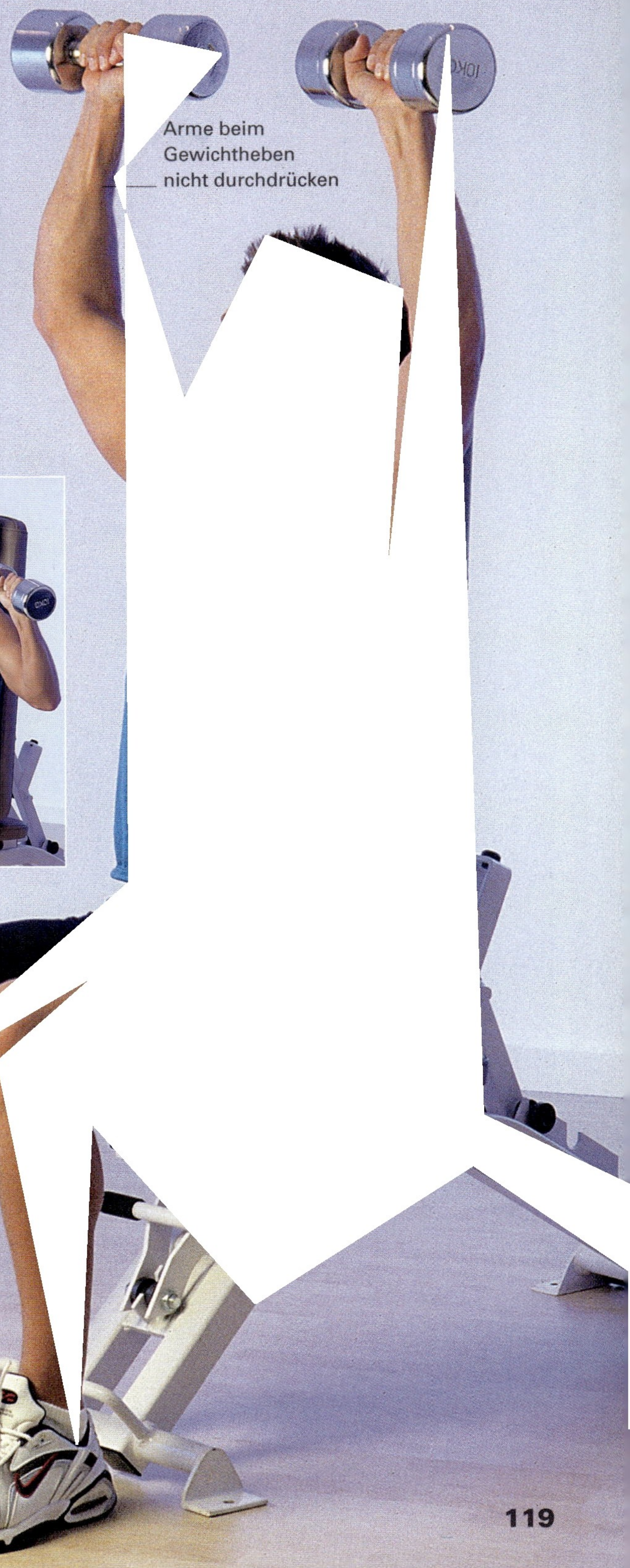

12 Ausfallschritt fix

Diese einfache Variante eines Ausfallschritts trainiert effektiv Oberschenkelinnenseiten und Quadrizeps. Bewegungen kontrolliert ausführen. Alle Wiederholungen zuerst mit dem einen und dann mit dem anderen Bein absolvieren.

Wh.	12 pro Bein
Zeit	2 Sek. pro Wh.

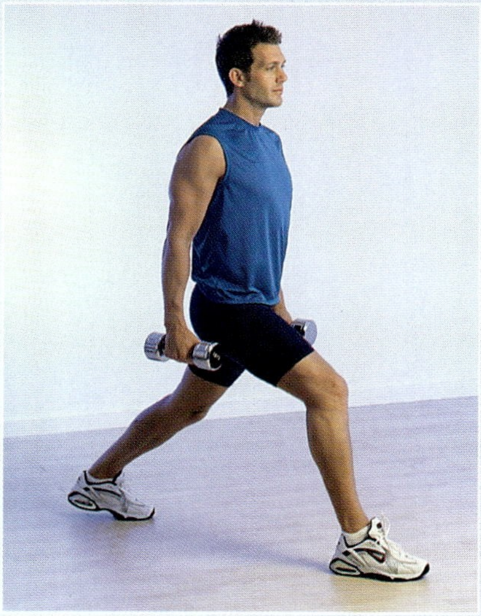

▲ Schritt 1

- In jeder Hand eine Hantel halten
- Einen großen Schritt nach vorn machen
- Beide Füße bleiben am Boden
- Körpergewicht auf den vorderen Fuß verlagern
- Bauchmuskeln anspannen

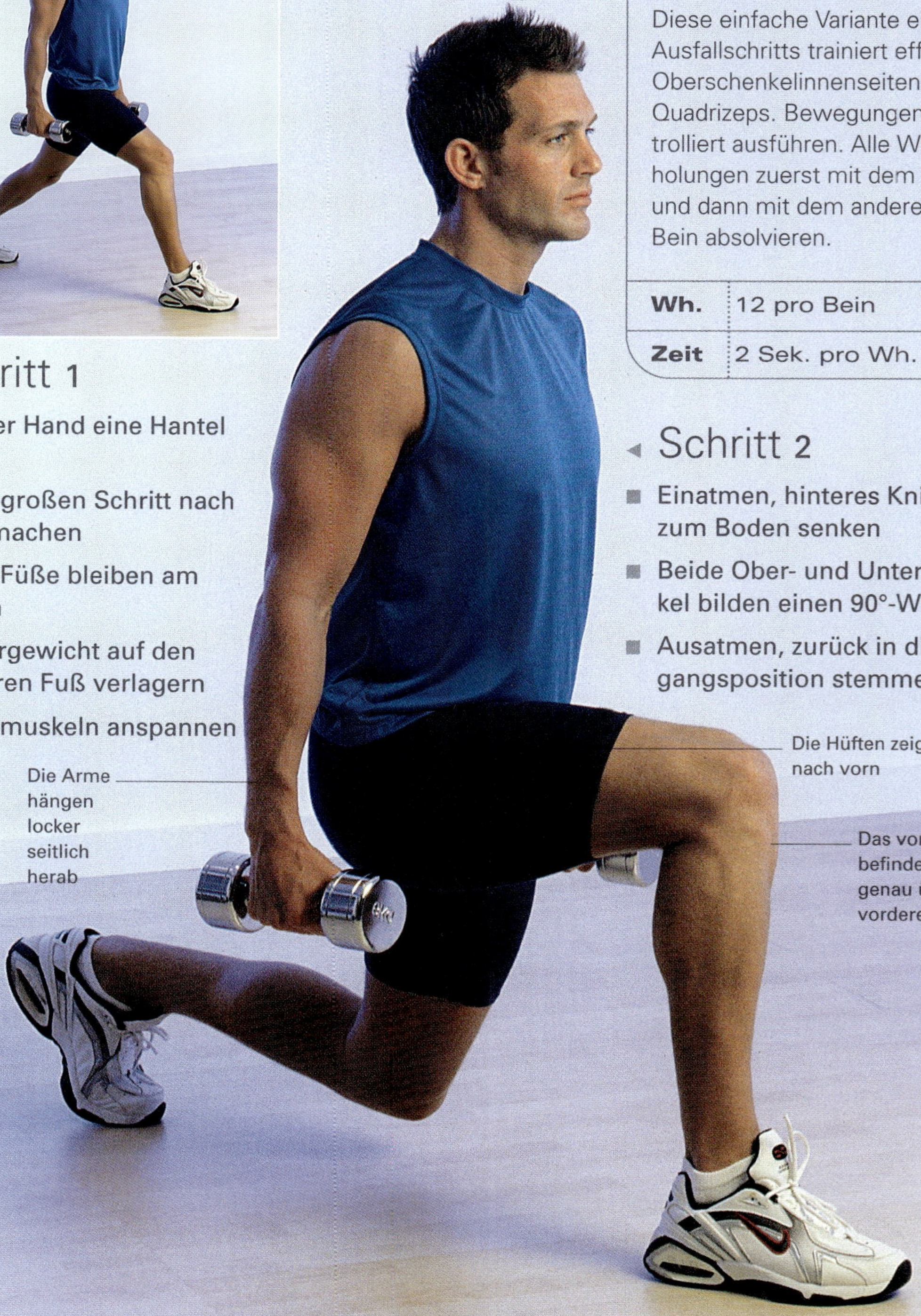
Die Arme hängen locker seitlich herab
Die Hüften zeigen nach vorn
Das vordere Knie befindet sich genau über dem vorderen Fuß

◂ Schritt 2

- Einatmen, hinteres Knie zum Boden senken
- Beide Ober- und Unterschenkel bilden einen 90°-Winkel
- Ausatmen, zurück in die Ausgangsposition stemmen

13 Flying nach hinten

Das ist die letzte Übung, die Ihnen noch einmal einiges abverlangt. Strengen Sie sich an! Beim Gewichtheben keinen Buckel machen.

Wh.	10 mW
Zeit	3 Sek. pro Wh.

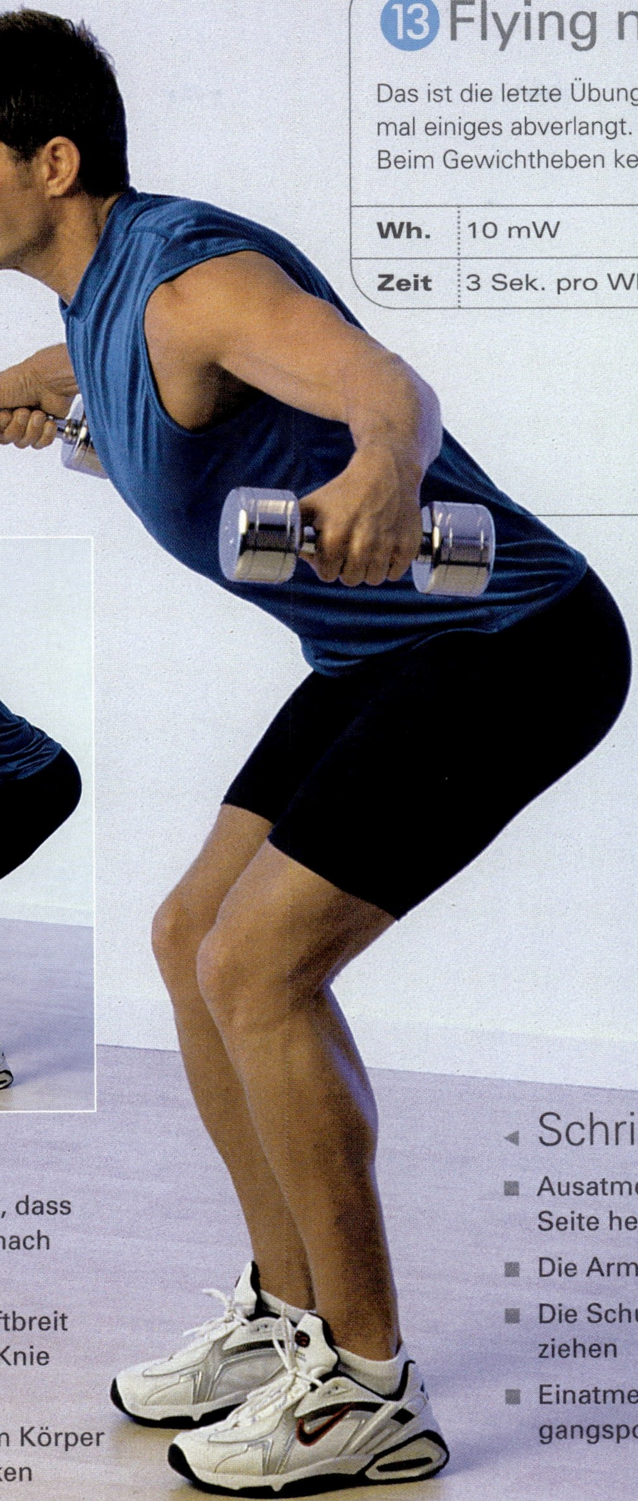

Mit geradem Rücken aus der Hüfte vorbeugen

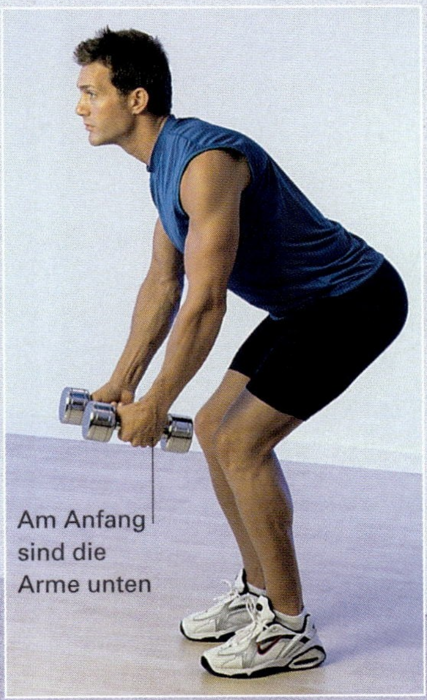

▲ Schritt 1

- Hanteln so halten, dass die Handflächen nach innen zeigen
- Die Füße sind hüftbreit auseinander, die Knie angewinkelt
- Die Arme vor dem Körper nach unten strecken

◄ Schritt 2

- Ausatmen und die Arme zur Seite heben
- Die Arme beinahe strecken
- Die Schulterblätter zusammenziehen
- Einatmen und in die Ausgangsposition zurückkehren

Fragen & Antworten

Wer sichtbare Erfolge beim Muskelaufbau erzielen will, muss bereit sein, wirklich hart zu trainieren. Darüber hinaus gilt es, weitere Gesundheitsaspekte wie eine ausgewogene Ernährung zu berücksichtigen. Nur so können die Muskeln optimal Masse und Kraft aufbauen.

F **Ich habe gehört, dass man nach dem Workout viel Protein essen soll. Stimmt das, und wenn ja, warum?**

A Protein ist die Hauptquelle von Aminosäuren, einer Gruppe von Nährstoffen, die der Körper benötigt, um innere Organe und Körpergewebe zu reparieren. Wenn Sie hart trainieren, um Muskelmasse aufzubauen, müssen Sie Ihren Körper also unbedingt ausreichend mit Aminosäuren versorgen *(s. S. 86)*. Das heißt aber nicht, dass Sie Unmengen von Proteinen zu sich nehmen müssen: Eine Dose Thunfisch pro Tag ist völlig ausreichend. Wenn Sie viermal die Woche trainieren und zwischen den Workouts vernünftig pausieren, brauchen Sie keine Extra-Proteine. Achten Sie einfach darauf, dass Ihre normale Ernährung genügend Proteine enthält.

F **In welchem Verhältnis sollte ich Kohlenhydrate, Proteine und Fett zu mir nehmen?**

A Damit Ihr Körper effizient arbeiten, verdauen, Giftstoffe ausscheiden und Krankheiten bekämpfen kann, müssen Sie ihn mit der richtigen Nahrung und ausreichend Energie versorgen. Eine gesunde Mischkost enthält alle Nährstoffe, die der Körper benötigt, um gesund zu bleiben. Zunächst einmal braucht er viele Kohlenhydrate, denn das sind seine bevorzugten Energiespender. Kohlenhydrate mit einem niedrigen glykämischen Index geben ihre Energie über einen längeren Zeitraum an den Körper ab und sorgen so für einen stabilen Blutzuckerspiegel. Das gilt z. B. für naturbelassene Vollwertprodukte wie Naturreis, Vollkornbrot, Quinoa, Äpfel, Birnen, Kichererbsen, Bohnen, Paprika und Karotten. Diese gesunden Kohlenhydrate sollten etwa 55–60 Prozent Ihrer Ernährung ausmachen.

Protein ist der Nährstoff, der den Körper dabei unterstützt, sich zu regenerieren und Haut, Bindegewebe und Muskeln gesund zu erhalten. Protein kommt in Fleisch, Fisch, Nüssen, Milchprodukten und in einigen Getreidesorten vor. Nutzen Sie verschiedene Proteinquellen, die etwa 25–30 Prozent Ihrer Ernährung ausmachen sollten.

Was sonst noch zu einer gesunden Ernährung gehört, sind Fett und Ballaststoffe. Versuchen Sie so viele ungesättigte und so wenig gesättigte Fette wie möglich zu essen. Letztere übernehmen keine sinnvolle Funktion und können zu Herzerkrankungen führen. Essenzielle Fette braucht der Körper für eine Vielzahl von Funktionen – zur Bereitstellung von Energie, für schöne Haut und schönes Haar genauso wie für ein gesundes Körpergewicht. Essenzielle Fette sind in Oliven, fettem Fisch, Nüssen und kalt gepressten Ölen enthalten. Fette sollten nicht mehr als 20 Prozent Ihrer Ernährung ausmachen. 95 Prozent davon sollten sich wiederum aus essenziellen Fetten zusammensetzen.

Ballaststoffe unterstützen die Verdauung und fördern das Ausscheiden von Giftstoffen. Ohne sie

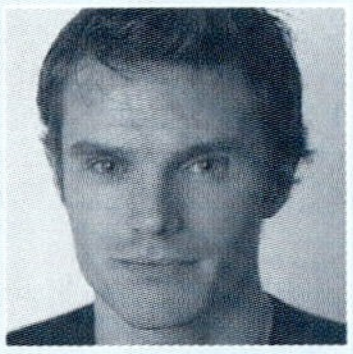

Ihr **Körper** braucht die **richtige Nahrung,** um gut zu funktionieren und Sie mit genügend **Energie** zu versorgen.

laufen alle Körperfunktionen auf Sparflamme. Ballaststoffe sind in frischem und getrocknetem Obst, in Gemüse, Hülsenfrüchten, Naturreis und anderen Vollwertprodukten enthalten.

F **Wenn ich mal ein Workout ausfallen lasse – soll ich dann in der Woche darauf fünfmal trainieren, um das wieder auszugleichen?**

A Wenn Sie sonst nicht trainieren und das nur hin und wieder vorkommt: Ja. Aber wenn das bedeutet, dass Sie einmal die Woche trainieren, um sich dann in der darauf folgenden Woche täglich zu quälen, kann ich das nicht befürworten. Kleinere Abwandlungen des Programms dagegen sind erlaubt, solange sie nicht überhand nehmen.

F **Ich will mich hauptsächlich auf eine bestimmte Körperpartie konzentrieren. Kann ich das mit diesem Programm auch?**

A Die Fitnessprogramme in diesem Buch verfolgen alle ein anderes Fitnessziel. Das Tolle an der PHA-Methode besteht darin, dass sie sich sowohl auf die Masse und Form der Muskeln auswirkt als auch auf Herz und Kreislauf. Nachdem ich die PHA-Prinzipien auf alle Programme übertragen habe, bedeutet das, dass Sie den ganzen Körper trainieren sollen und nicht nur eine bestimmte Problemzone. Meiner Meinung nach sollte sich das Training immer positiv auf den ganzen Körper auswirken. Wenn Sie diese Herangehensweise übernehmen, werden Sie ein wesentlich überzeugenderes Ergebnis erhalten.

F **Wenn ich an einer Muskelverletzung leide – kann ich diesen Muskel dann auslassen und trotzdem trainieren?**

A Das hängt natürlich von Ihrer Verletzung ab, aber generell sollte es trotzdem möglich sein, weiterzutrainieren. Natürlich nur dann, wenn Sie die Übungen absolvieren können, ohne den verletzten Bereich zu beanspruchen, denn sonst laufen Sie Gefahr, die Verletzung zu verschlimmern. Wenn Sie den betroffenen Muskel nicht belasten, kann das Training den Heilungsprozess sogar beschleunigen.

Vor allem die dynamischen Übungen können bei Verletzungen gefährlich sein, da sie eine Vielzahl von Muskeln beanspruchen. Das sind in der Regel die aerobischen Übungen, während die Widerstandsübungen sich eher gezielt um ganz bestimmte Muskeln kümmern. Am besten ist es, wenn Sie Ihren Arzt um Rat fragen, nicht zuletzt, um sich über die Schwere Ihrer Verletzung zu informieren. Schließlich wollen Sie Ihren Körper vor weiteren Schäden bewahren, die nicht ausgeschlossen werden können, wenn Sie einfach mit dem Programm zum Muskelaufbau fortfahren.

Übungen für unterwegs

Auch wenn Sie nicht recht glauben, dass man auch unterwegs Muskeln aufbauen kann, verhindern diese Übungen im schlechtesten Fall Rückschritte und stellen im besten Fall eine effektive Workout-Alternative dar, mit der Sie Ihren aktuellen Fitnesslevel erhalten. Konzentrieren Sie sich auf eine flotte, aber korrekte Ausführung und verschaffen Sie Ihren Muskeln ein echtes Overload-Training.

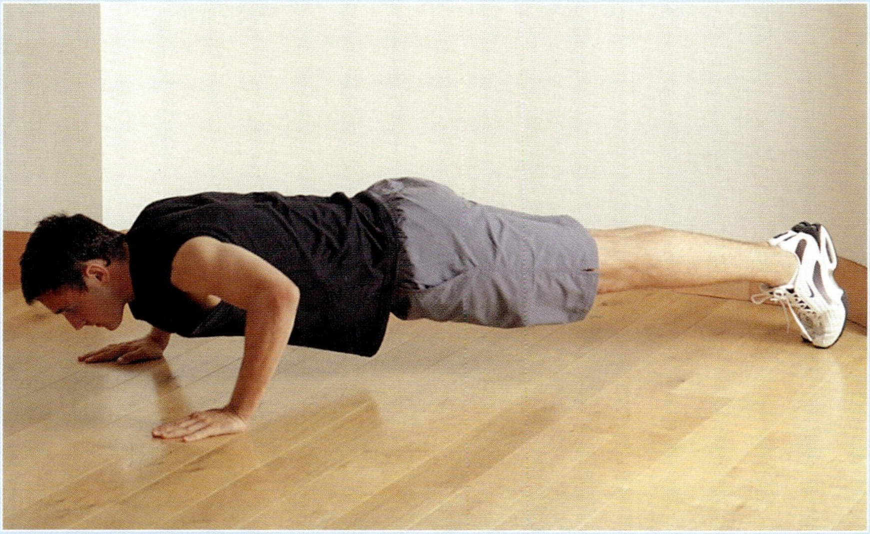

1 Liegestütze

- Stützen Sie sich auf Zehen und Hände
- Die Hände sind etwas weiter als schulterbreit auseinander
- Einatmen und den Oberkörper senken, bis Ober- und Unterarme einen rechten Winkel bilden
- Ausatmen, sich zurück in die Ausgangsposition stemmen
- Wh. = 25–30

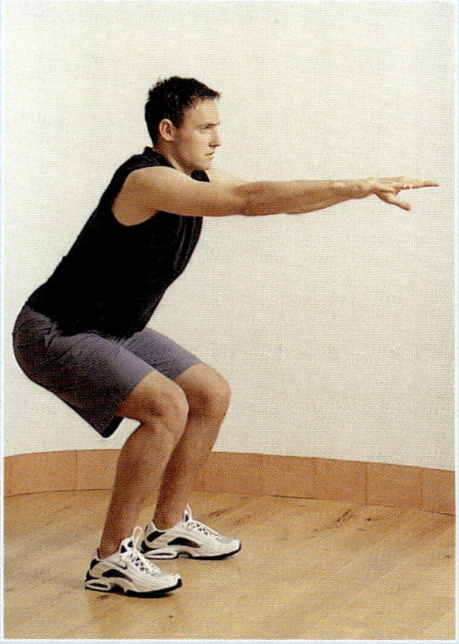

3 Squat

- Die Füße sind hüftbreit auseinander
- Bauchmuskeln anspannen, einatmen
- Ober- und Unterschenkel bilden einen rechten Winkel
- Rücken gerade, Arme vorstrecken
- Ausatmen und sich aus den Fersen hochstemmen
- Wh. = 30–40

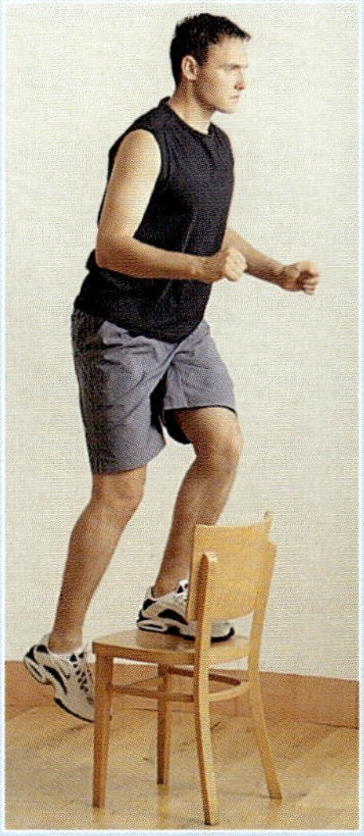

4 Step-up

- Vor den Stuhl stellen
- Der Rücken bleibt gerade
- Ausatmen und mit dem linken Fuß auf die Sitzfläche steigen
- Rechten Fuß nachziehen
- Einatmen, erst mit linkem, dann rechtem Fuß heruntersteigen
- Wh. = 25 pro Bein

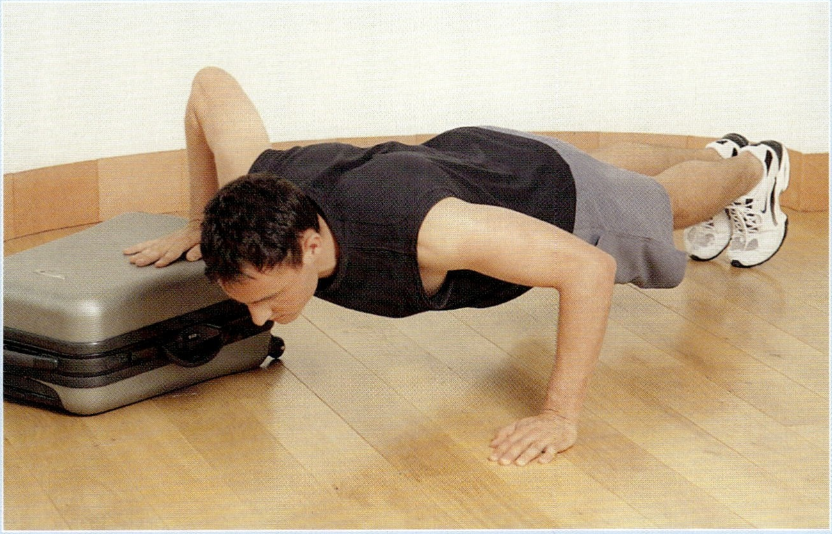

2 Liegestütze mit einer erhöhten Hand

- Rechte Hand auf Stufe oder Hartschalenkoffer stützen, linke auf den Boden
- Auf Hände und Zehen stützen
- Hände weiter als schulterbreit auseinander
- Einatmen, Oberkörper senken, Ober- und Unterarme bilden einen rechten Winkel
- Ausatmen, sich in die Ausgangsposition hochstemmen
- Wh. = 20 pro Seite

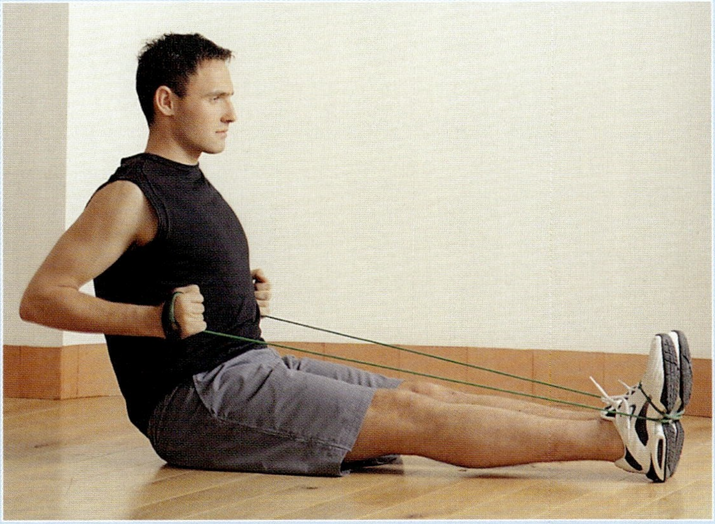

5 Rudern im Sitzen

- Aufrecht auf dem Boden sitzen, Beine strecken
- Tubing um Füße wickeln
- Tubing um die Handgelenke wickeln, bis es gespannt ist
- Ausatmen und die Griffe eng am Körper nach hinten ziehen
- Die Ellbogen bleiben am Körper
- Einatmen und in die Ausgangsposition zurückkehren
- Wh. = 20

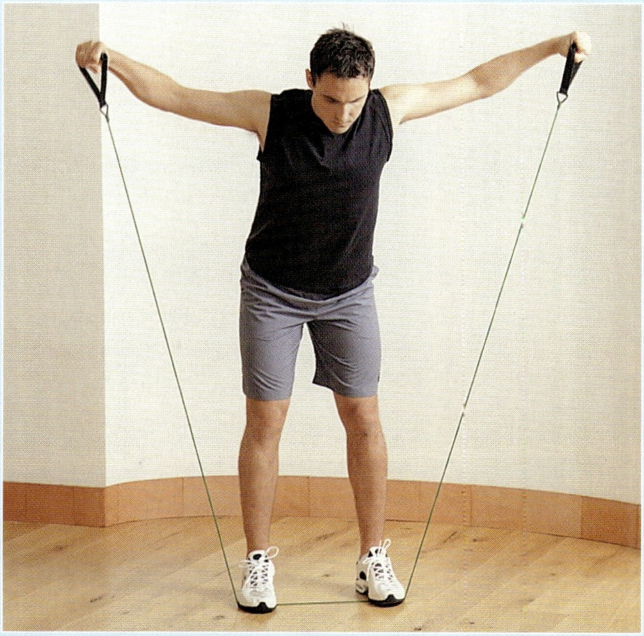

6 Flying nach hinten

- Auf der Tubingmitte stehen, die Füße sind hüftbreit auseinander
- Griffe so fassen, dass die Handflächen zum Körper zeigen
- Mit geradem Rücken leicht vorbeugen
- Ausatmen und die Arme zur Seite heben
- Griffe auf Schulterhöhe heben, bis die Arme fast gestreckt sind
- Einatmen und in die Ausgangsposition zurückkehren
- Wh. = 25

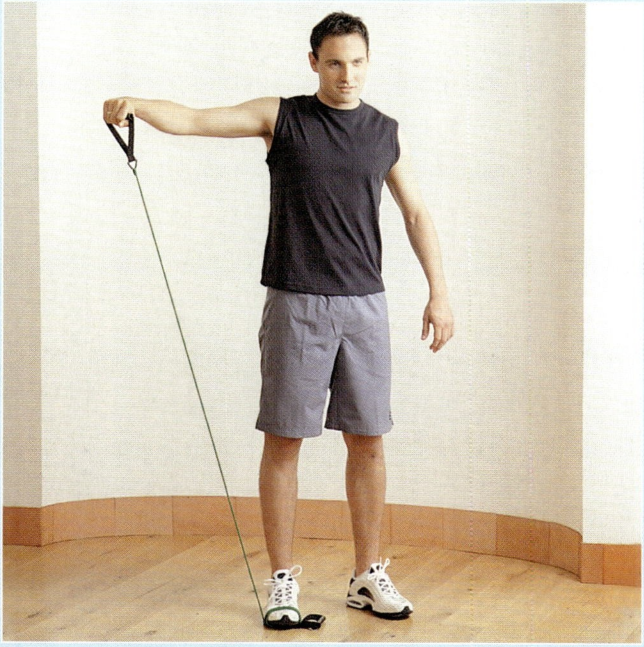

8 Seitheben mit einem Arm

- Die Füße sind hüftbreit auseinander
- Ein Tubingende um rechten Fuß wickeln
- Griff in die rechte Hand nehmen, die Handfläche zeigt zum Körper, Bauchmuskeln anspannen
- Ausatmen und den rechten Arm langsam auf Schulterhöhe heben
- Einatmen und langsam in die Ausgangsposition zurückkehren
- Wh. = 20 pro Seite

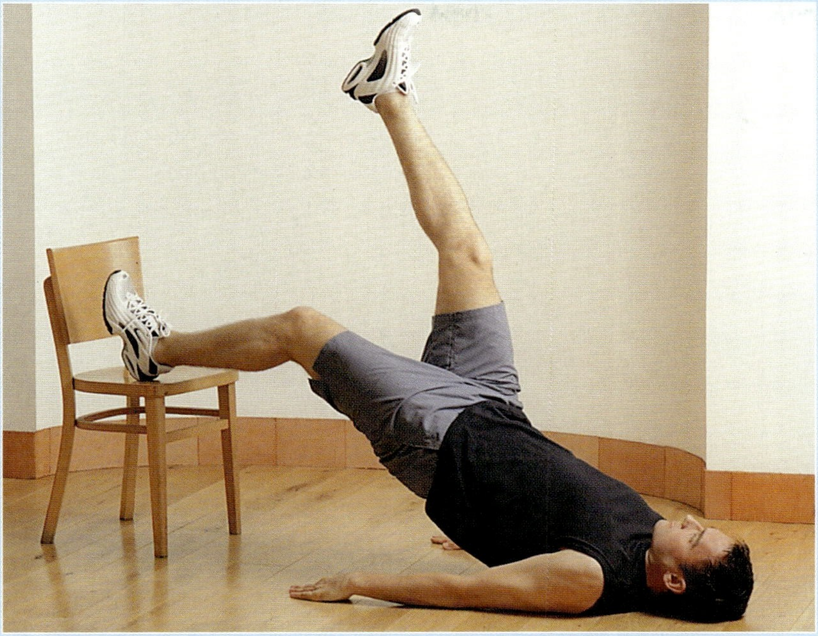

7 Becken-Lift mit einem Bein

- Auf den Rücken legen, Arme neben dem Körper
- Linken Fuß auf die Sitzfläche eines Stuhls stützen
- Rechtes Bein in die Luft strecken
- Ausatmen und Becken heben, bis der Oberkörper eine gerade Linie bildet
- Einatmen und in die Ausgangsposition zurückkehren
- Wh. = 25 pro Seite

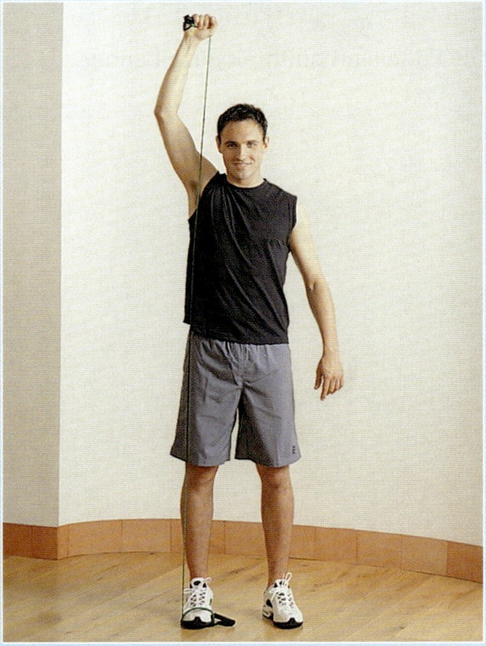

9 Nackendrücken mit einem Arm

- Die Füße sind hüftbreit auseinander
- Ein Tubingende um den rechten Fuß wickeln
- Anderen Griff in die rechte Hand nehmen
- Arm beugen und die Hand auf Schulterhöhe bringen
- Ausatmen und den Arm gerade nach oben strecken
- Arm nicht durchdrücken
- Einatmen und in die Ausgangsposition zurückkehren
- Wh. = 20 pro Seite

Tagebuch

Wer Muskelmasse aufbauen will, kann es sich nicht leisten, ineffektiv zu trainieren. Tragen Sie ein, mit welchen Gewichten Sie trainiert haben, um diese mit jedem Workout steigern zu können.

Workout 3a

	Datum:	Datum:
Übung	**Gewicht**	**Gewicht**
Flying Satz 1		
Brustpressen Satz 1		
Beinbeugen Satz 1		
Cable-crossover Satz 1		
Liegestütze Satz 1		
Kreuzheben Satz 1		
Trizepsstrecken Satz 1		
Trizeps-Dip Satz 1		
Banksteigen Satz 1		
Flying Satz 2		
Brustpressen Satz 2		
Beinbeugen Satz 2		
Cable-crossover Satz 2		
Liegestütze Satz 2		
Kreuzheben Satz 2		
Trizepsstrecken Satz 2		
Trizeps-Dip Satz 2		
Banksteigen Satz 2		
Flying Satz 3		
Brustpressen Satz 3		
Beinbeugen Satz 3		
Cable-crossover Satz 3		
Liegestütze Satz 3		
Kreuzheben Satz 3		

Übung (Fortsetzung)	**Gewicht**	**Gewicht**
Trizepsstrecken Satz 3		
Trizeps-Dip Satz 3		
Banksteigen Satz 3		
Bauchpressen int. Satz 1		
Bauchpressen schräg Satz 1		
Rückenstrecken Satz 1		
Beinheben nach hinten Satz 1		
Bauchpressen Satz 1		
Bauchpr. schräg isol. Satz 1		
Bauchpressen int. 2 Satz1		
Bauchpressen int. Satz 2		
Bauchpr. schräg Satz 2		
Rückenstrecken Satz 2		
Beinheben nach hinten Satz 2		
Bauchpressen Satz 2		
Bauchpr. schräg isol. Satz 2		
Bauchpressen int. 2 Satz 2		
Bauchpressen int. Satz 3		
Bauchpressen schräg Satz 3		
Rückenstrecken Satz 3		
Beinheben nach hinten Satz 3		
Bauchpressen Satz 3		
Bauchpr. schräg isol. Satz 3		
Bauchpressen int.2 Satz 3		

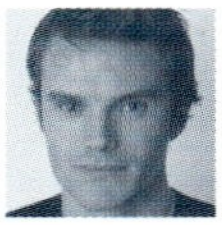

Verwenden Sie **schwere Gewichte**, um eine **fantastische Muskelmasse** zu erzielen.

Workout 3b

Übung	Datum: **Gewicht**	Datum: **Gewicht**
Langhantel-Armbeugen Satz 1		
Klimmzug Satz 1		
Beinstrecken Satz 1		
Hammer Curl Satz 1		
Rudern aufrecht Satz 1		
Langhantel-Squat Satz 1		
Rudern im Sitzen 1		
Pull-down, ein Arm Satz 1		
Langhantel-Armbeugen Satz 2		
Klimmzug Satz 2		
Beinstrecken Satz 2		
Hammer Curl Satz 2		
Rudern aufrecht Satz 2		
Langhantel-Squat Satz 2		
Rudern im Sitzen Satz 2		
Pull-down, ein Arm Satz 2		
Langhantel-Armbeugen Satz 3		
Klimmzug Satz 3		
Beinstrecken Satz 3		
Hammer Curl Satz 3		
Rudern aufrecht Satz 3		
Langhantel-Squat Satz 3		

Übung (Fortsetzung)	**Gewicht**	**Gewicht**
Rudern im Sitzen Satz 3		
Pull-down, ein Arm Satz 3		
Seitheben Satz 1		
Super-Ausfallschritt Satz 1		
Nackendrücken Satz 1		
Ausfallschritt fix Satz 1		
Flying nach hinten Satz 1		
Seitheben Satz 2		
Super-Ausfallschritt Satz 2		
Nackendrücken Satz 2		
Ausfallschritt fix Satz 2		
Flying nach hinten Satz 2		
Seitheben Satz 3		
Super-Ausfallschritt Satz 3		
Nackendrücken Satz 3		
Ausfallschritt fix Satz 3		
Flying nach hinten Satz 3		

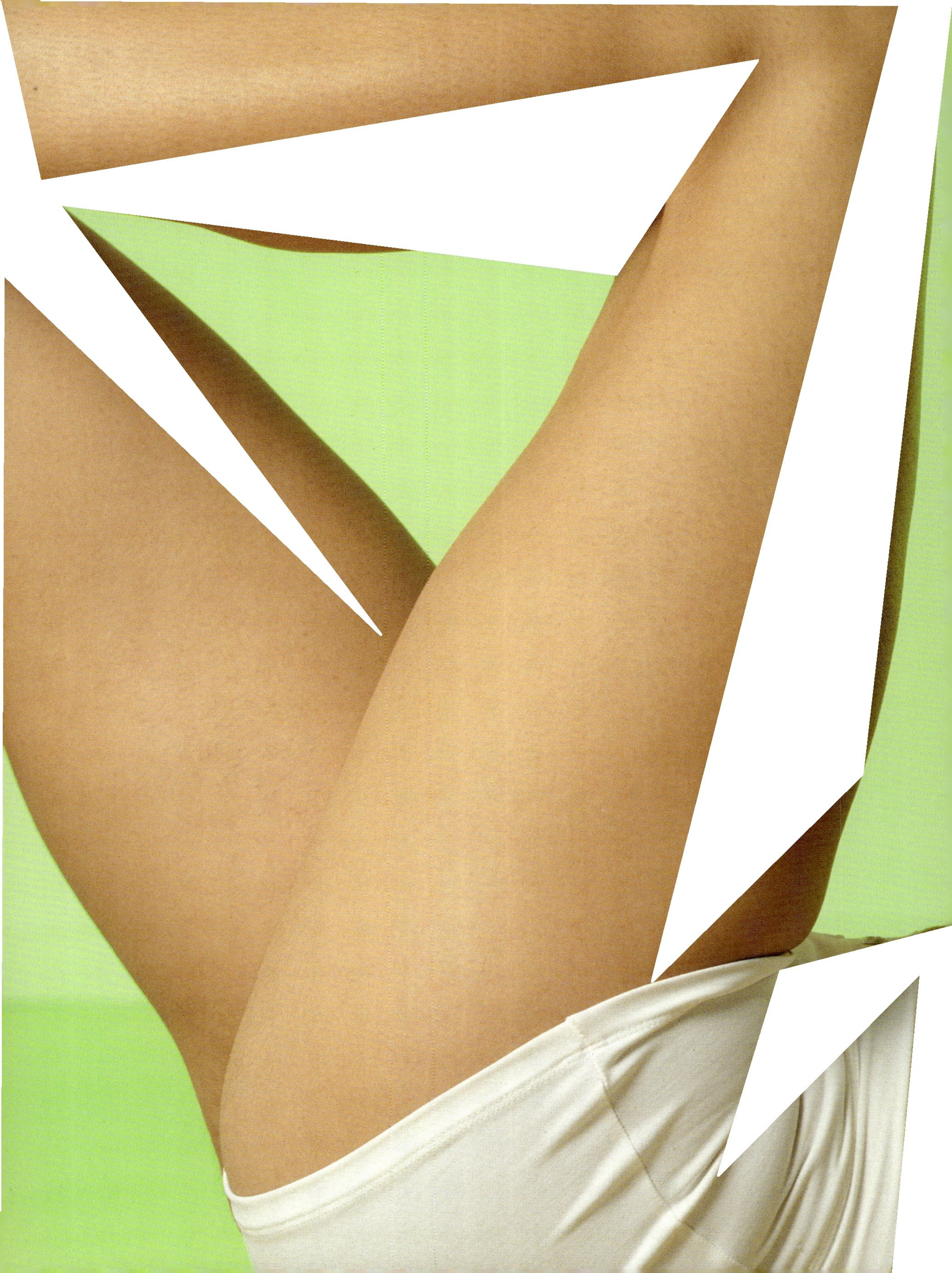

Workout 4

Ausdauer

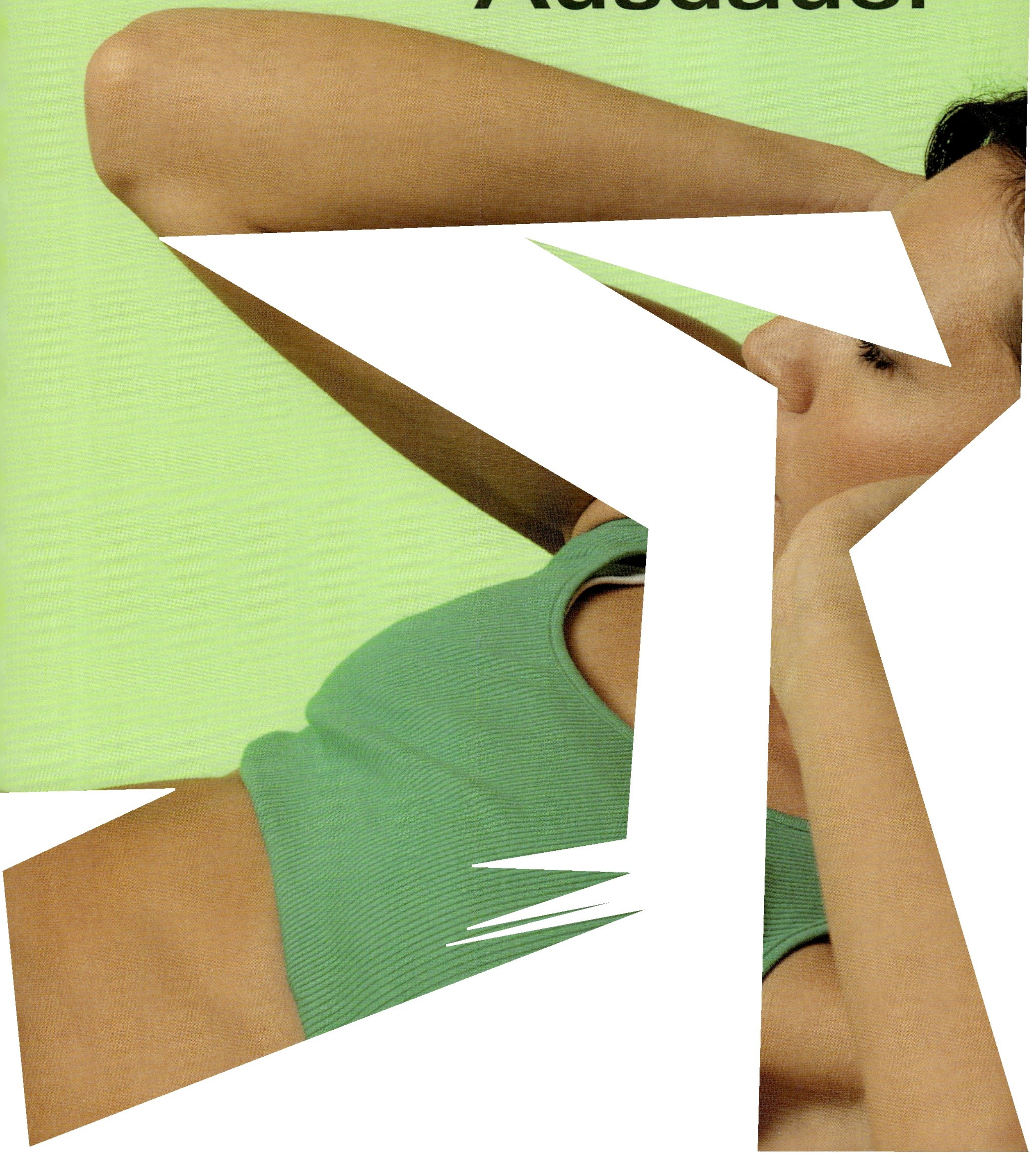

Das Programm

Wozu dieses Ausdauerprogramm? Nun, zunächst einmal macht Sie dieses Training fit für eine ganze Reihe von Sportarten. Besonders Läufer, Triathleten und alle, die schnelle Sprints hinlegen wollen, profitieren davon.

Viele Sportler versuchen, ihre Ausdauer mithilfe von Widerstandsübungen zu steigern. Dabei trainieren sie häufig mit den falschen Gewichten, was dazu führt, dass sie in ihrer Beweglichkeit eingeschränkt werden. Dieses Ausdauerprogramm dagegen sorgt für Tempo, Kraft und Durchhaltevermögen. Ich habe es bereits erfolgreich bei einigen Profifußballern angewendet: Das Workout garantiert ihnen ein hohes Maß an Beweglichkeit – und die ist für sie schließlich unverzichtbar.

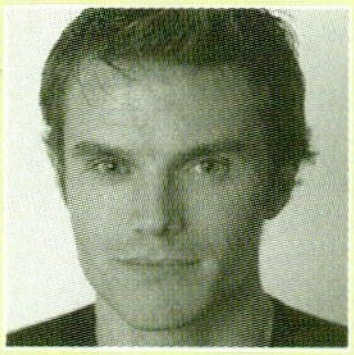

Sie werden **staunen,** wie gut Sie **durchhalten,** wenn Sie **müssen.**

Gleichzeitig führt es zu mehr Kraft, Muskelpower und einer guten Kondition – lauter Dinge, die die Verletzungsgefahr erheblich reduzieren.

Aufbau des Programms

Dieses 45-minütige PHA-Workout basiert auf bestimmten Trainingszeit-Einheiten und nicht auf einer bestimmten Anzahl von Wiederholungen. Die Gewichte werden so eingesetzt, dass sie vor allem die Ausdauer steigern und weniger der Muskelmasse zugute kommen.

Den Anfang machen dynamische Übungen, bei denen gleich mehrere Muskeln auf einmal beansprucht werden. In der vorgegebenen Zeit absolvieren Sie so viele Wiederholungen, wie Sie können. Indem Sie zuerst mehrere große Muskelgruppen auf einmal beanspruchen, wird Ihre Ausdauer auf eine ganz schön harte Probe gestellt. Zwischen den einzelnen Sätzen wartet eine weitere Herausforderung auf Sie, denn dann gilt es, einige Minuten lang an einer Rudermaschine bzw. einem Crosstrainer zu trainieren. Diese aerobischen Übungen erschöpfen den Körper zusätzlich und zwingen ihn, die Muskelausdauer an das verschärfte Pensum anzupassen. Später folgen Übungen, die einzelne Muskelgruppen gezielt trainieren. Schließlich sollen auch kleinere Muskeln wie Bizeps, Trizeps und Pomuskeln bis zur Erschöpfung beansprucht werden.

Grenzen überwinden

Bei diesem Workout verausgaben Sie sich bereits so sehr während des aerobischen Trainings an der Rudermaschine bzw. dem Crosstrainer, dass Ihr Körper während der darauf folgenden Übungen ein echtes Overload-Training *(s. S. 76)* erhält.

Sie werden staunen, wie gut Sie durchhalten, wenn Sie müssen. Die meisten Menschen strengen sich während des Trainings nämlich weniger an, als sie denken. So fanden Forscher in den USA heraus, dass 47 % einer Versuchsgruppe nach dem Workout angaben, sich angestrengt zu haben, obwohl das tatsächlich nur bei 11 % der Fall gewesen war. Letztere empfanden die Anstrengung sogar als erheblich, obwohl Pulsmessungen das nur bei zwei Prozent von ihnen bestätigen konnten!

Selbst wenn Sie sich erschöpft fühlen: Sie schaffen mehr – innerhalb eines sicheren Rahmens!

Workout 4 – Viermal die Woche, sechs Wochen lang			
Warm-up: Rudern oder Crosstrainer (10 Min.: RPE-Wert 8–10)			
Übung	**Level 1**	**Level 2**	**Level 3**
Klimmzug	30 Sek.	45 Sek.	60 Sek.
Jump-Squat	30 Sek.	45 Sek.	60 Sek.
Liegestütze	30 Sek.	45 Sek.	60 Sek.
Ausfallschritt fix	30 Sek. pro Bein	45 Sek. pro Bein	60 Sek. pro Bein
Bauchpressen intensiv	30 Sek.	45 Sek.	60 Sek.
Oberen Satz wiederholen, dann weiter			
Rudern oder Crosstrainer (3 Min.: RPE-Wert 8–9)			
Rückenzug	30 Sek.	45 Sek.	60 Sek.
Squat	30 Sek.	45 Sek.	60 Sek.
Trizeps-Dip	30 Sek.	45 Sek.	60 Sek.
Banksteigen	30 Sek. pro Bein	45 Sek. pro Bein	60 Sek. pro Bein
Bauchpr. schräg int.	30 Sek.	45 Sek.	60 Sek.
Oberen Satz wiederholen, dann weiter			
Rudern oder Crosstrainer (3 Min.: RPE-Wert 8–9)			
Armbeugen im Wechsel	30 Sek.	45 Sek.	60 Sek.
Beinstrecken	30 Sek.	45 Sek.	60 Sek.
Trizeps-Push-down	30 Sek.	45 Sek.	60 Sek.
Beinbeugen	30 Sek.	45 Sek.	60 Sek.
Beckenheben	30 Sek.	45 Sek.	60 Sek.
Oberen Satz wiederholen, dann mit letzter Übung weiter			
Rudern oder Crosstrainer (3 Min.:RPE-Wert 8–9, 1 Min.: RPE-Wert 6–7, 1 Min. gemütliches Tempo)			
Cool-down *(s. S. 20–23)*			

Wählen Sie ein Gewicht, mit dem Sie 15–20 Wh. schaffen. Beginnen Sie mit Level 1 und absolvieren Sie alle zwei Sekunden eine Wh., und zwar 30 Sek. lang. Wenn Sie das bei jeder Übung durchhalten, trainieren Sie auf Level 2 45 Sek. lang. Die Gewichte bleiben allerdings gleich. Nachdem Sie Level 3 erreicht haben und es schaffen, jeder Übung 60 Sek. zu widmen, dürfen Sie die Gewichte erhöhen. Die Übungen für unterwegs finden Sie auf den Seiten 154–155.

RPE-Methode der subjektiven Selbsteinschätzung (engl. rate of perceived exertion): Methode, mit der man die Anstrengung auf einer Skala von 0 (Ruhezustand im Liegen) bis 10 (max. Anstrengung) bewertet.

Workout 4 45 Min.

Das Programm im Überblick

Das Programm für unterwegs finden Sie auf den Seiten 154–155.

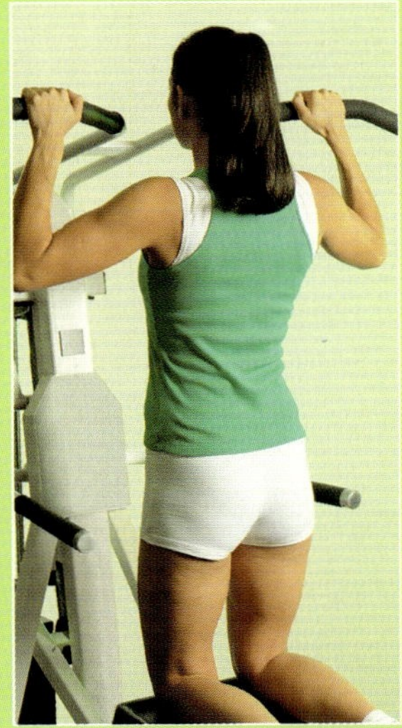

1 **Klimmzug** *s. S. 136*

30 Sek. | *45 Sek.* | *60 Sek.*

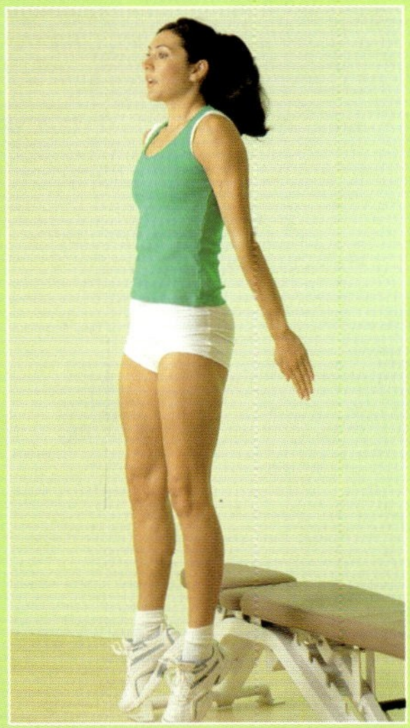

2 **Jump-Squat** *s. S. 137*

30 Sek. | *45 Sek.* | *60 Sek.*

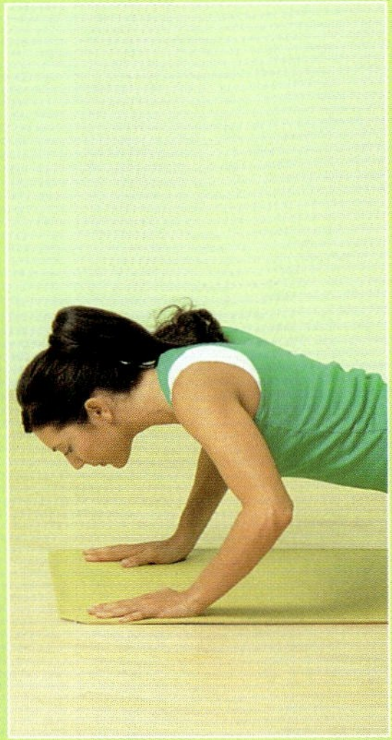

3 **Liegestütze** *s. S. 138*

30 Sek. | *45 Sek.* | *60 Sek.*

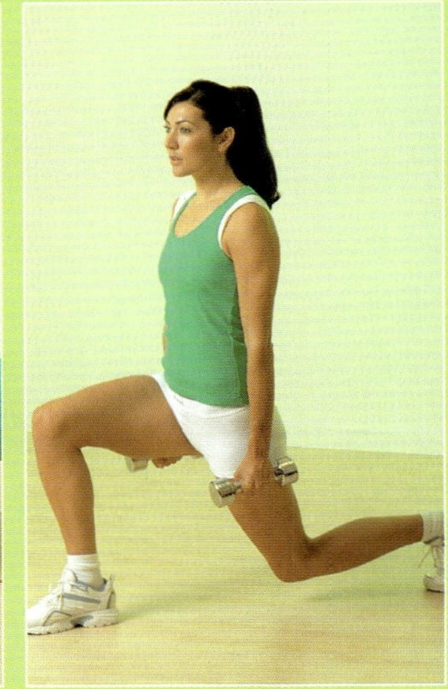

4 **Ausfallschritt fix** *s. S. 139* (pro Bein)

30 Sek. | *45 Sek.* | *60 Sek.*

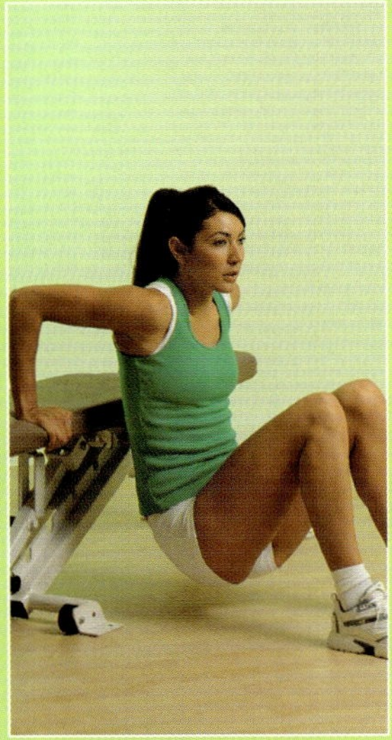

9 **Trizeps-Dip** *s. S. 144*

30 Sek. | *45 Sek.* | *60 Sek.*

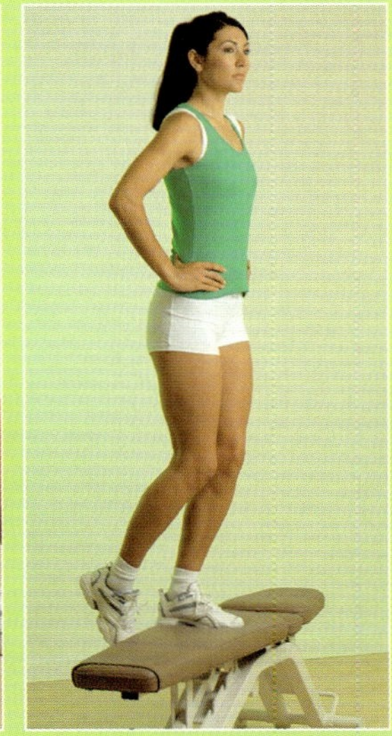

10 **Banksteigen** *s. S. 145* (pro Bein)

30 Sek. | *45 Sek.* | *60 Sek.*

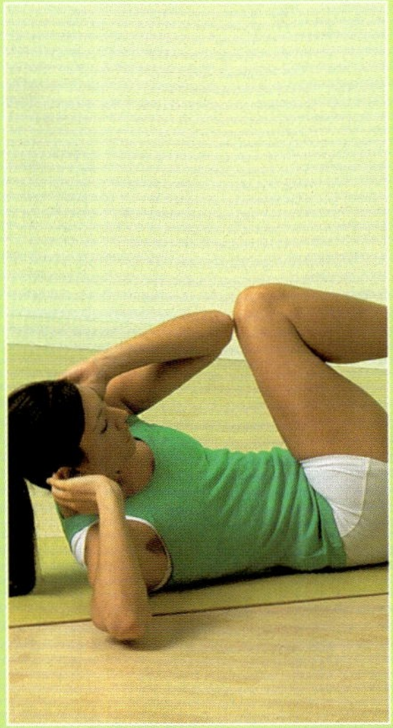

11 **Bauchpressen schräg intensiv** *s. S. 146*

30 Sek. | *45 Sek.* | *60 Sek.*

7–11 WIEDERHOLEN, DANN WEITER MIT 6 & 12

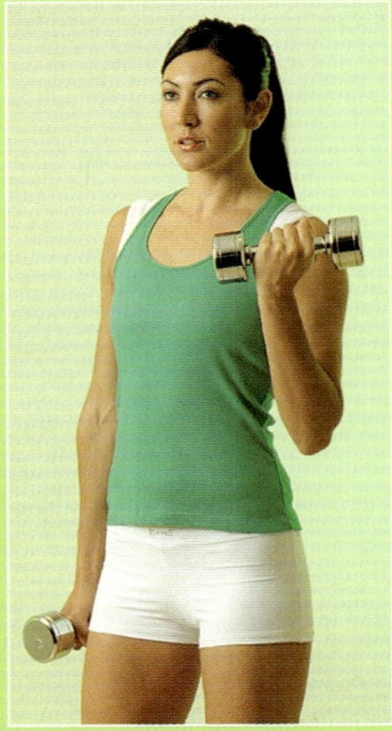

12 **Armbeugen im Wechsel** *s. S. 147*

30 Sek. | *45 Sek.* | *60 Sek.*

=	Level 1	Level 2	Level 3

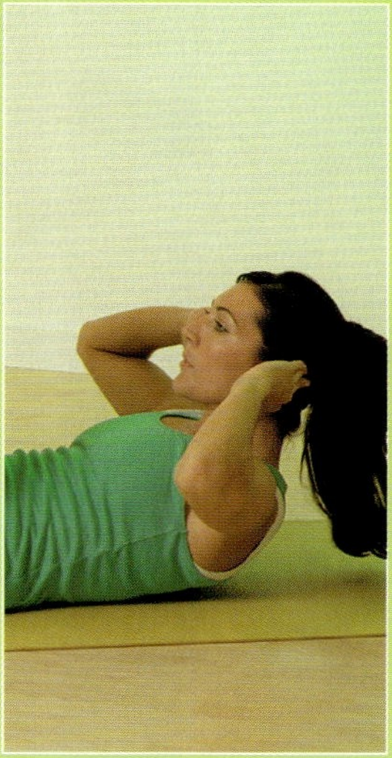

5 **Bauchpressen intensiv** *s. S. 140*

Level 1	Level 2	Level 3
30 Sek.	45 Sek.	60 Sek.

1–5 WIEDERHOLEN, DANN WEITER MIT 6

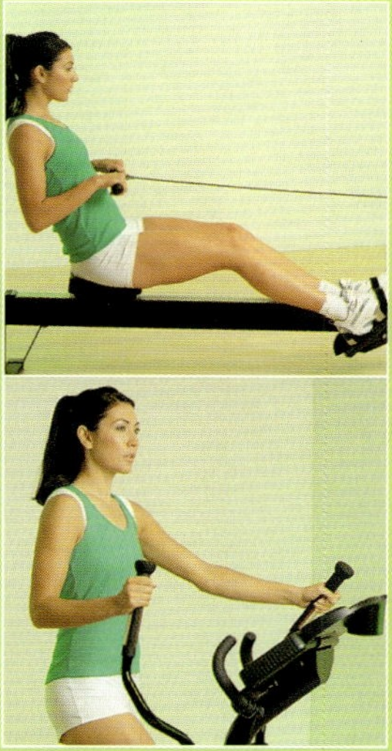

6 **Rudern oder Crosstrainer** *s. S. 141*

Level 1	Level 2	Level 3
3 Min.	3 Min.	3 Min.

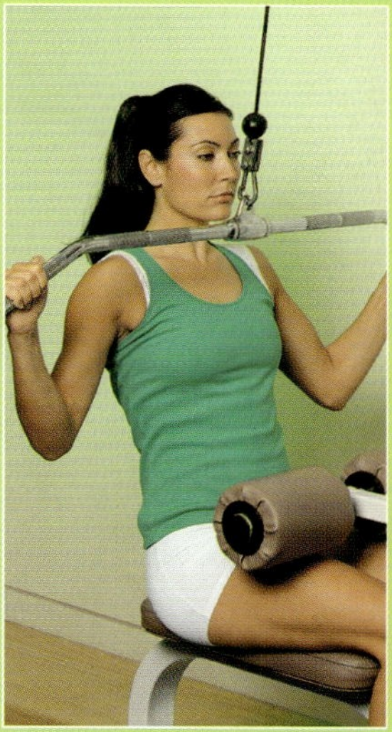

7 **Rückenzug** *s. S. 142*

Level 1	Level 2	Level 3
30 Sek.	45 Sek.	60 Sek.

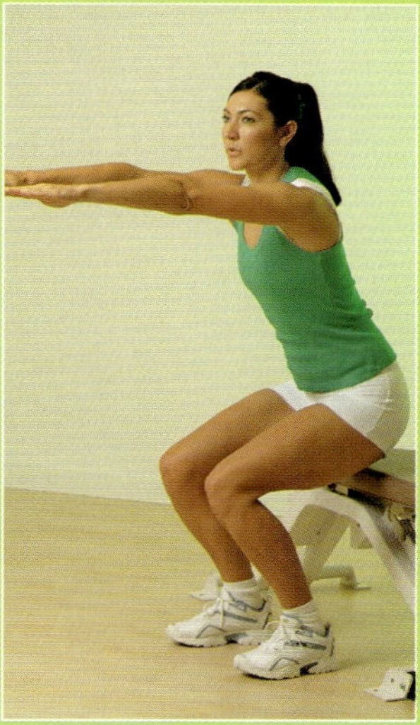

8 **Squat** *s. S. 143*

Level 1	Level 2	Level 3
30 Sek.	45 Sek.	60 Sek.

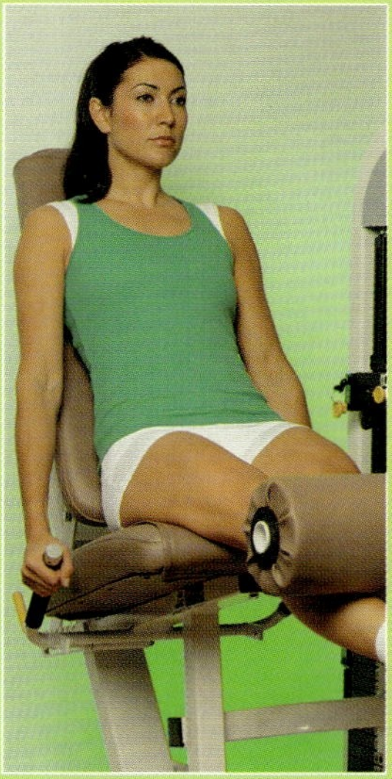

13 **Beinstrecken** *s. S. 148*

Level 1	Level 2	Level 3
30 Sek.	45 Sek.	60 Sek.

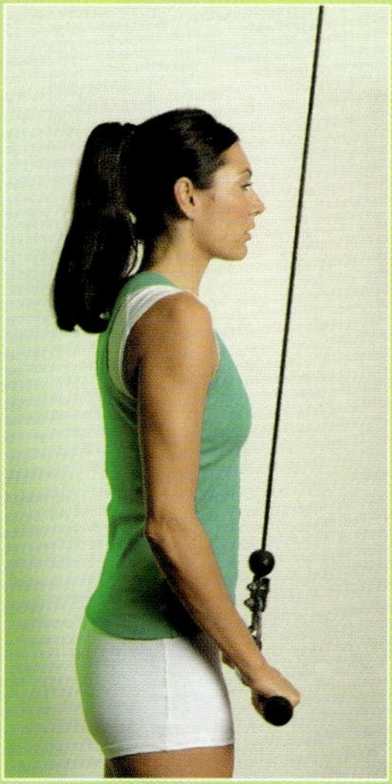

14 **Trizeps-Push-down** *s. S. 149*

Level 1	Level 2	Level 3
30 Sek.	45 Sek.	60 Sek.

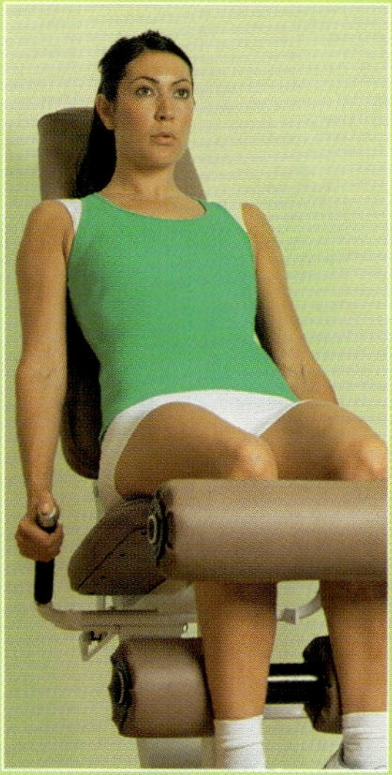

15 **Beinbeugen** *s. S. 150*

Level 1	Level 2	Level 3
30 Sek.	45 Sek.	60 Sek.

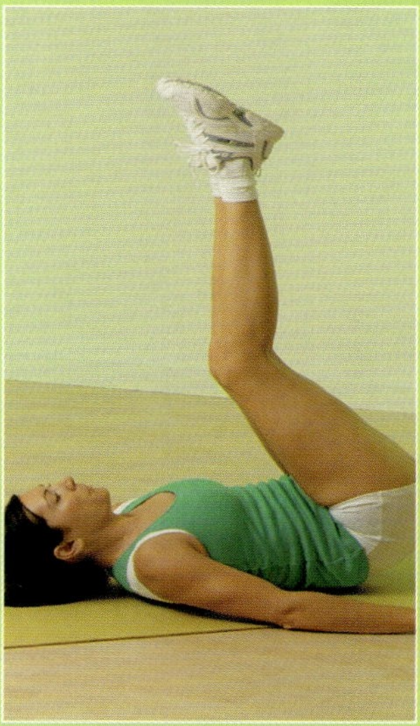

16 **Beckenheben** *s. S. 151*

Level 1	Level 2	Level 3
30 Sek.	45 Sek.	60 Sek.

12–16 WH., DANN WEITER MIT 6, 2 x LANGSAM WH.

1 Klimmzug

Hier werden Ihre Rückenmuskeln stark gefordert. Auch wenn an der Klimmzugmaschine verschiedene Gewichte einstellbar sind, sollten Sie versuchen, Ihr eigenes Körpergewicht zu heben.

Level 1	30 Sek.
Level 2	45 Sek.
Level 3	60 Sek.

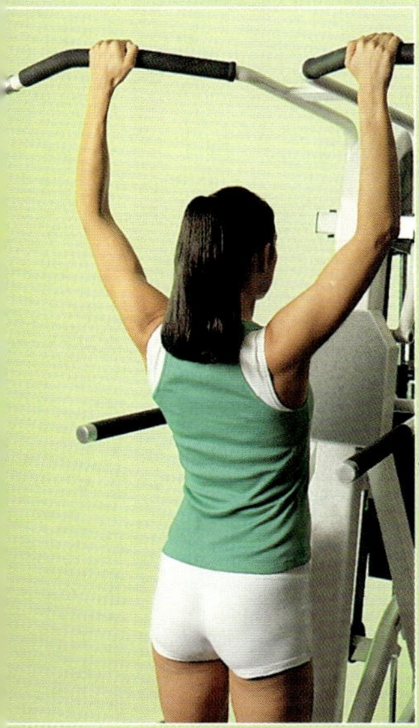

Schritt 1

- Knien Sie sich vor die Klimmzugmaschine
- Griffe so halten, dass die Hände weiter als schulterbreit auseinander sind und die Arme fast strecken

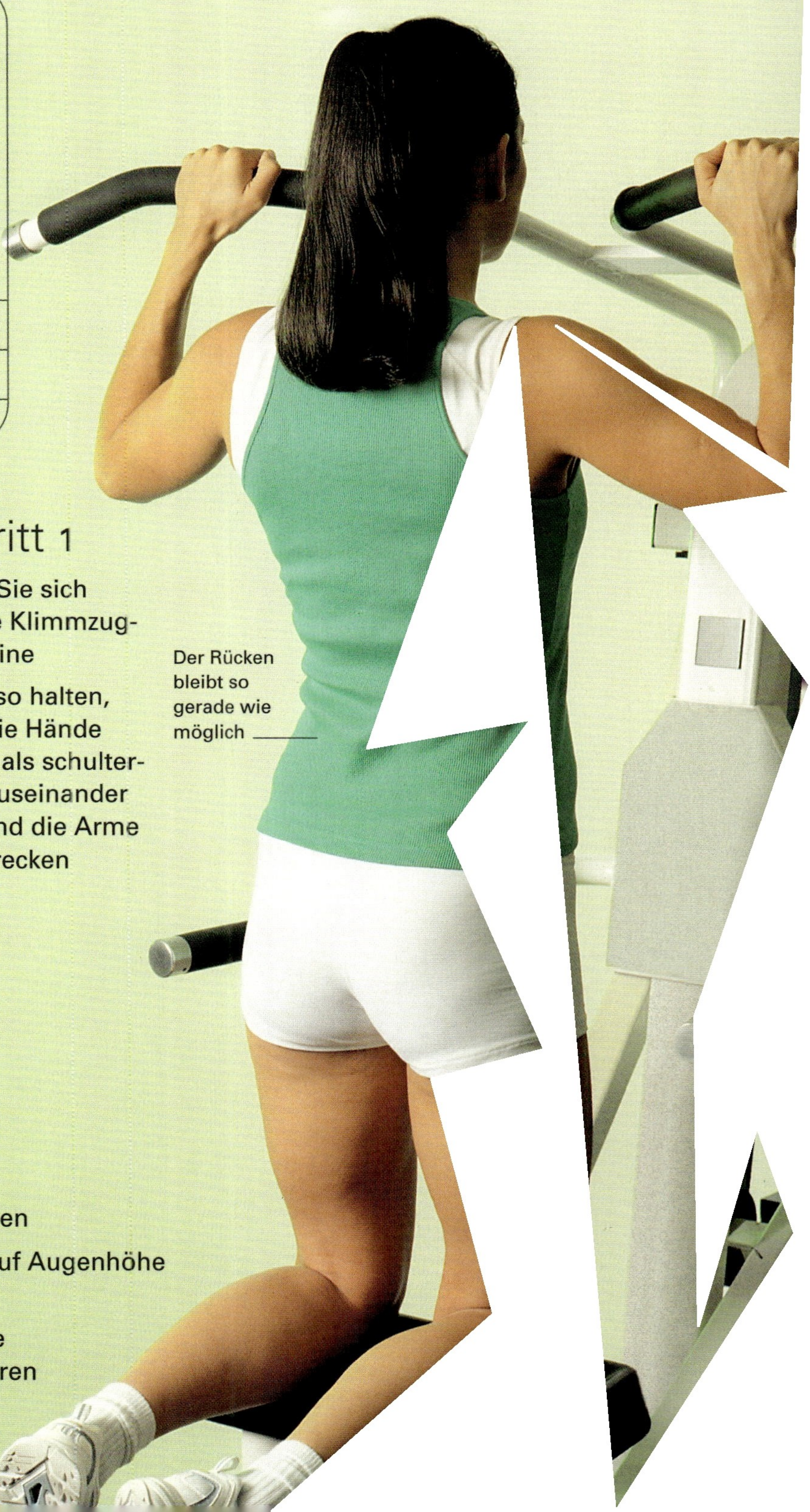

Schritt 2

- Ausatmen und sich hochziehen
- Innehalten, sobald Sie sich auf Augenhöhe mit den Griffen befinden
- Einatmen und langsam in die Ausgangsposition zurückkehren

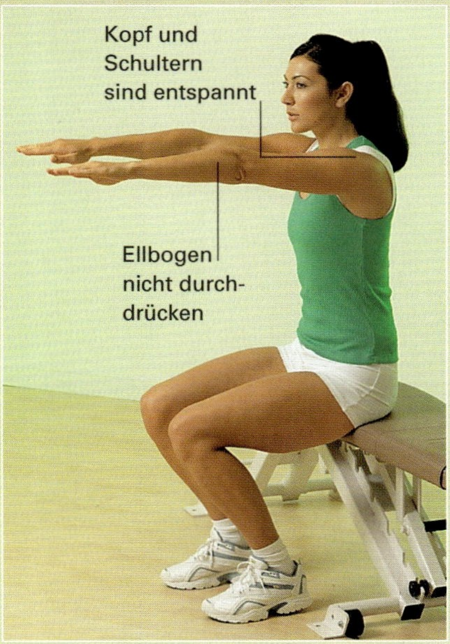

▲ Schritt 1

- Stellen Sie sich vor eine Trainingsbank
- Die Füße sind hüftbreit auseinander
- Arme vor dem Körper ausstrecken
- In die Hocke gehen, bis Sie auf der Kante sitzen

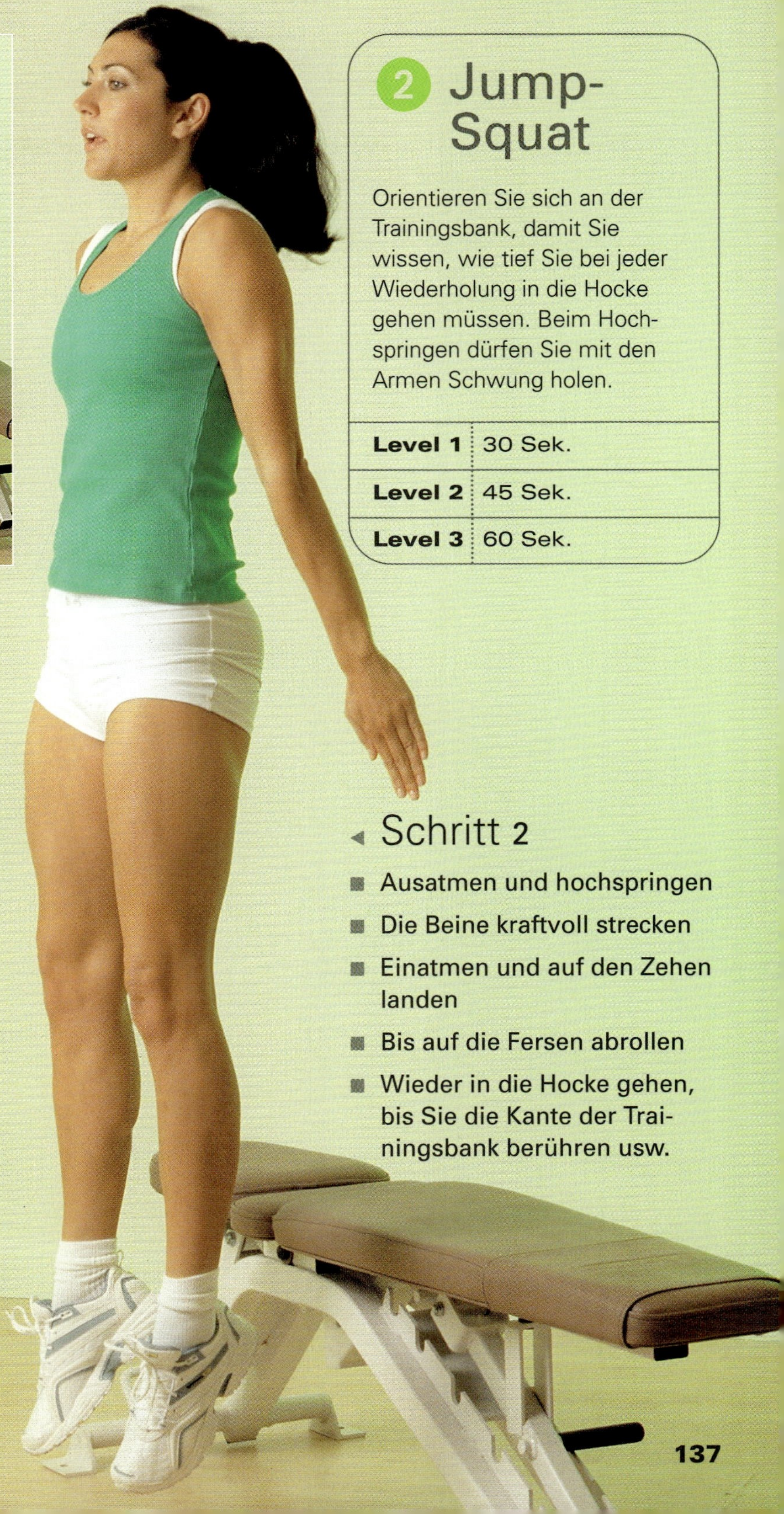

2 Jump-Squat

Orientieren Sie sich an der Trainingsbank, damit Sie wissen, wie tief Sie bei jeder Wiederholung in die Hocke gehen müssen. Beim Hochspringen dürfen Sie mit den Armen Schwung holen.

Level 1	30 Sek.
Level 2	45 Sek.
Level 3	60 Sek.

◀ Schritt 2

- Ausatmen und hochspringen
- Die Beine kraftvoll strecken
- Einatmen und auf den Zehen landen
- Bis auf die Fersen abrollen
- Wieder in die Hocke gehen, bis Sie die Kante der Trainingsbank berühren usw.

3 Liegestütze

Eine Übung, die einfach aussieht, aber Ihre Brust- und Schultermuskeln sowie den Trizeps ganz schön hart rannimmt. Die Finger zeigen nach vorn, der Rücken bleibt gerade und die Bauchmuskeln sind die ganze Zeit angespannt. Wenn Ihnen die Liegestützen noch schwer fallen, können Sie es erst einmal mit der einfacheren Variante auf Seite 30 probieren.

Level 1	30 Sek.
Level 2	45 Sek.
Level 3	60 Sek.

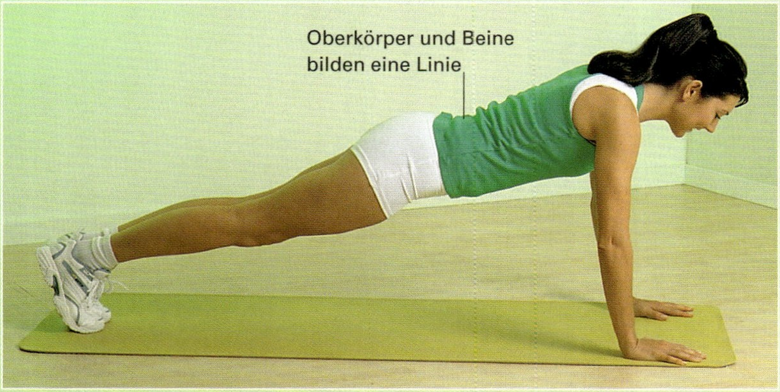
Oberkörper und Beine bilden eine Linie

◂ Schritt 1

- Die Hände sind weiter als schulterbreit auseinander
- Auf Zehen und Hände stützen
- Der Rücken ist gerade

▾ Schritt 2

- Einatmen, Oberkörper senken
- Ober- und Unterarme bilden einen rechten Winkel
- Ausatmen und wieder in die Ausgangsposition hochstemmen

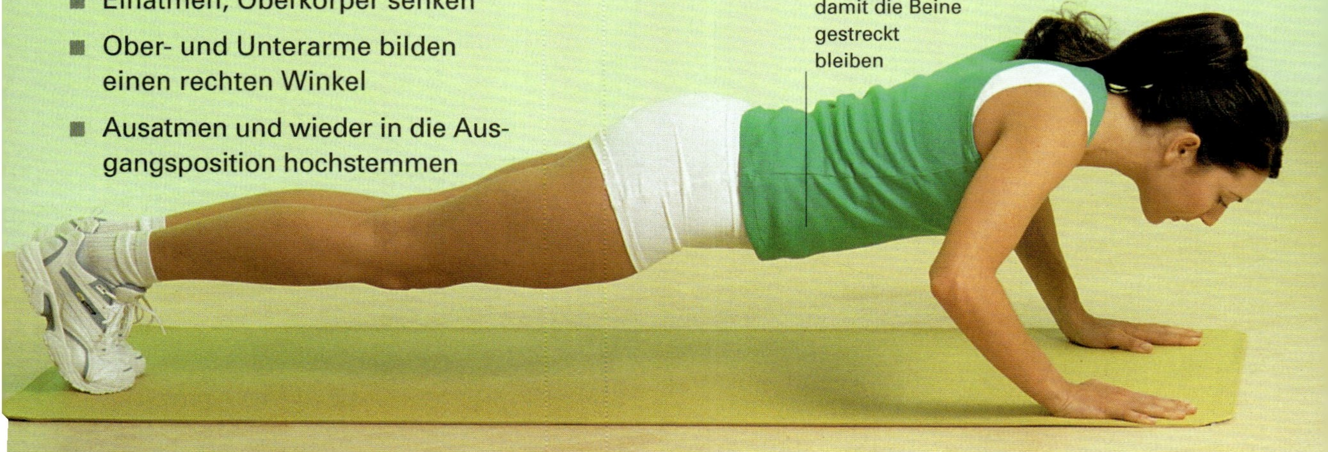
Bauchmuskeln anspannen, damit die Beine gestreckt bleiben

4 Ausfallschritt fix

Gleich mit dieser klassischen Übung für den Unterkörper fortfahren. Alle großen Beinmuskeln werden beansprucht, damit sie schnell kräftiger werden. Erst mit dem rechten Bein 30 Sek. trainieren, dann mit dem linken.

Level 1	30 Sek. pro Bein
Level 2	45 Sek. pro Bein
Level 3	60 Sek. pro Bein

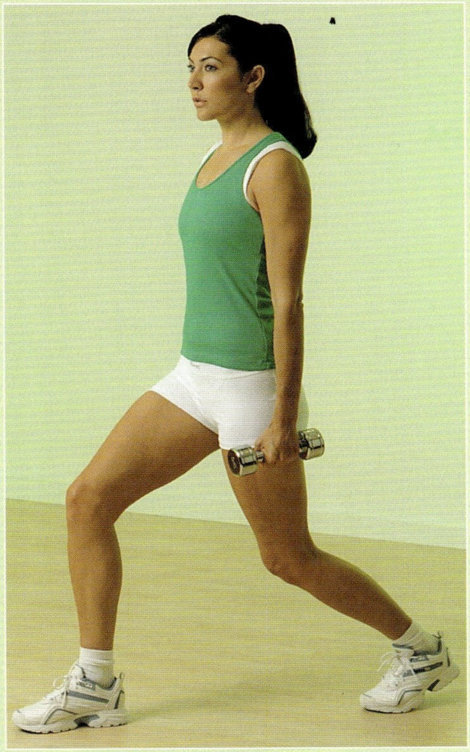

▲ Schritt 1

- Jede Hand hält eine Hantel
- Einen Ausfallschritt machen
- Beide Füße bleiben am Boden
- Das Körpergewicht auf den vorderen Fuß verlagern
- Die Bauchmuskeln anspannen

▶ Schritt 2

- Einatmen, hinteres Knie zum Boden senken
- Ober- und Unterschenkel bilden rechte Winkel
- Das vordere Knie befindet sich über dem vorderen Fuß
- Ausatmen, in die Ausgangsposition hochstemmen

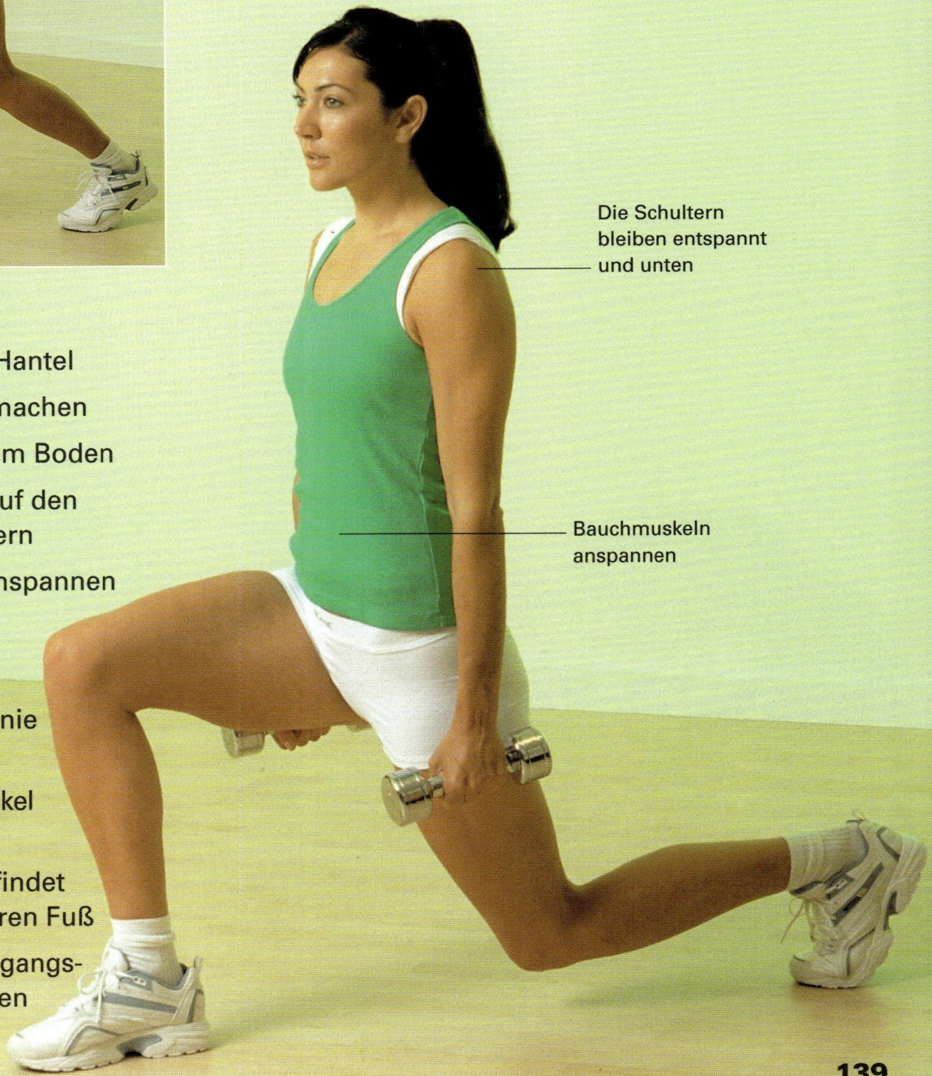

Die Schultern bleiben entspannt und unten

Bauchmuskeln anspannen

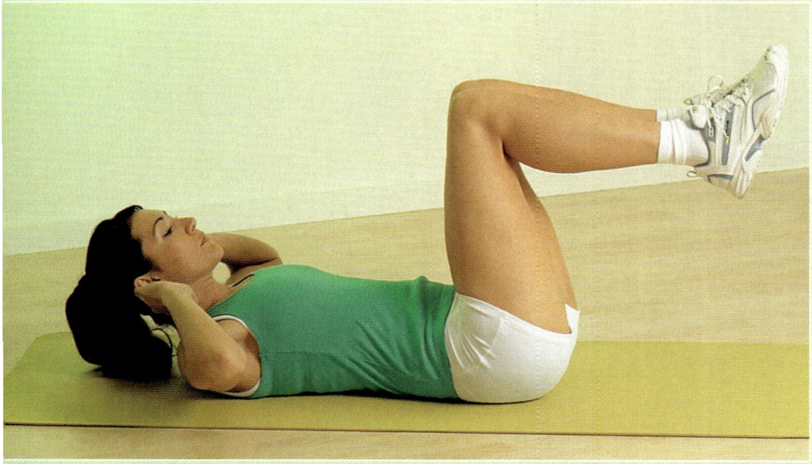

5 Bauchpressen int.

Diese Übungsvariante beansprucht die Bauchmuskeln pausenlos und ist somit äußerst effektiv. Beine dabei so ruhig wie möglich halten.

Level 1	30 Sek.
Level 2	45 Sek.
Level 3	60 Sek.

▲ Schritt 1

- Legen Sie sich auf den Rücken
- Füße in die Luft strecken
- Ober- und Unterschenkel bilden einen rechten Winkel
- Die Hände befinden sich neben den Ohren
- Bauchmuskeln anspannen

▼ Schritt 2

- Ausatmen und mit den Schultern vom Boden hochkommen
- Schulterwirbel aufrollen
- Der untere Rücken bleibt am Boden
- Einatmen und in die Ausgangsposition zurückkehren

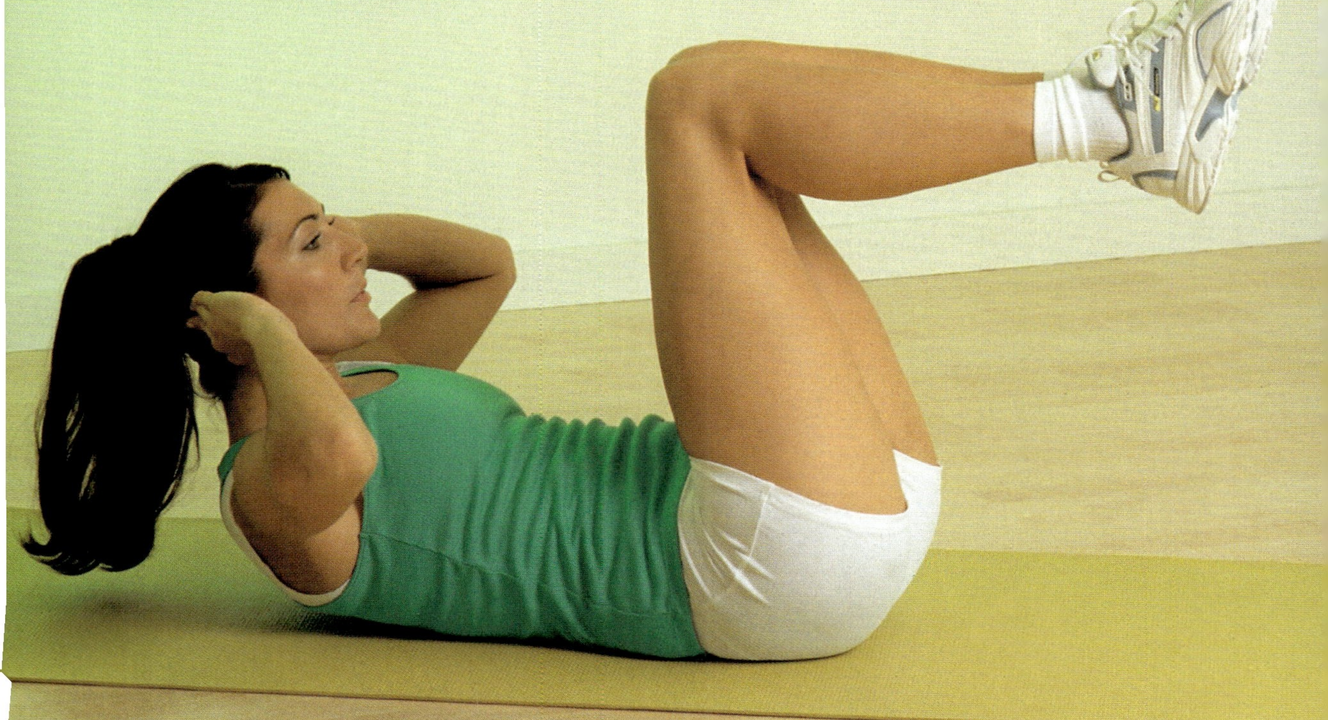

6 Rudern oder Crosstrainer

Rudern Rudern ist eine hervorragende aerobische Übung, die sowohl den Unter- als auch den Oberkörper trainiert. Um effektiv zu rudern, muss man auf eine korrekte Technik achten und ein wenig Koordinationsvermögen mitbringen. Das Nach-vorn-Rollen sollte doppelt so lange dauern wie der eigentliche Zug.
Crosstrainer Diese Maschine trainiert mehr Muskeln des Unter- und Oberkörpers als jedes andere aerobische Fitnessgerät. Auf diese Weise treiben Sie Ihren Puls hoch und trainieren Ihre Ausdauer.

Level 1	3 Min.
Level 2	3 Min.
Level 3	3 Min.

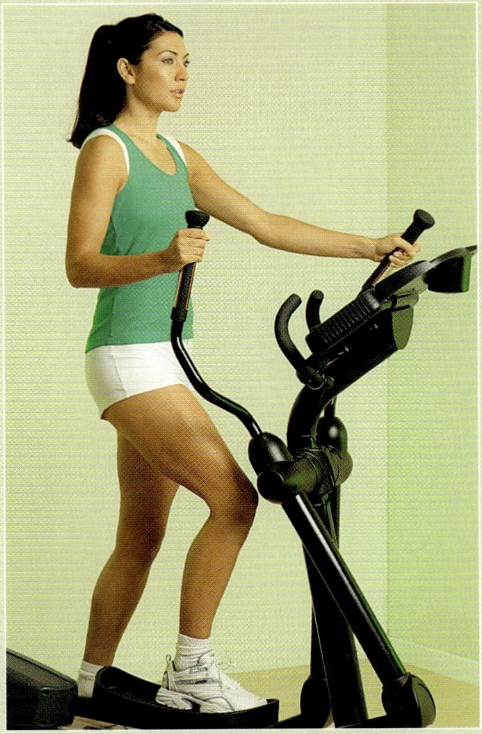

▲ Crosstrainer

- Auf eine gerade Haltung achten
- Bauchmuskeln anspannen
- Füße nach unten pressen und sich dabei an den Pedalen »festkrallen«
- Arme und Beine im selben Rhythmus bewegen

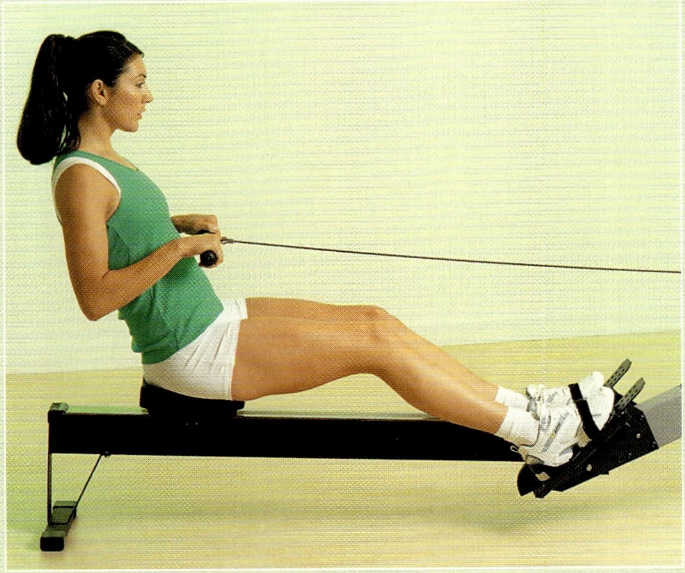

◀ Rudern

- Beine beugen und Arme strecken
- Ausatmen, Griff an die Brust ziehen, sich abstoßen, zurückrollen
- Leicht zurücklehnen
- Die Ellbogen bleiben am Körper
- Einatmen und in die Ausgangsposition zurückkehren

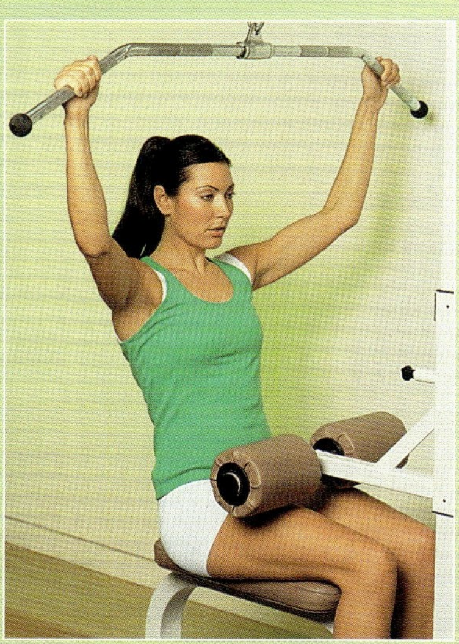

Schritt 1

- An die Rückenzug-maschine setzen
- Die Griffe gut festhalten
- Die Hände sind weiter als schulterbreit auseinander
- Leicht zurücklehnen
- Bauchmuskeln anspannen

7 Rücken-zug

Diese Maschine trainiert die großen Rückenmuskeln – den Latissimus dorsi und den Rhomboid- bzw. Rautenmuskel. Der Rücken bleibt während der ganzen Übung gerade. Jede Wh. sollte 2–3 Sek. dauern.

Level 1	30 Sek.
Level 2	45 Sek.
Level 3	60 Sek.

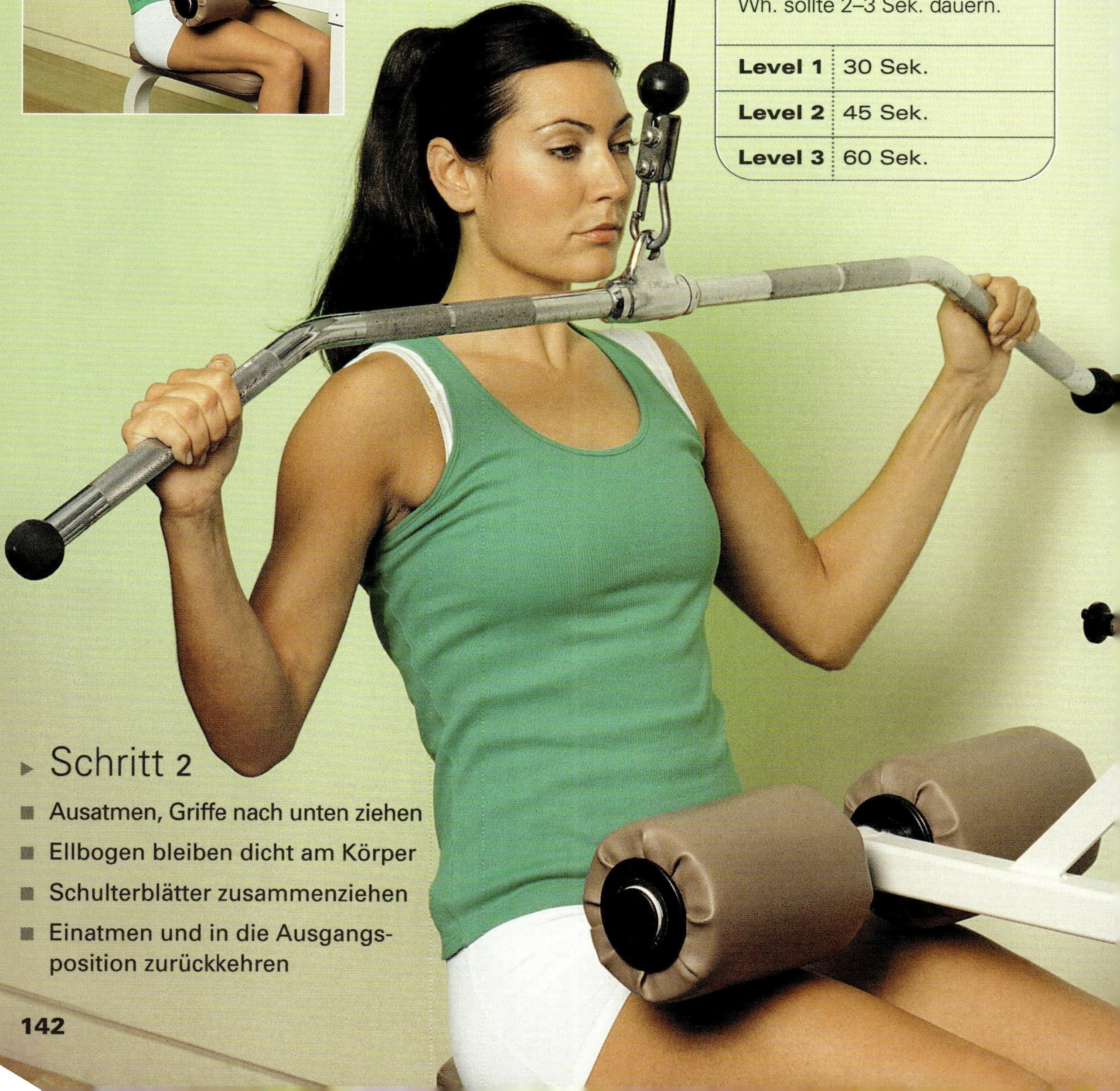

Schritt 2

- Ausatmen, Griffe nach unten ziehen
- Ellbogen bleiben dicht am Körper
- Schulterblätter zusammenziehen
- Einatmen und in die Ausgangs-position zurückkehren

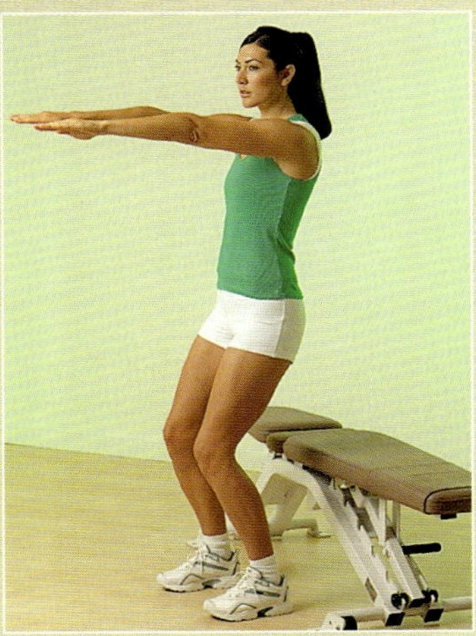

Schritt 1

- Vor die Bank stellen
- Die Füße sind hüftbreit auseinander
- Rücken gerade
- Arme vor dem Körper strecken

8 Squat

Bei dieser Übung trainieren Sie die Muskeln des Unterkörpers mit Ihrem eigenen Körpergewicht. Achten Sie darauf, dass die Knie nicht über die Zehen hinausragen. Orientieren Sie sich an der Trainingsbank, damit Sie wissen, wie tief Sie in die Hocke gehen müssen.

Level 1	30 Sek.
Level 2	45 Sek.
Level 3	60 Sek.

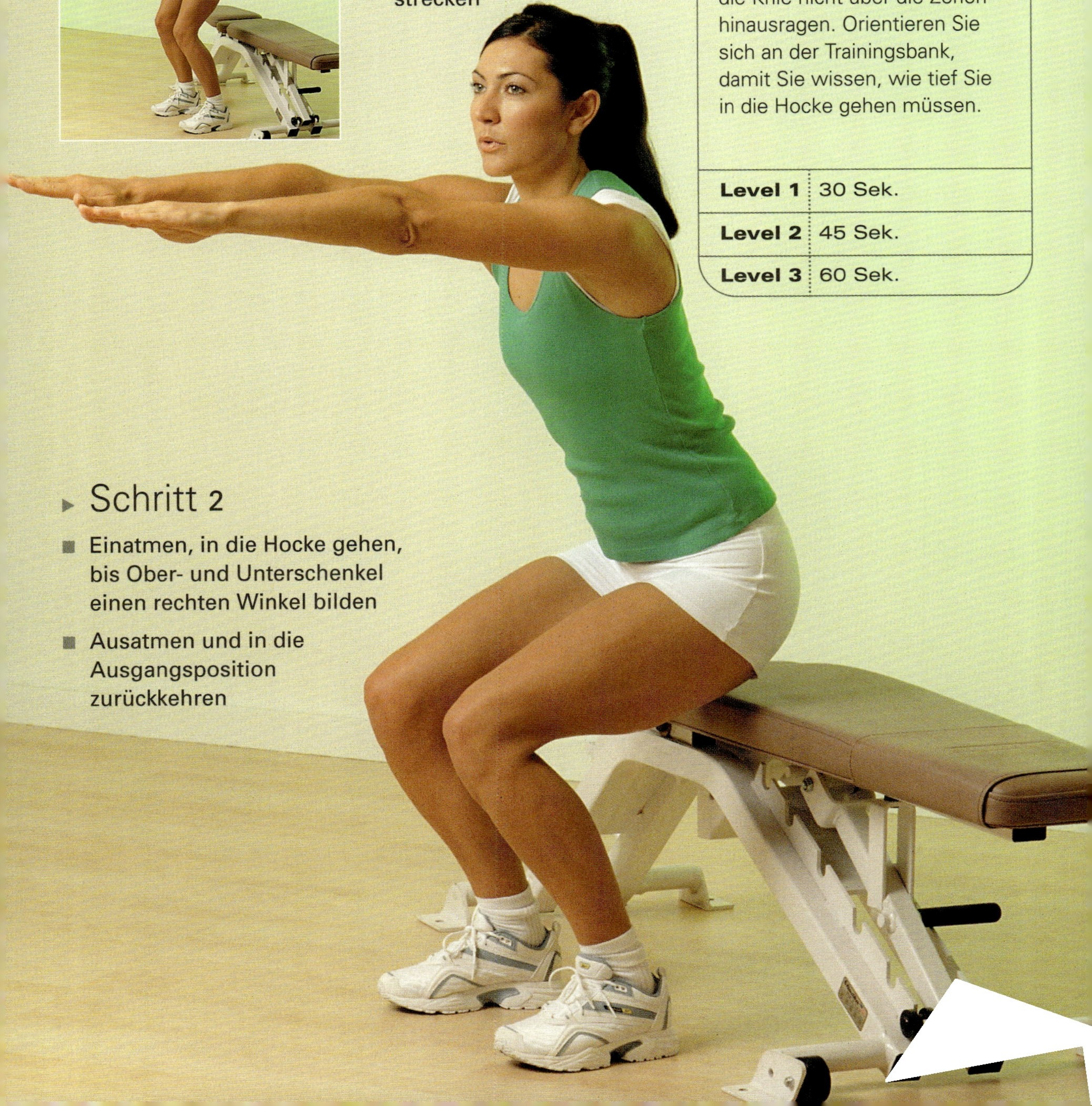

Schritt 2

- Einatmen, in die Hocke gehen, bis Ober- und Unterschenkel einen rechten Winkel bilden
- Ausatmen und in die Ausgangsposition zurückkehren

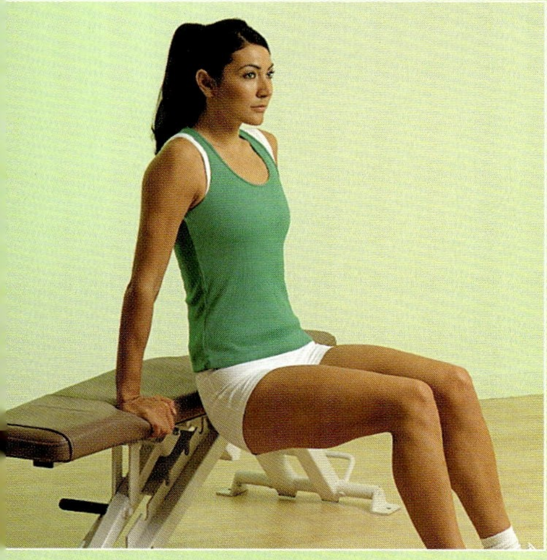

9 Trizeps-Dip

Gleich mit dieser Übung weitermachen. Je weiter die Füße von der Bank entfernt sind, desto anstrengender wird es.

Level 1	30 Sek.
Level 2	45 Sek.
Level 3	60 Sek.

▲ Schritt 1

- Stützen Sie sich mit den Händen auf die Kante der Trainingsbank, die Handflächen zeigen nach hinten
- Füße ein gutes Stück vor der Bank aufstellen
- Arme strecken

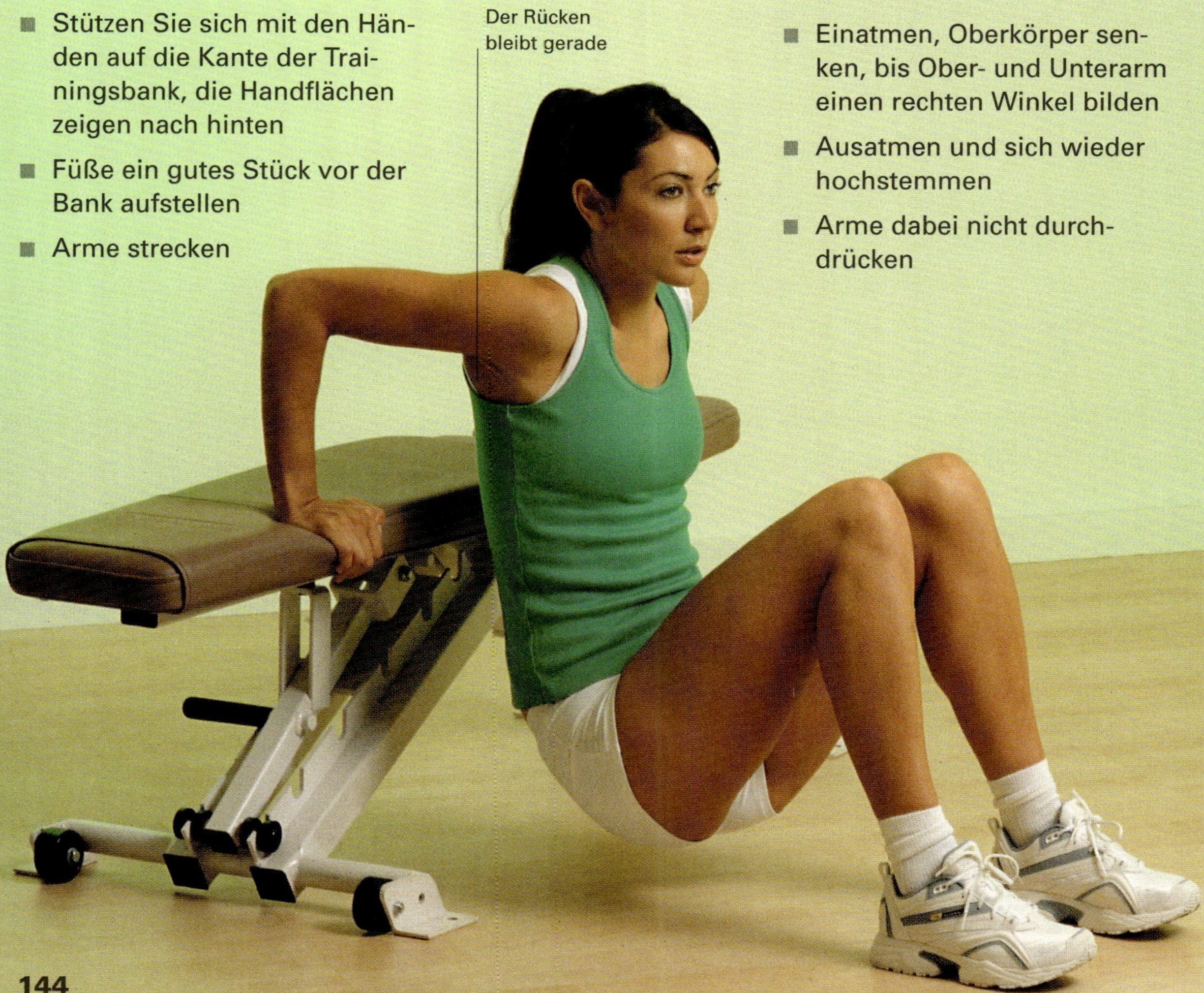

▼ Schritt 2

- Einatmen, Oberkörper senken, bis Ober- und Unterarm einen rechten Winkel bilden
- Ausatmen und sich wieder hochstemmen
- Arme dabei nicht durchdrücken

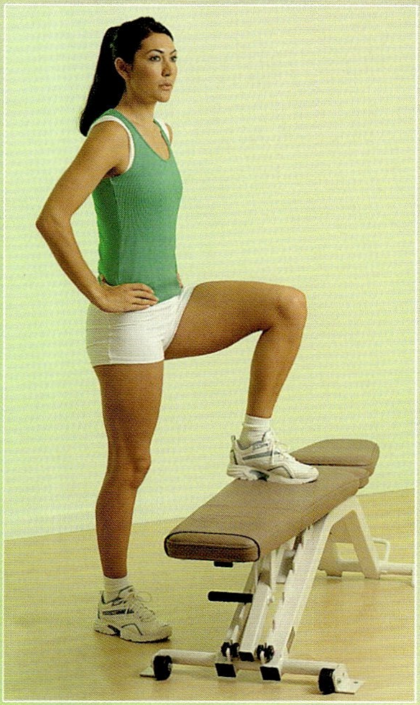

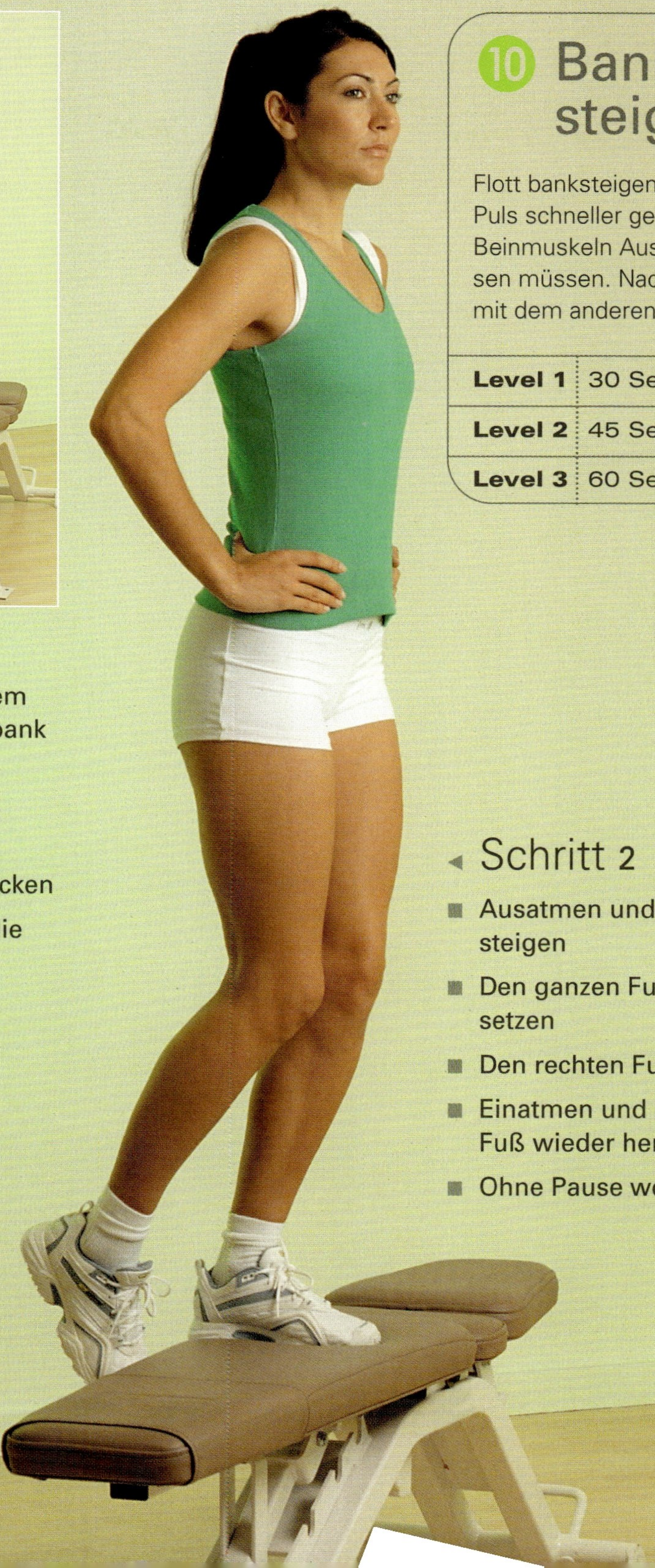

10 Bank-steigen

Flott banksteigen, damit der Puls schneller geht und die Beinmuskeln Ausdauer beweisen müssen. Nach der Hälfte mit dem anderen Fuß führen.

Level 1	30 Sek. pro Bein
Level 2	45 Sek. pro Bein
Level 3	60 Sek. pro Bein

▲ Schritt 1

- Stellen Sie sich mit dem Gesicht zur Trainingsbank
- Der Rücken ist gerade
- Kopf und Nacken sind entspannt und bilden eine Linie mit dem Rücken
- Linken Fuß flach auf die Bank aufsetzen

◄ Schritt 2

- Ausatmen und auf die Bank steigen
- Den ganzen Fuß flach aufsetzen
- Den rechten Fuß nachziehen
- Einatmen und mit dem linken Fuß wieder heruntersteigen
- Ohne Pause weitermachen

Schritt 1

- Legen Sie sich auf den Rücken
- Füße aufstellen, Hände neben die Ohren
- Mit den Schultern vom Boden hochkommen
- Bauchmuskeln anspannen und einatmen

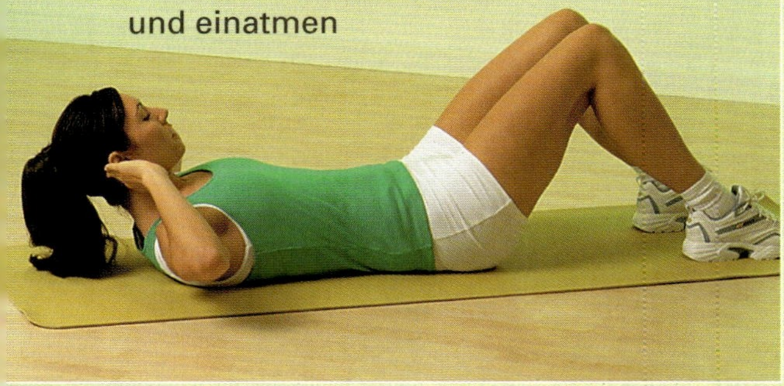

11 Bauchpressen schräg intensiv

Diese Übung trainiert die schrägen Bauchmuskeln. Ellbogen an das jeweils gegenüberliegende Knie führen, um die Taille richtig effektiv zu trainieren.

Level 1	30 Sek.
Level 2	45 Sek.
Level 3	60 Sek.

Schritt 2

- Linkes gestrecktes Bein anheben und rechtes Knie anwinkeln
- Ausatmen und linken Ellbogen zum rechten Knie bringen
- Oberkörper nach rechts drehen, einatmen und wieder sinken lassen
- Übung abwechselnd auf beiden Seiten wiederholen

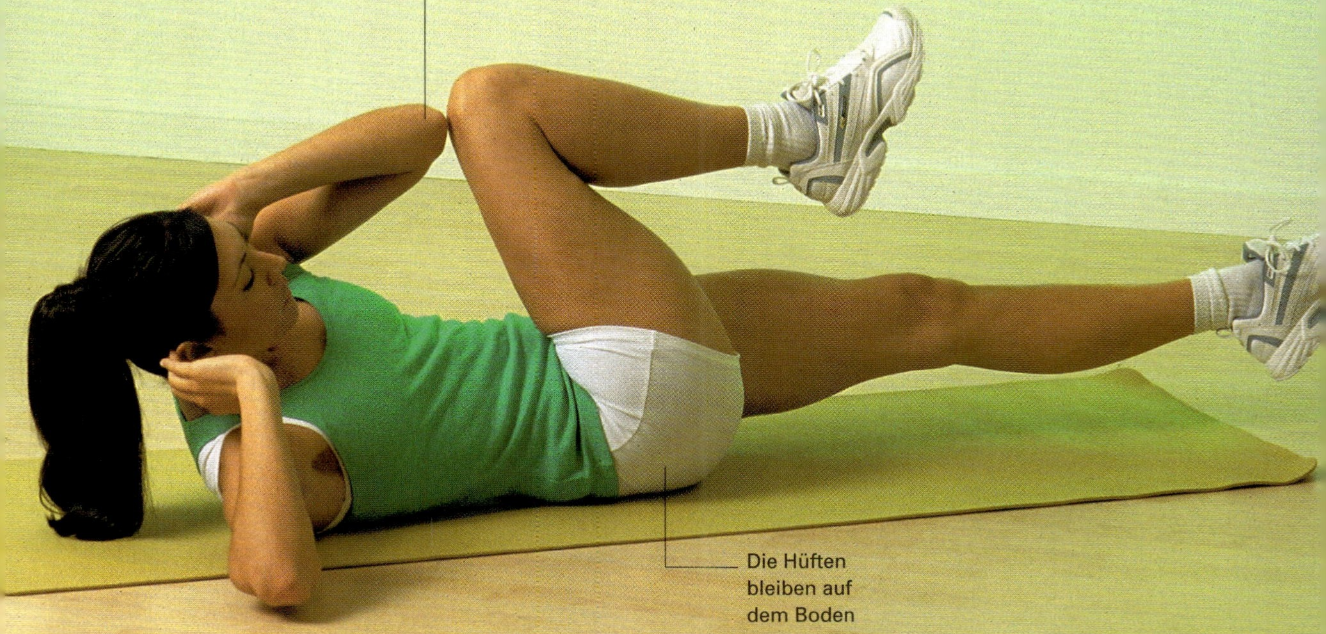
Der Ellbogen sollte das angezogene Knie berühren
Die Hüften bleiben auf dem Boden

12 Armbeugen im Wechsel

Diese intensive Übung kräftigt die Oberarme. Den Bizeps beim Hantelheben spielen lassen, um das Armbeugen noch effektiver zu gestalten.

Level 1	30 Sek.
Level 2	45 Sek.
Level 3	60 Sek.

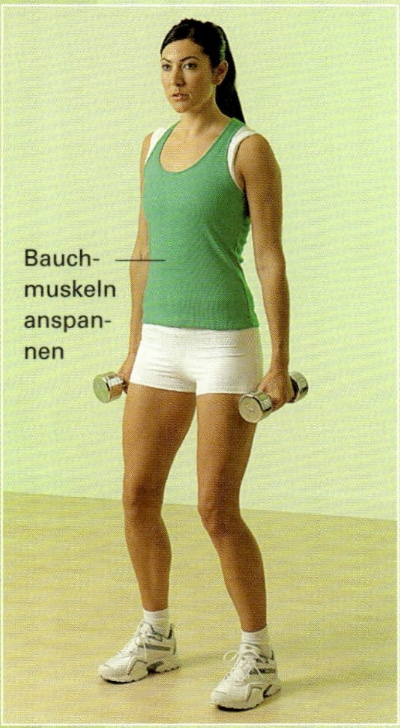

Schritt 1

- Jede Hand hält eine Hantel, die Handflächen zeigen zum Körper
- Die Füße sind hüftbreit auseinander
- Die Knie leicht beugen
- Die Arme hängen seitlich locker herab
- Die Ellbogen bleiben dicht am Körper

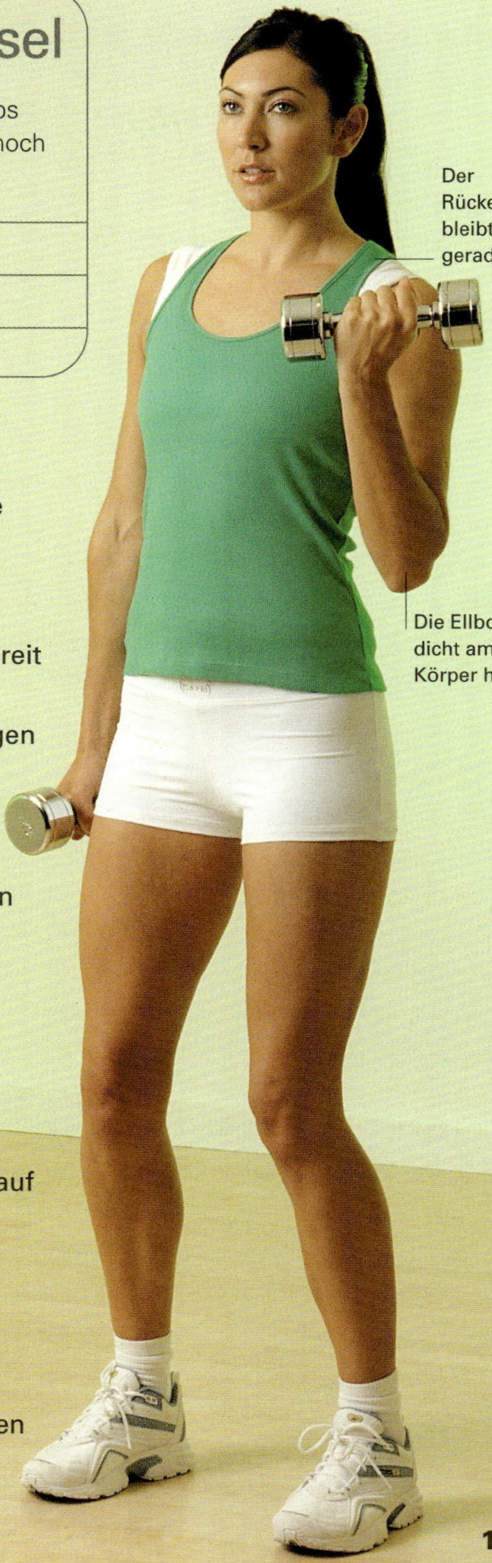

Schritt 2

- Ausatmen, linken Arm beugen und Hantel auf Schulterhöhe bringen
- Hantel oben zur Schulter drehen und den Bizeps spielen lassen
- Einatmen und in die Ausgangsposition zurückkehren
- Beide Arme abwechselnd ohne Pause beugen

13 Beinstrecken

Diese Übung ist ein effektives Training für den Quadrizeps. Zehen immer gestreckt halten, damit Sie keine unschöne Muskelmasse aufbauen. Bewegungen kontrolliert ausführen und die Gewichte zwischen den Wiederholungen nie ganz sinken lassen.

Level 1	30 Sek.
Level 2	45 Sek.
Level 3	60 Sek.

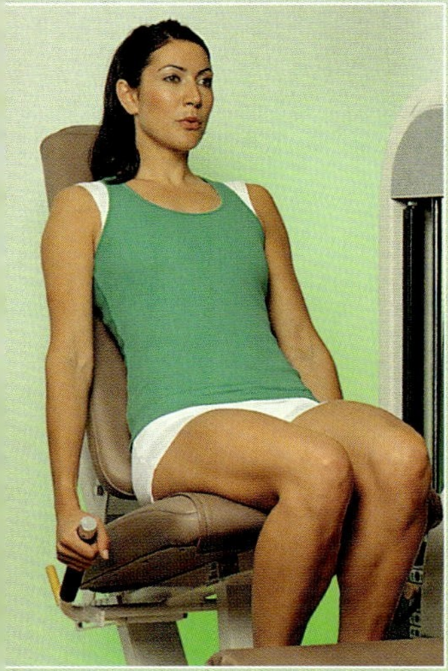

◂ Schritt 1

- So auf den Beinstrecker setzen, dass der untere Rücken gestützt ist
- Knöchel unter das Beinpolster schieben, sodass Ober- und Unterschenkel einen rechten Winkel bilden
- Bauchmuskeln anspannen und Zehen strecken

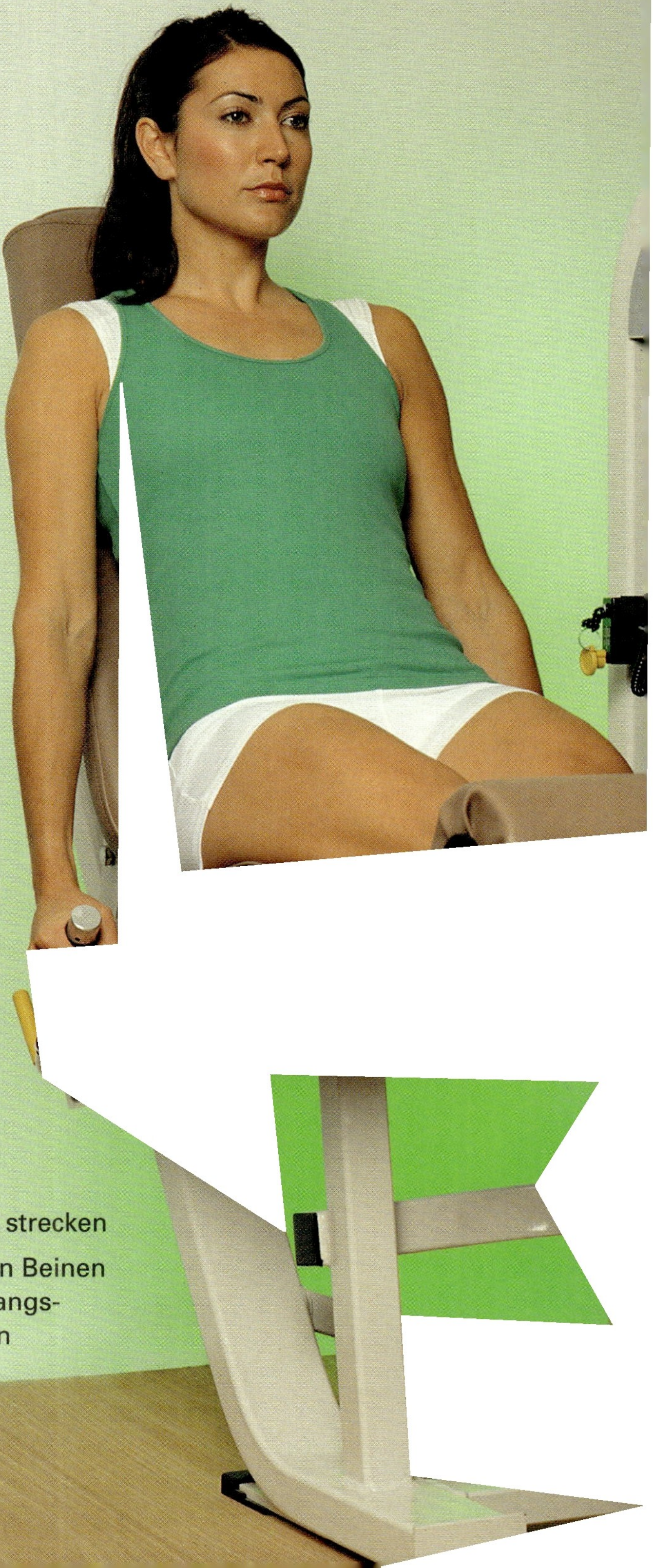

▸ Schritt 2

- Ausatmen und Beine strecken
- Einatmen und mit den Beinen langsam in die Ausgangsposition zurückkehren

14 Trizeps-Push-down

Inzwischen dürften Sie schon ziemlich erschöpft sein. Diese Übung trainiert ausschließlich den Trizeps auf der Oberarmrückseite. Die anderen Muskeln dürfen sich kurz ausruhen.

Level 1	30 Sek.
Level 2	45 Sek.
Level 3	60 Sek.

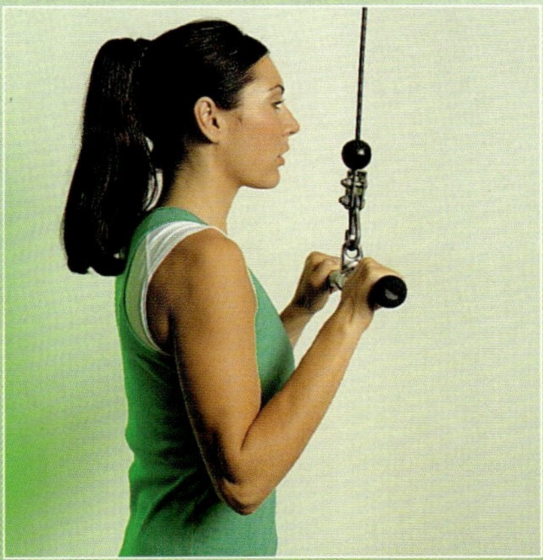

▲ Schritt 1

- Vor den Kabelzug stellen, der Rücken ist gerade
- Griff auf Schulterhöhe festhalten, Ellbogen bleiben am Körper

▶ Schritt 2

- Ausatmen und den Griff zu den Hüften ziehen
- Die Ellbogen bleiben dicht am Körper
- Einatmen, locker lassen und in die Ausgangsposition zurückkehren

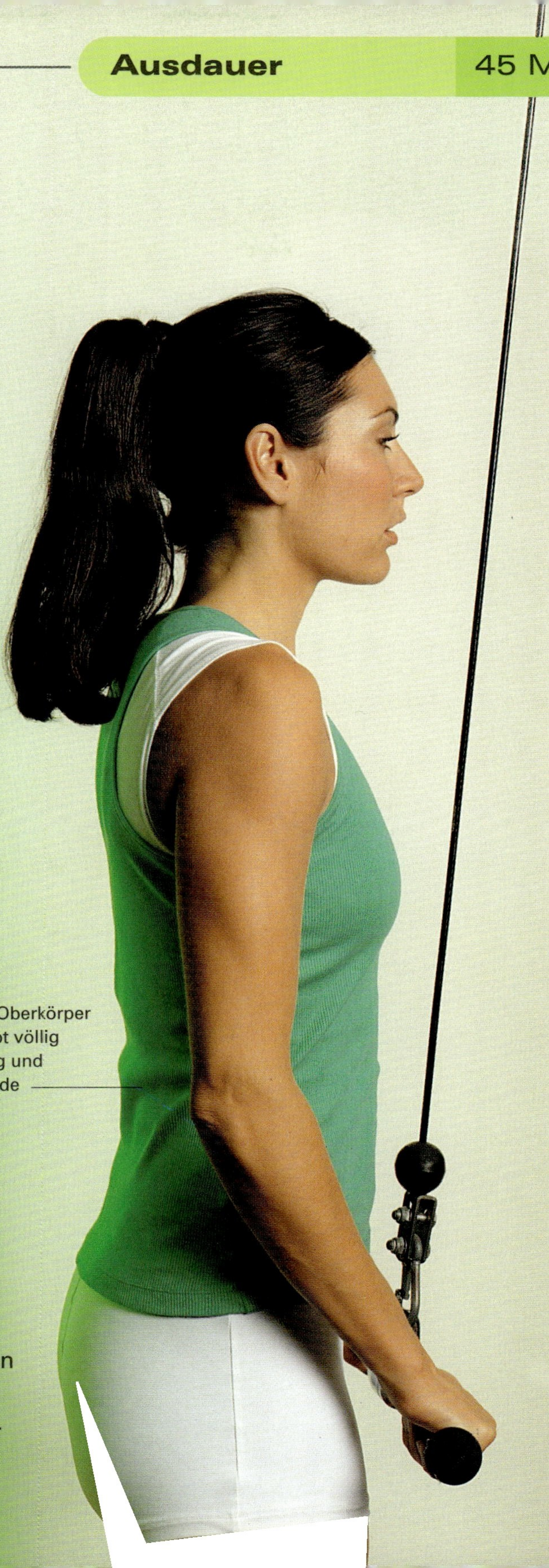

15 Bein-beugen

Jetzt kommt die letzte Übung für die Schenkelbeuger, Muskeln, die in vielen Sportarten entscheidend sind. Auch wenn Sie beim Beinbeugen an Ihre Grenzen stoßen: Halten Sie durch und arbeiten Sie gegen die Zeit.

Level 1	30 Sek.
Level 2	45 Sek.
Level 3	60 Sek.

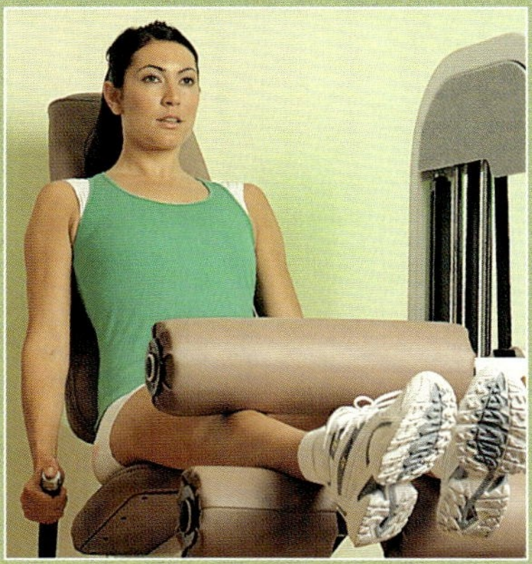

▲ Schritt 1

- Setzen Sie sich so auf den Beinbeuger, dass der untere Rücken gestützt ist
- Die Fesseln liegen auf dem Beinpolster
- Die großen Beinpolster befinden sich direkt über den Schienbeinen

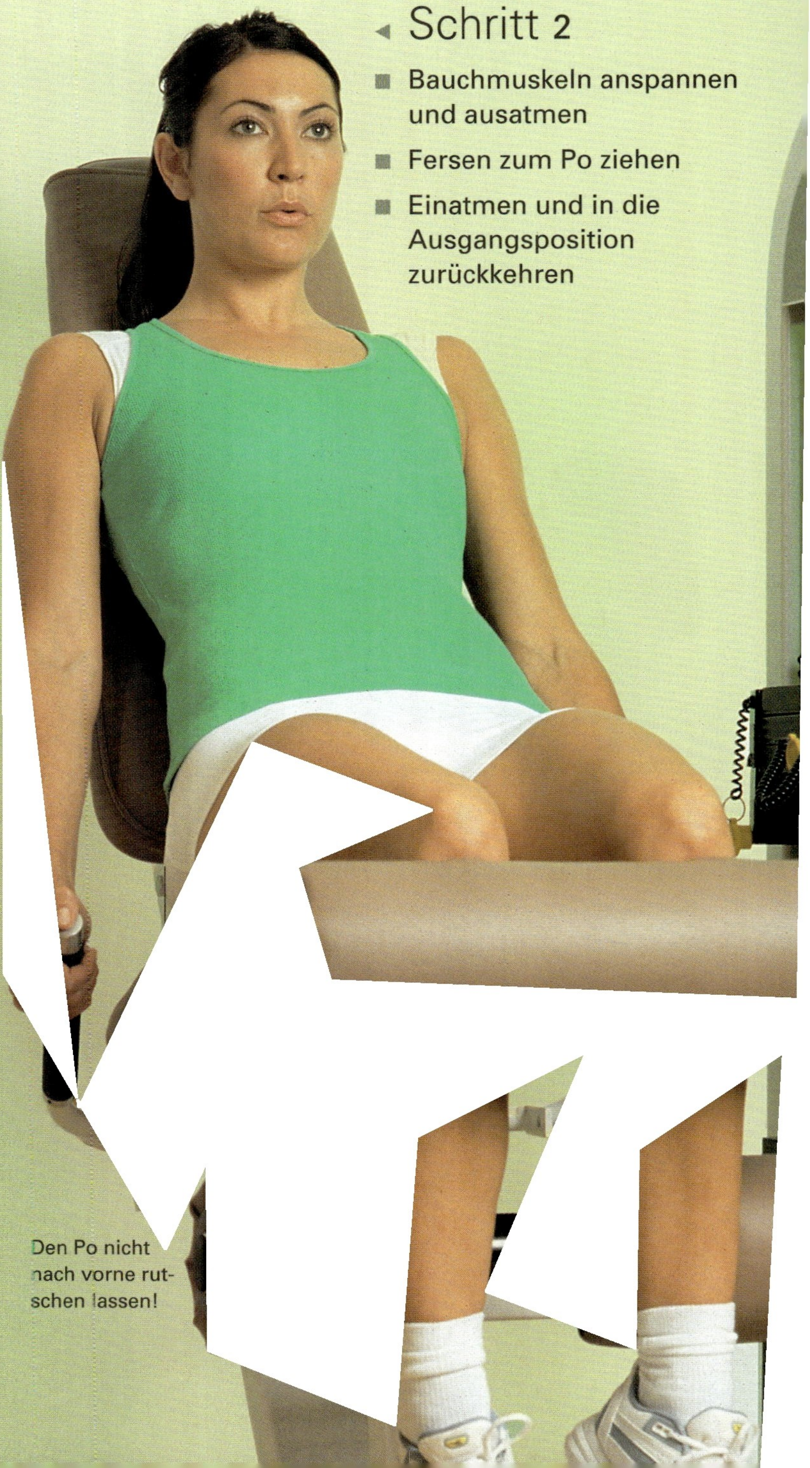

◄ Schritt 2

- Bauchmuskeln anspannen und ausatmen
- Fersen zum Po ziehen
- Einatmen und in die Ausgangsposition zurückkehren

Den Po nicht nach vorne rutschen lassen!

16 Beckenheben

Diese letzte Übung wird Sie viel Überwindung kosten, sorgt aber für fantastisch kräftige Bauchmuskeln. Kopf und Schultern bleiben die ganze Zeit über am Boden.

Level 1	30 Sek.
Level 2	45 Sek.
Level 3	60 Sek.

Schritt 1

- Auf den Rücken legen
- Handflächen in den Boden pressen
- Beine in die Luft strecken

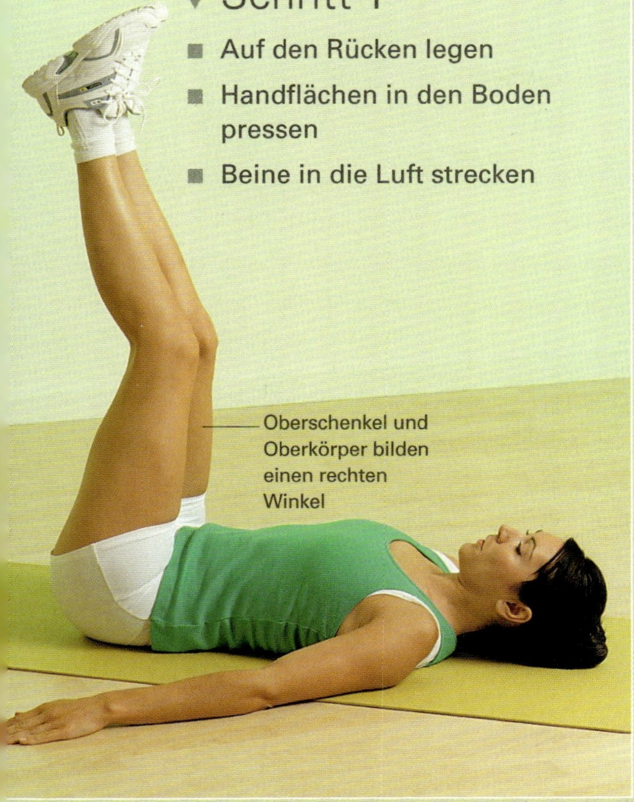

Schritt 2

- Bauchmuskeln anspannen und ausatmen
- Beine und Becken Richtung Brust heben
- Einatmen und langsam in die Ausgangsposition zurückkehren

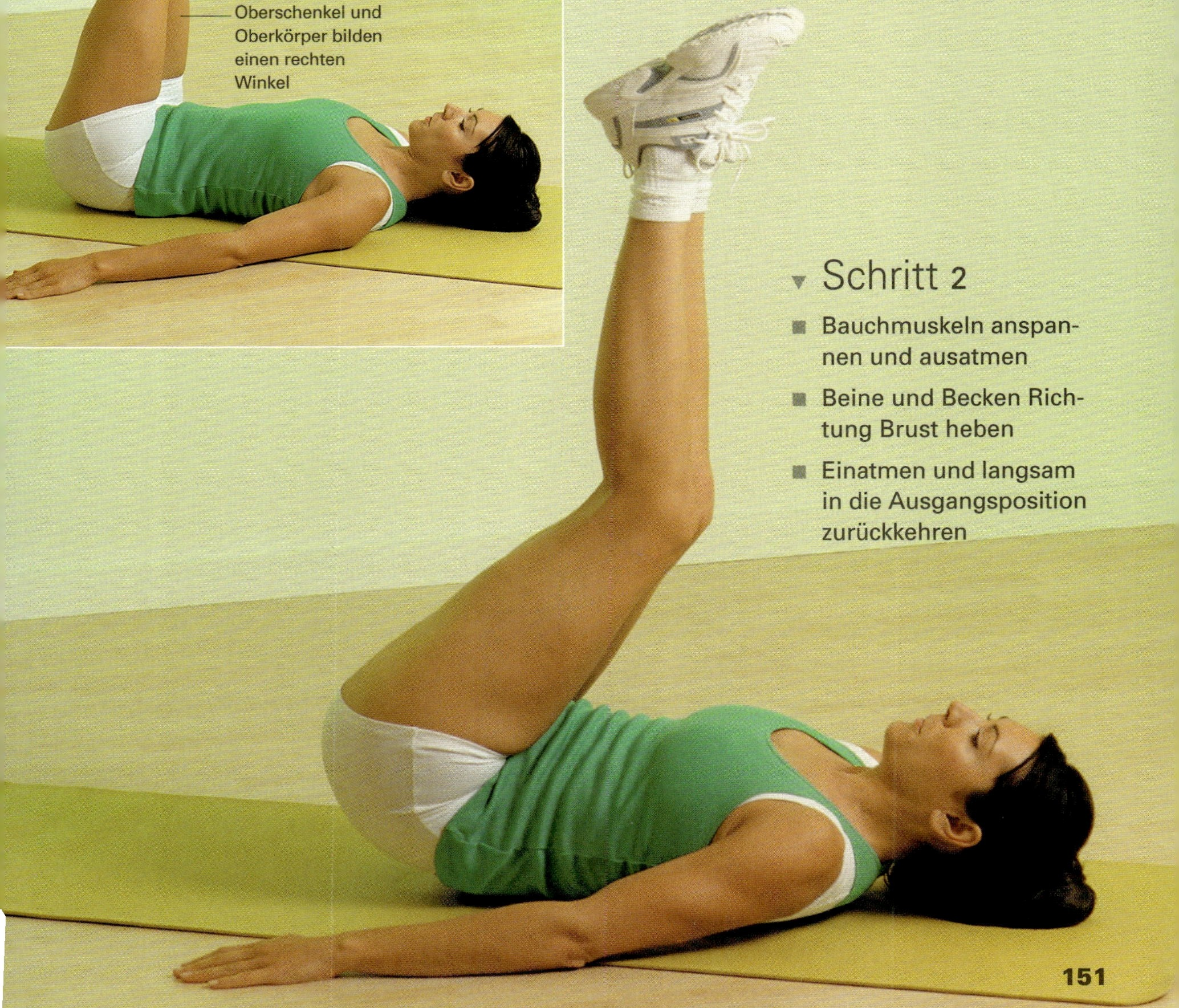

Fragen & Antworten

Wenn man ein Fitnessprogramm absolviert, neigt man dazu, eine bestimmte Routine zu entwickeln. Man glaubt, man brauche nur lange genug so weitermachen, um Erfolge zu sehen. Stattdessen müssen Sie die Effektivität Ihres Trainings regelmäßig überprüfen, um Ihre Fitnessziele zu erreichen.

F Wie lange kann ich mit demselben PHA-Programm weitermachen? Verbessern sich meine Leistungen?

A Sie sollten Ihre Trainingsroutine regelmäßig neu bewerten und entsprechend abwandeln. Sobald Sie die Anzahl Wiederholungen mit den gewohnten Gewichten leicht bewältigen können, trainieren Sie auf dem nächsten Fitnesslevel weiter, bis Sie Level 3 erreicht haben. Anschließend sollten Sie die verwendeten Gewichte weiter erhöhen und zwar jeweils um etwa zehn Prozent. Es empfiehlt sich, die Trainingsziele und -fortschritte alle sechs bis acht Wochen neu zu bewerten: In diesem Zeitraum hat sich Ihr Körper an die Herausforderung gewöhnt und muss sich nicht mehr neu anpassen. Das kann dazu führen, dass sich Ihre Leistungen nicht weiter verbessern. Dann ist es sinnvoll, mit einem anderen PHA-Programm fortzufahren und sich davon neu motivieren zu lassen.

F Kann man auch zu viel trainieren? Woran stelle ich fest, dass ich es übertreibe?

A Man kann in der Tat zu viel des Guten tun. Und zwar dann, wenn man äußerst angestrengt trainiert, aber trotzdem keine Erfolge sieht. Das Hauptproblem eines solchen Übertrainings besteht darin, dass man den Muskeln auf diese Weise zu wenig Zeit gibt, sich zwischen den Workouts zu regenerieren. Der eigentliche Sinn der Übungen besteht darin, den Körper so stark zu beanspruchen, dass die Muskelfasern nicht mehr mitmachen und sich anschließend reparieren müssen, um kräftiger zu werden *(s. S. 76 und 86)*. Das führt dazu, dass der Körper mit der Zeit immer kräftiger wird. Diese Regenerierungsphase dauert etwa 48 Stunden. Wird diese Zeit unterschritten, kann sich der Körper nicht vollständig erholen.

Das bedeutet nicht, dass es gefährlich ist, jeden Tag zu trainieren – vorausgesetzt, Sie absolvieren ein Programm, das die am Vortag trainierten Muskeln nicht gleich wieder beansprucht. Mit Ausnahme des Muskelaufbauprogramms sind die Workouts in diesem Buch so konzipiert, dass sie alle zwei Tage absolviert werden können und trotzdem noch effektiv sind.

F Was soll ich vor und nach dem PHA-Workout idealerweise zu mir nehmen?

A Wenn Sie sich gesund und ausgewogen ernähren, ausreichend Kohlenhydrate und Proteine *(s. S. 122)* zu sich nehmen und viel trinken, sollten Ihre Energiespeicher gut genug gefüllt sein, um jedes der in diesem Buch vorgestellten Workouts bewältigen zu können. Wer allerdings abends trainiert und sich

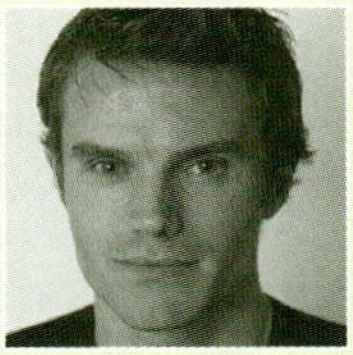

Fitnessziele und **Trainingsfortschritte** alle sechs bis acht Wochen **neu überprüfen.**

vorher schlapp fühlt, kann etwa eine halbe Stunde vor dem Workout einen kleinen Energy-Drink *(s. S. 77)* und eine Banane zu sich nehmen.

Nach dem Workout müssen Sie die Energiespeicher schnell wieder auffüllen. Wenn Sie gleich anschließend Kohlenhydrate verzehren, regen Sie den Stoffwechsel derart an, dass er noch bis zu zehn Stunden nach dem Training mehr Kalorien verbrennt als normal. Am besten, Sie essen in der Viertelstunde nach dem Workout einen kleinen Snack, der Kohlenhydrate und Proteine enthält, und eine halbe Stunde später einen weiteren. In der ersten Viertelstunde nach dem Training empfehle ich einen Milchshake mit pürierten Früchten oder ein Stück Obst und ein paar Nüsse. Eine halbe Stunde später sind eine kleine Schale mit Joghurtmüsli bzw. ein fettarmer Energieriegel optimal. Weitere Snackvorschläge finden Sie auf S. 44.

F **Muss ich Muskelschmerzen haben, um zu merken, dass ich wirklich effektiv trainiert habe?**

A Wenn Sie mit dem Fitnessprogramm beginnen, kann es sein, dass Sie noch ein, zwei Tage nach dem Workout leichten Muskelkater verspüren. Allerdings nie so stark, dass Sie das Gefühl haben, sich kaum noch rühren zu können. Damit es nicht so weit kommt, dürfen Sie die Dehnübungen nicht vergessen, die für die nötige Entspannung der verhärteten Muskeln (*s. S. 20–23*) sorgen. Auch wenn Sie bereits regelmäßig trainieren, sollten Sie den Muskeln anmerken, dass sie stark beansprucht worden sind, ansonsten strengen Sie sich nicht genug an.

F **Welche Sportarten sind für mich nach dem Ausdauerprogramm besonders geeignet?**

A Das Ausdauerprogramm ist so aufgebaut, dass es sich für die meisten Sportarten bezahlt macht. Die in die PHA-Methode integrierten, kurzen aerobischen Übungseinheiten sind eine ideale Vorbereitung für sprintintensive Sportarten wie Fußball und Hockey. Weil der Puls während des gesamten Workouts oben bleibt, erhalten Sie außerdem ein ausgezeichnetes Konditionstraining für Ausdaueraktivitäten wie Rudern, Laufen, Rad fahren und Triathlon.

F **Ich habe gerade sechs Wochen Muskelaufbauprogramm hinter mir und möchte das Ausdauerprogramm dazunehmen. Geht das?**

A Machen Sie entweder das eine oder das andere, aber nicht beide auf einmal. Beim Übergang vom Muskelaufbau- zum Ausdauerprogramm kann die Muskelmasse leicht zurückgehen. Im Wesentlichen bleibt die Muskelkraft jedoch erhalten.

Übungen für unterwegs

Wie beim normalen Ausdauerprogramm gilt es auch hier, die Übungen eine gewisse Zeit lang auszuführen und diese Zeit mit fortschreitendem Fitnesslevel zu verlängern. Verwenden Sie dieselben Zeitangaben wie im normalen Workout, nur dass Sie das Programm hier von Anfang bis Ende absolvieren und dann noch zweimal in schneller Folge wiederholen.

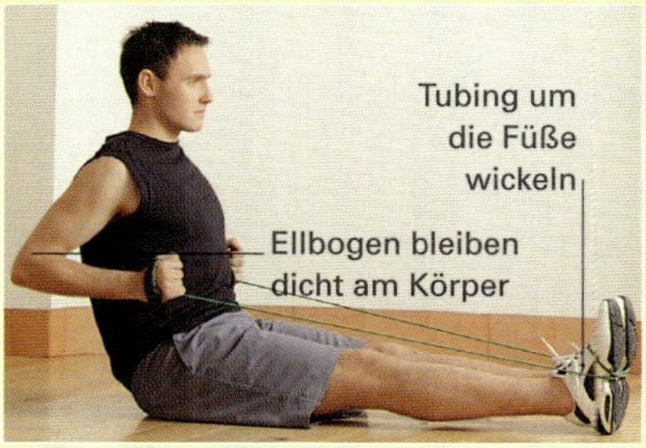
Tubing um die Füße wickeln
Ellbogen bleiben dicht am Körper

1 Rudern im Sitzen

- Auf dem Boden sitzen, Beine strecken
- Tubing um die Füße wickeln, spannen
- Griffe zur Taille ziehen
- In die Ausgangsposition zurückkehren
- Level 1/2/3 = 30/45/60 Sek.

2 Jump-Squat, s. S. 137

3 Liegestütze, s. S. 138

4 Ausfallschr. f., s. S. 139

5 Bauchpressen intensiv, s. S. 140

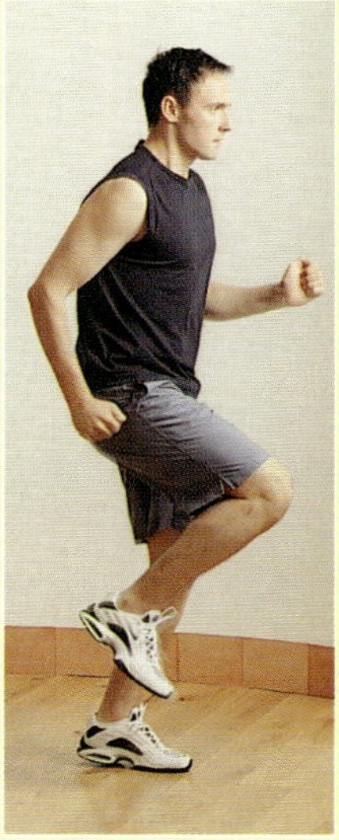

6 Auf der Stelle joggen

- Schnell auf der Stelle joggen
- Der Oberkörper bleibt gerade
- Schultern und Nacken sind entspannt
- Knie nicht zu hoch heben
- Gleichmäßig atmen
- 90 Sek. joggen

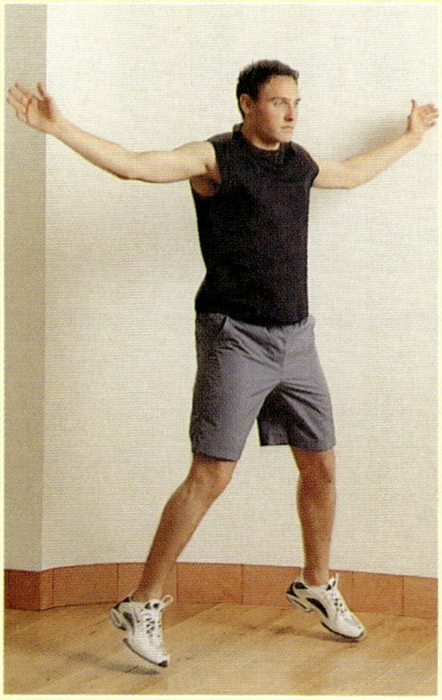

10 Star Jump

- Mit geradem Rücken in die Hocke gehen
- Ausatmen, hochspringen und Arme und Beine zur Seite strecken
- Einatmen, zurück in Ausgangsposition
- Level 1/2/3 = 30/45/60 Sek.

11 Bauchpr. schräg intensiv, s. S. 146

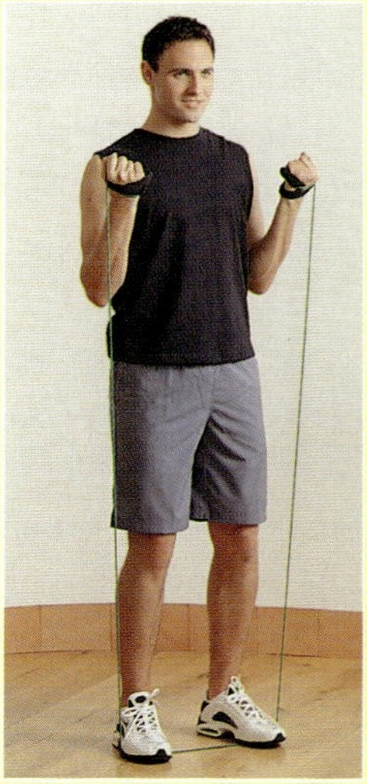

12 Armbeugen

- Auf Tubingmitte stellen, Füße hüftbreit auseinander
- Tubing um Hände wickeln und straffen
- Die Handflächen zeigen nach außen
- Ausatmen, Hände auf Schulterhöhe bringen
- Einatmen, zurück in die Ausgangsposition
- Level 1/2/3 = 30/45/60 Sek.

=	1 s. normales Workout
	1 Übung für unterwegs

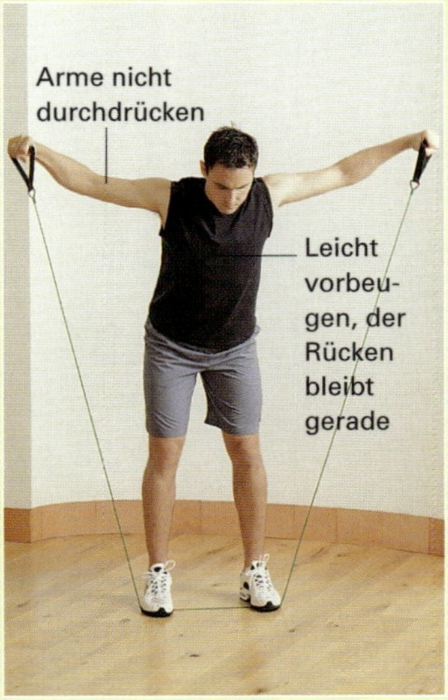
Arme nicht durchdrücken
Leicht vorbeugen, der Rücken bleibt gerade

7 Flying nach hinten

- Auf Tubingmitte stellen, Füße hüftbreit auseinander
- Griffe so halten, dass die Handflächen zum Körper zeigen
- Ausatmen und Arme zur Seite heben
- Griffe auf Schulterhöhe heben
- Einatmen, zurück in die Ausgangsposition
- Level 1/2/3 = 30/45/60 Sek.

8 Squat, s. S. 143

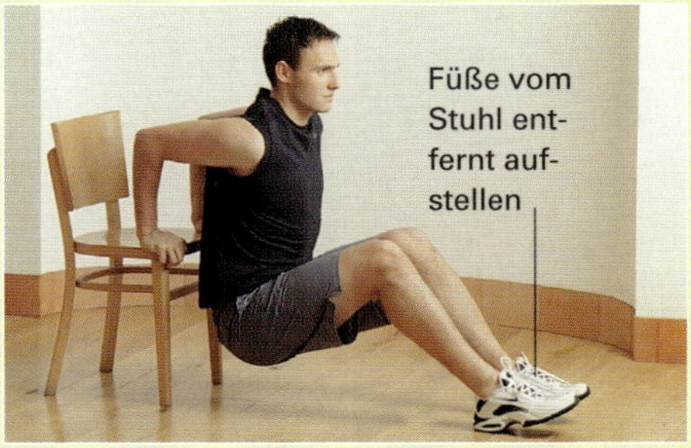
Füße vom Stuhl entfernt aufstellen

9 Trizeps-Dip

- Sich an Stuhlkante festhalten, Handflächen nach hinten, Arme strecken
- In die Hocke gehen, Ober- und Unterarme bilden einen rechten Winkel, zurück in die Ausgangsposition
- Level 1/2/3 = 30/45/60 Sek.

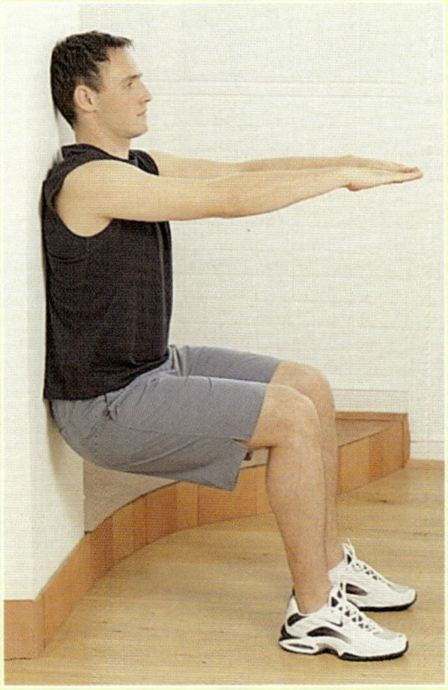

13 Squat an der Wand

- Gegen die Wand lehnen
- Füße von der Wand entfernt aufstellen
- Einatmen, in die Hocke, gehen, bis Ober- und Unterschenkel einen rechten Winkel bilden
- Position 20–40 Sek. halten
- Ausatmen, zurück in Ausgangsposition stemmen

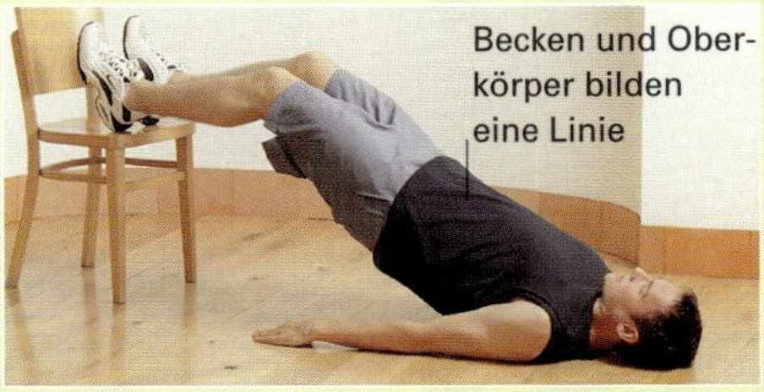
Becken und Oberkörper bilden eine Linie

14 Becken-Lift

- Auf den Rücken legen
- Füße auf Stuhl stellen, ausatmen
- Becken heben
- Einatmen, zurück in die Ausgangsposition
- Level 1/2/3 = 30/45/60 Sek.

15 Beckenheben, s. S. 151

Tagebuch

Je fitter Sie im Laufe des Programms werden, desto mehr Zeit sollten Sie jeder Übung widmen, bevor Sie mit höheren Gewichten trainieren.

	Datum:		Datum:		Datum:	
Übung	**Gewicht**	**Zeit**	**Gewicht**	**Zeit**	**Gewicht**	**Zeit**
Klimmzug Satz 1						
Jump-Squat Satz 1						
Liegestütze Satz 1						
Ausfallschritt fix Satz 1						
Bauchpressen intensiv Satz 1						
Klimmzug Satz 2						
Jump-Squat Satz 2						
Liegestütze Satz 2						
Ausfallschritt fix Satz 2						
Bauchpressen intensiv Satz 2						
Rudern oder Crosstrainer						
Rückenzug Satz 1						
Squat Satz 1						
Trizeps-Dip Satz 1						
Banksteigen Satz 1						
Bauchpr. schräg int. Satz 1						

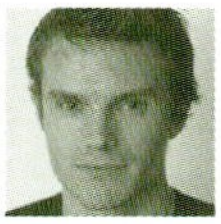

Selbst wenn Sie sich **erschöpft** fühlen: **Hart weitertrainieren!**

Übung (Fortsetzung)	**Gewicht**	**Zeit**	**Gewicht**	**Zeit**	**Gewicht**	**Zeit**
Rückenzug Satz 2						
Squat Satz 2						
Trizeps-Dip Satz 2						
Banksteigen Satz 2						
Bauchpr. schräg int. Satz 2						
Rudern oder Crosstrainer						
Armbeugen im Wechsel Satz 1						
Beinstrecken Satz 1						
Trizeps-Push-down Satz 1						
Beinbeugen Satz 1						
Beckenheben Satz 1						
Armbeugen im Wechsel Satz 2						
Beinstrecken Satz 2						
Trizeps-Push-down Satz 2						
Beinbeugen Satz 2						
Beckenheben Satz 2						
Rudern oder Crosstrainer						

Zubehör

Egal, ob Sie das Abnehmprogramm zu Hause oder die Übungen für unterwegs absolvieren – Sie brauchen nur ganz wenig Trainingszubehör.

Pulsuhr
Die Anschaffung eines solchen Geräts ist wirklich sinnvoll. Es besteht aus einem Brustgurt und einer Armbanduhr *(s. die Illustration auf S. 7)* und zeigt Ihnen die Trainingsherzfrequenz stets korrekt an. Nutzen Sie die Pulsuhr, um die Intensität Ihrer Workouts richtig einzuschätzen und so optimale Ergebnisse zu erzielen.

Die Auswahl der im Fachhandel angebotenen Pulsuhren ist überwältigend. Aber wenn Sie keinen Leistungssport betreiben wollen, reicht ein preiswertes Modell völlig aus. Der bekannteste Hersteller von Pulsuhren ist die Firma Polar. Weitere empfehlenswerte Hersteller sind Nike, Suunto und Cyclosport.

Hanteln
Es gibt kaum ein flexibler einsetzbares Trainingsgerät als Hanteln. Investieren Sie in mehrere stabile Paare unterschiedlichen Gewichts, die gut in der Hand liegen. Bekannte Hantelhersteller sind die Firmen Golds, Kettler und York.

Tubing
Tubings, ein Gummischlauch mit Griffen an beiden Enden, werden auch unter dem Namen Expander angeboten. Es gibt sie mit unterschiedlichen Widerständen. Probieren Sie mehrere Modelle aus, bis Sie eines gefunden haben, das Ihrem Fitnesslevel am besten entspricht.

Sitzball
Sitz- oder Fitnessbälle sind ein ideales Trainingszubehör für Bein- und Bauchmuskeln. Je nach Körpergröße und Körpergewicht werden sie in drei verschiedenen Größen angeboten.

Nützliche Adressen

Bitte bedenken Sie, dass sich das Internet ständig wandelt. Unter Umständen sind einige Adressen schon veraltet, wenn dieses Buch erscheint.

matt roberts personal training
32–34 Jermyn Street
London SW1Y 6HS
Tel.: 00 44 0 20 74 39 88 00
E-Mail: info@personaltrainer.uk.com
www.personaltrainer.uk.com

Falls das in der linken Spalte vorgestellte Zubehör an Ihrem Wohnort nicht erhältlich sein, können Sie es über das Internet bestellen:

Deutschland

Sport-Thieme GmbH
Helmstedter Straße 40
38368 Grasleben
Tel.: 0 53 57/1 81 81
E-Mail: info@sport-thieme.de
www.sport-thieme.de

Österreich
www.fitness.at
Fitness-Portal rund um das Thema Fitness mit Online-Shop

Schweiz
Shark Fitness AG
Landstraße 129
5430 Wettingen
Tel.: 0 56 4 27 02 25
E-Mail: info@shark-fitness.ch
www.sharkfitness.ch

Übungsverzeichnis

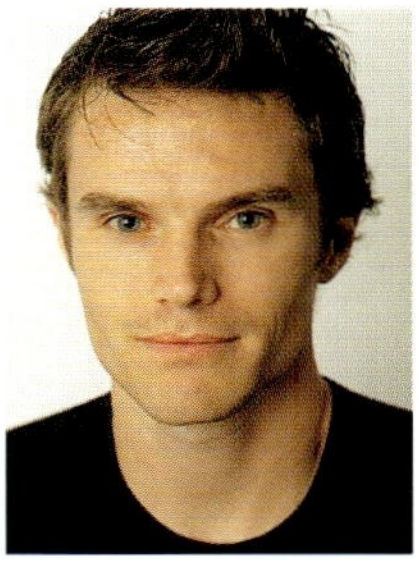

Der Autor

Matt Roberts, der gefragteste Personal Trainer Großbritanniens, begann seine sportliche Laufbahn als Sprinter. Später studierte er am *American Council for Exercise* und am *American College of Sports Medicine*. Zum Kundenkreis von Matt Roberts, dem „Personal Trainer der Stars", gehören Berühmtheiten wie Sandra Bullock, Trudie Styler, Mel C, Natalie Imbruglia, Naomi Campbell, Tom Ford, John Galliano und Faye Dunaway.

Neben der Arbeit mit VIPs unterstützt er auch weniger Prominente dabei, ihre individuellen Fitnessziele zu erreichen. Um Wellness für jedermann verfügbar zu machen, vertreibt er darüber hinaus noch Trainingszubehör sowie eigene Vitamin- und Körperpflegeprodukte.

Dank des Verlags

Der Verlag dankt dem Fotografen John Davis und seinen Assistenten John und V; Karen Mason für das Make-up und die fantastischen Frisuren; Ruth Hope für das Styling. Außerdem danken wir Trainer Candy Outten, den Models Louise Cole und Spencer Hayler von MOT sowie Andrew Hingley und Caroline Wooten von Modelplan.

Unser besonderer Dank gilt Nathan Burroughs und dem Team von Holmes Place, 80 Strand, London; dem King's Road Sporting Club, London, für die zur Verfügung gestellte Kleidung sowie Helen und Anwar von The Village Studio, 101 Amies Street, London.

Zu guter Letzt dankt Dorling Kindersley auch der Layoutassistentin Sara Robin, der DTP-Assistentin Louise Waller, den Lektoratsassistentinnen Jennifer Lane und Shannon Beatty sowie Mark Cavanagh für die Illustration auf Seite 10.